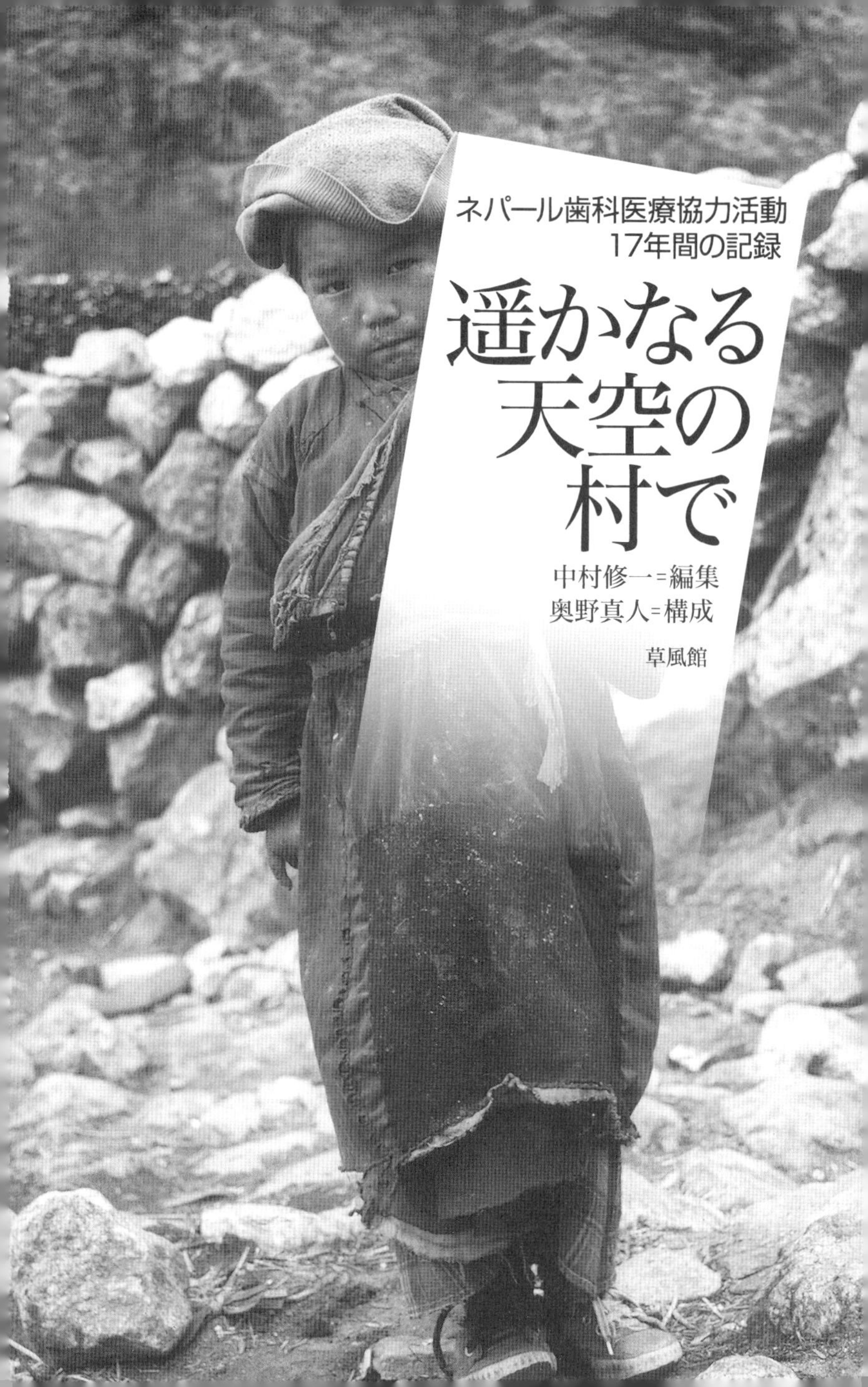

ネパール歯科医療協力活動
17年間の記録

遥かなる天空の村で

中村修一＝編集
奥野真人＝構成

草風館

はじめに

私がネパール歯科医療協力会 =ADCN（ネ歯協）の現地活動に参加したのは 14 次隊（2000 年 12 月 23 日～ 2001 年 1 月 4 日）からである。それから今回の 19 次隊（2005 年 1 月 22 日～ 2006 年 1 月 3 日）まで、夏隊を含め通算 9 回の現地活動に参加させていただいた。参加のきっかけとなったのは、ネ歯協のリーダーである中村修一氏をある雑誌でインタビューしたことによる。インタビューの内容もさることながら、その夜の博多飲み屋街の彷徨は、私を「修一ファン」にするのに充分なものであった。要は中村氏の人柄・生き様に惚れたのである。職業柄というか職業癖とでもいおうか、「このネ歯協のネパールにおける活動は本になる」と思い、同行取材を申し入れたのが富幸（ふこう）の始まりである。

当初、私の頭の中にあった構想としては、ネパールにおける彼らの活動そのものよりも、そこで活動する奇特な人間模様を中心にした「人間味あふれる楽しい本」にしようと企んでいたのであるが、いざ参加隊員に触れ合ってみると、どの人間をとってみてもかなりユニークといおうか、破天荒。きれいにまとめると個性的なのである。なかには「この人は本当に歯科医師なのか、ヒョッとして吉本興業の間違いではないか……」と首を傾げたくなるような人もいて（1 人や 2 人は集団のなかにそういう人もいることは承知しているが、この会にはあまりにも多い。それも特にベテラン隊員）、なかなか的を絞れないのである。

ここにその人たちのなかでも特にその傾向が顕著な人を数人紹介してみたい。

なんといってもその筆頭にくるのは大野秀夫氏である。副隊長で活動の総務全般を担うという重責にある重要人物であり、下関市で立派な歯科医院を経営し、地域の患者さんの評判もすこぶるいい。しかし、ちょっと変わっているのは海ガメの産卵について強い関心をもち、その研究を親子でしていることである。研究といっても海ガメ学会（こんな学会があるかどうかは知らないが……）などで論文発表をしているわけでなく、その研究成果をネパールのホテルのみで発表するという特徴をもっている。

ネ歯協が本部として使っているホテルの大部屋のライトをすべて消し、一条のスポットライトが照射されるなかを蒲池世史郎氏のオカリナの音に合わせて素っ裸の大野氏が海ガメの産卵のしかたを演じるわけである。もちろんナレーション付きである。「何千キロの苛酷な旅をしてきた母ガメは……♪」という悲しげなナレーションとオカリナの曲のなかで、海ガメは目から涙を流しながらピンポン球をお尻から「ポンッ！」と出すという海ガメ産卵ショー。若い女性隊員のなかには本当に泣き出す人も出るという絶品ショーなのである。とてもこの人が地域の患者さんから絶大な信頼を得ている人とは、どう考えても結びつかない。この意外性こそ人間の真骨頂ではあるのだが……。

次なる人は大分県九重町で開業している麻生弘氏（愛称アソチャン・生ハゲ会会長）。吉本興業のクソ芸人の薄っぺらな芸などクソくらえというだけあって、氏の「ちょっとだけよ」は絶品。加藤チャンも真っ青の芸である。ちなみに海ガメショーのナレーションは彼である。日本にいるときの彼は音楽好きの文学中年。人間はわからないものである。「なぜネパールにくると人間は変貌するのか」を研究してもおもしろいと思う。中村隊長の「人間は変わることができるか」という問いの答えは自ずと出ている。このほかにもネパールにくると変貌するオオカミ人間ならぬ「ネパール人間」はまだまだいるが紙幅のこともあるので先へと進む。

次に紹介する３人は、日本にいてもネパールにいても同じというタイプの変人？　１人目は茨城県つくば市で開業している徳チャンこと徳永一充氏。ネパールにいても日本にいても朝、大空を眺め、「今日は天気がいいな、活動やめてゴルフしようよ」などとわめきちらし、中村隊長から「カス隊員」と呼ばれたりしている。しかし、この人はいくら叱責されても反省するとか懲りるということは全くなく、同じことを毎年繰り返している。親御さんはどのように育ててきたのかと考えてしまったりもする。この人はワイン通でも知られており、徳チャンが「これはいいワインだ」と宣うと、もうそれで決まり。なにか昔の千利休を思わせるが、本当にそうなのだから反論の余地がない。実際にはどうにもならないくらいまずいワインでも徳チャンの「これはいい」さえあればOK！　これにいつでもだまされているのが前述の大野氏。

２人目は佐熊正史氏。岡山県新見市で開業しているが、もう文章では表現できないくらいのひどい人で、すごい人である。「ひどい」部分は一緒に活動していても活動にならないのである。なにか用を頼んでも無視し、「俺は瞬間記憶喪失症だ。病気の人間に用を頼むな」などとほざく。このような不埒な隊員は即刻、隊の軍事法廷にかけられるが、小賢しいというか小狡いというか陪審員を買収（主に氏の地元名産である桃を送ってくる。私も２度ほど買収されている）してしまい、常に無罪判決を勝ち取っている強者。「すごい」部分は、人骨に関してはかなりの学者さんであるということ。

３人目は横綱級である。鹿児島大学歯学部教授をしている仙波伊知郎氏。ちょっとした些細なことを質問してしまうと、延々30分はこと細かに、それも懇切丁寧に解説してくれるという几帳面な性格の持ち主。これでは大学での授業は成り立たないのではないかといらぬ心配さえしてしまうほどである。ちなみにその性格を端的にあらわしているのは、ネ歯協が活動している村には正確な地図といったものが存在しないことを知った仙波氏は、1人でGPS機器を使って村中をほっつき歩き、なんと正確な地図をつくり上げてしまったのである。なんともスゴい人（決してヒマ人という意味ではない）である。しかし、欠点はほとんど常世の冗談というものが通じないという点にある。昔の学者先生に多かったタイプである。

読者の皆さん、おわかりいただけたであろうか。このような人たちの綾なす人間模様などという大それたことを考えた私の愚かさに恥いるばかりである。要は私ごとき者の腕力では手におえないということである。

「カトマンズは薄墨色の薄明かりのなかで朝を迎える。肌にまつわる冷気は湿気に包まれ、その香りはいたって煙たい。道行く人のあり様は影絵の態で、その陰影に色はない。峻険に抱かれる里とはこうしたものらしい」とは、15次隊で私が書いた感想文の一部であるが、12月のカトマンズを訪れたことのある人なら、納得してくれる情景であろう。ネ歯協の活動もこの情景と同じように思う。太陽がゆっくりと昇り始め、朝靄が少しづつ晴れ始めて風景に色がつきだした……という時間帯であろう。ネ歯協が目指す「自立型国際協力」が徐々にではるが、その色をつけ、おぼろげであった村の輪郭が少しづつはっきりとしてきはじめた……ということである。

本書は、そこに至るまでの道筋を紹介している。第1部は理論編としての「自立型国際協力を目指して」として構成し、第2部は実践編として「『やってみんと分からん』精神で取り組んだネパールでの活動」を紹介。第3部では13次隊から18次隊に参加した隊員の感想文を「ネパールで何を学んだか」としてまとめた。これらの感想文は新人隊員を主な対象としているため、ベテラン隊員の声はかなり省略されている。また、1次隊から12次隊までの隊員の声も省略されていることをお断りしておきたい。小原真和先生、白田千代子さん、増田美恵子さん等々ごめんなさい。第4部は私の取材ノートのなかから「わたしの考える国際理解・協力とは」をインタビュー形式でまとめた。これらの記録が、これから国際協力の活動を始められる方々の参考に少しでもなれば幸いである。

本書の刊行にあたってはネ歯協の会員の皆様、また支援してくださっている多くの人たちのご協力をいただいた。また、本書の刊行を快くお引き受けくださった草風館の内川千裕氏に心より感謝いたします。

2006年1月1日　カトマンズにて

構成者　奥野真人

◆目　次◆

第3部　ネパールで何を学んだか
——活動（13～18次隊）に参加した隊員の感想——

第４部　わたしの考える国際理解・協力とは
――インタビュー「わたしは地球人」――

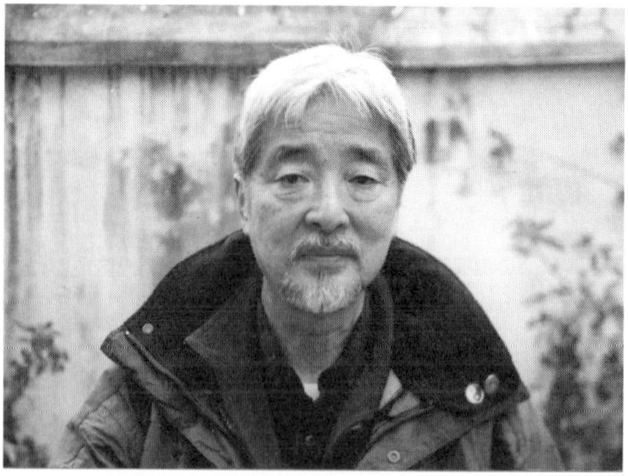

「ネ歯協」の理事長・隊長を務める中村修一氏。義と情を重んずる哲人であり岳人。

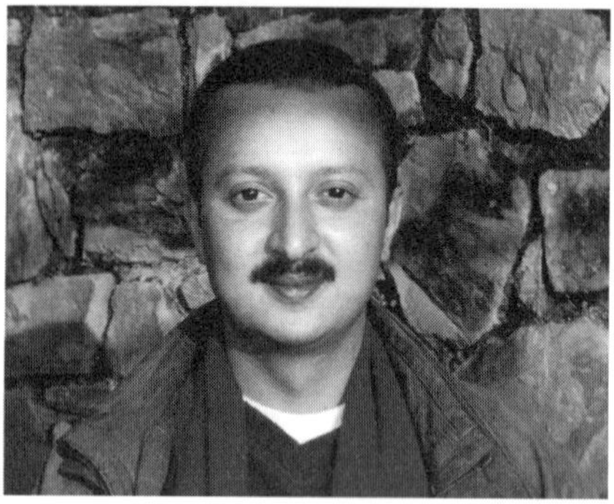

ネパール人歯科医師アミット・カナル氏。ネパールの未来を担う期待の星。

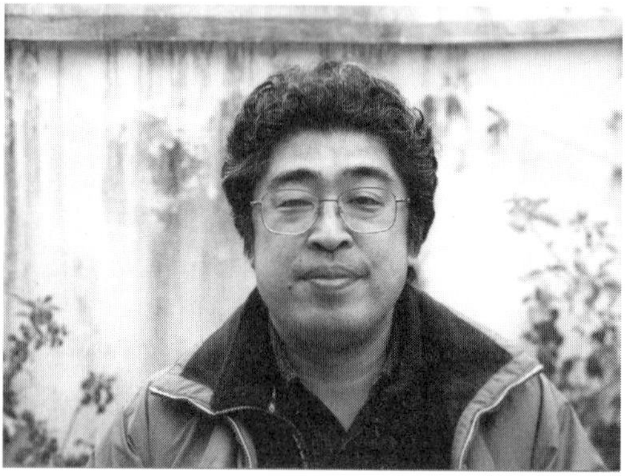

副隊長を務める深井穫博氏。冷静沈着・冷酷無比…という理論派歯科医師。

第1部
自立型国際協力を目指して
——理論編——

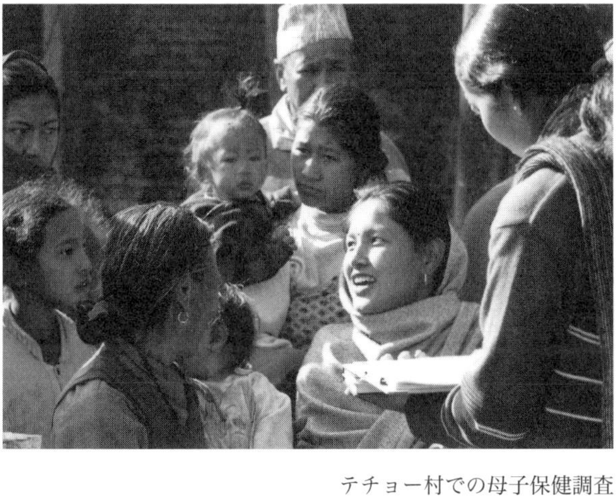

テチョー村での母子保健調査

なぜ国際協力が求められるのか

●国際協力の流れ

1　途上国の実態

国連人口基金（UNIFPA 2001）によると2001年現在、地球の人口は61.34億人で国の数は192、最も新しい国は東チモール民主共和国で2002年5月20日に独立した。このなかで日本は153か国に大使館を設置している。国連加盟国は今年になりスイスと東チモール民主共和国が参加し191か国となった。未加入はバチカン市王国である。

人口の多い国は中国12億8,500万人、インド10億2,500万人、米国2億8,600万人、インドネシア2億1,500万人と続き日本は9位で1億2,700万人である。逆に人口の少ない国にはグアム16万人、サモア16万人、仏領ポリネシア24万人、アイルランド28万人でありそのひらきは大きい。

世界の人口は1999年60億人を越えたが、その後、年間7,800万人が増加している。世界5大陸の面積と人口を表1に示す。アジアの人口は地球の60.7％であるが、これが地球の面積の23.5％に住んでいることがわかる。人口密度は1平方キロメートル当たりアジア115.6人であるが、アフリカ、ヨーロッパ、南北アメリカは20～30人、オセアニア3.6人である。これは中国とインドの人口が異常に多いことを意味している。

世界の国を見ると経済状態に著しい格差がある。世界銀行（2001）は1人当たりの国民総所得（GNI）で分類を試みた。高所得国は9,266ドル以上、中所得国の上位は2,996～9,265ドル、下位は756～2,995ドル、低所得国は410ドルと分類している。これらの分類から先進国と開発途上国（中所得国

	面積 (%)	人口 (%)
アジア	23.5	60.6
アフリカ	22.3	13.1
ヨーロッパ	16.7	12
北中アメリカ	17.9	8
南アメリカ	13.1	5.7
オセアニア	6.3	5.7

表1：大陸と人口 (世界国勢図会、2002 年より)

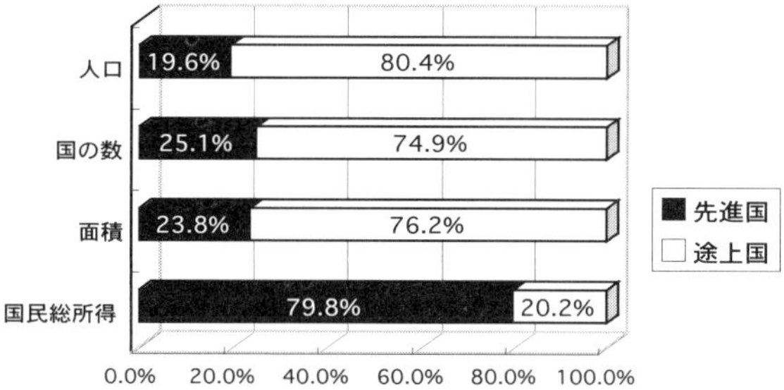

図1：先進国と開発途上国の比較（世界国勢図会、2002 年より改変）

と低所得国）に分け図1を作った。この表から、先進国と途上国を比較すると、人口は先進国 19.5%、途上国 80.5%。国の数は先進国 25.1%、途上国 74.9%。面積は先進国 23.8%、途上国 76.2% とおおよそ先進国の人口・国の数・国土面積は 20% が先進国で 80% が途上国である。これに対し国民総所得は先進国 79.8%、途上国 20.2% である。地球上の 20% の先進国が経済の 80% を得ていることがわかる。1人当たりの国民総所得 GNI は先進国 26,157 ドル、途上国 1,222 ドルで 21.4 倍の格差がある。また低所得国の GNI は 261 ドルで先進国と比較すると 100.2 倍の格差がある。このような経済の極端なアンバランスが地球上の今日的混乱の原因である。

その結果、1日2ドル以下で生活している人が世界の人口の半数30億人、1日1ドル以下で生活している人が世界人口の5分の1の12億人いるといわれている（世界銀行、2001）。

途上国49億4,000万人の内60％近くは基本的衛生環境が整っておらず、生命の危険に晒されている。先進国の識字率はほぼ100％であるのに対し、開発途上国では識字が出来ないの人が9億6,000万人いる。途上国の識字率は男性81％、女性66％であり、さらに後発途上国の識字率は男性63％、女性44％と著しく低い。また、女性の識字率が男性に比べ有意に低いことがわかる（世界人口白書、2001）。

教育でみると途上国の未就学児童は1億3,000万人いる。小学校に入学しても5年次まで在籍してる児童は先進国では99％であるのに対し途上国では73％、後発途上国では61％を示している（世界子供白書、2001）。

途上国の人口増は環境破壊や食糧不足など地球レベルで深刻な問題となっている。『世界人口白書2001』によると、50年前の1950年の地球人口は25.19億人であったが、現在61.34億万人、中間推計によると50年後地球人口は93.22億人とされ著しい人口増が予想されている。しかも、途上国と先進国の人口比は50年前は先進国32.3％、途上国67.7％であったのが現在では先進国19.5％、途上国80.5％と益々拡大傾向にある（United Nation,2001）。

2　国際協力の経過

国際協力の理念は、地球上の貧富の差を解消することを目的とした人類愛に基づく国際人道主義である。富めるものが貧しい者を救済する義務があるという国境を越えた義務ともいえる。しなしながら、国際協力の経過をみると国際人道主義の他に先進国の都合を優先し、イデオロギーを背景とした勢力拡大も国際協力を餌として展開されてきた経過もある。また、商業主義など先進国の利益誘導型協力なども国際協力の背景にあるし、地球環境保全や途上国の人口増が国境を越えて地球レベルで影響を及ぼすという観点から、その対策を巡って南北の立場の違いが国際協力に影響を及ぼしている。

しかしながら、国際協力の理念はあくまで途上国が貧困から脱出することを援助する人道主義にあることは揺るぎはしない。

国際協力は第二次世界大戦以降に出来た概念である。戦争以前、現在の先進国の多くは植民地をもつ宗主国であり、途上国の殆どは宗主国に支配された植民地であった。資源や富は植民地から旧宗主国に向かっていたし、植民地に住む住民の人権は著しく損なわれていた。第二次世界大戦終了後、植民地の独立の機運がたかまり、ほとんどの植民地は独立を達成し主権国家となった。しかし、政治的に独立しても、経済的に自立できていない国がほとんどであった。国を治める政治システムや社会基盤が未熟であり、真の独立とは言えない状況で貧困と部族間の内乱などが生じた。しかし、独立国家でもアジアのシンガポール、マレーシア、台湾、韓国は著しい発展を行い「中進国」と呼ばれるようになったが、これらの国は途上国のごく一部でしかない。

1945年10月24日に国連が設立され、早速途上国への援助が開始された。初期の援助はアメリカが東欧や敗戦国のドイツ、イタリア、日本を対象とした経済復興計画であるマーシャルプランを行ったが、これは効果があり成功であった。同様に途上国に対しても援助が始まり今日までに約100兆円の資金が導入された。援助国はアメリカを中心に始まったが、当初、旧宗主国であるイギリス、フランス、ベルギー、ポルトガル、オランダなどが植民地に対する責任として援助を進めた。また、新援助国として経済復興の進んだ敗戦国のドイツ、日本、イタリアが参加し、これに北欧のスエーデン、ノールウエー、フィンランド、デンマークさらに、産油国のクエートやサウジアラビアなどが協力している。また、共産主義体制を取っていた旧ソビエトもイデオロギーを背景とした戦略的援助を行った。

21世紀を迎えた現在、先進国の援助機関であるOECD(Oranization for Economic Cooperation and Development)に開発援助委員会DAC(Development Assistance Committee)が1960年にできた。当初は18か国でスタートしたが、1990年代に入り4か国が参加し現在先進22か国が途上国に援助を実施している。それらの国名はオーストラリア、オーストリア、ベルギー、カナダ、デンマーク、フィンランド、フランス、ドイツ、ギリシャ、アイルランド、イタリア、日本、ルクセンブルグ、オランダ、ニュージーランド、ノルウエー、ポルトガル、スペイン、スエーデン、スイス、イギリス、アメリカである。

しかしながら、戦後の援助開始から100兆円の資金が先進国から途上国に導入されたにも係わらず、一部の国を除きほとんどの途上国は貧困からの脱出は認められず、先進国との貧富のさは益々拡大しているのが現状である。

3　なぜ、途上国は貧困から脱出できなかったか

途上国が貧困から脱出し経済的に自立するプロセスを開発(development)という。戦後、途上国への援助がスタートしたとき、旧宗主国は政治的に独立した途上国の支援をどのように展開すればよいか困った。なぜなら、それまでは植民地から資源を搾取していたわけで、植民地支配を続けるためには、教育を行わず、出来るだけ自立をさせないような運営をすることが旧宗主国に政策であったからである。

そこで、途上国の開発をどのような方法で行うのかの開発経済理論が必要となった。先進国は開発理論の根拠を自分たちが産業革命を経由して築き上げた近代産業化（西洋化）に求めた。

一種の傲慢かもしれない。農村主体の社会から工業主体の社会に変換することにより経済開発を行い、途上国の貧困を解決しようとした。工業化社会を行うにはまず社会的生産基盤インフラストラクチャーを充実する必要がある。すなわち港湾設備、道路、飛行場、発電所、水道、灌漑用水、ダム、病院、学校などを建設するための資金が先進国から途上国に投入された。

工業化社会をつくるには、工場の経営が科学的かつ合理的に出来、工場生産ラインで再現性のある労働が出来るような労働者の資質が求められた。そのためには、西洋的な科学的かつ合理的な教育が必要となる。また、先進国にとって政治体制は自由で民主主義であると思いこんでいるので、途上国の政治体制にも民主主義を求めた。このように教育や文化や政治のあり方を根本的に変換することが求められた。経済を変えることは社会や家族のありようまでかえることとなった。これまで生活してきた土着の文化や宗教や家族の形や村のかたちがかわっていき、急激な工業化への変化は途上国の伝統や価値観の変化をもたらすことになった。

農村型社会から工業化社会に移行するとき、都市の工業化により都市周辺の農村が疲弊し、生活が出来なくなった人々は都市へ流入し、都市のスラム化による貧困と混乱が起こる。その結果、人々の健康を著しく阻害することはイギリスや日本の産業革命が証明しているが、これと同じ現象がアジアやアフリカの各地で起こった。それと共に、過剰な森林伐採が進み環境破壊や河川流域の洪水、大気や水の汚染などが起きた。また、人々の伝統ある暮らしが崩壊した。

その結果、援助を行う先進国は急激な工業化（近代西洋化）は簡単には実現しないことを学び、急激な近代西洋化の導入は無理であったことを戦後60年の開発から経験した。大きな文化と小さな文化の衝突から得たものの先に21世紀の途上国開発のヒントがあると思われる。しかし、例外が1つある、

DAC22か国の中で世界一の援助国日本である。明治以後、日本は近代西洋化に成功し平和を求め世界一の援助国となった。これは、日本が近代西洋化を受け入れる体制が整っていたからである。江戸時代は鎖国主義をとったが、教育が進み識字率も欧米に比べ遜色ない状態であり、物作りの資質が日本に整っていたから近代西洋化に成功したと言える。日本の近代西洋化は奇跡であると言えるが、急激な近代西洋化は反面、日露戦争、日清戦争、太平洋戦争と3度の戦争を行い、深い犠牲と悲しみを国民に強いたことも忘れてはならない。

また、先進国の援助が純粋な国際人道主義に基づく以外に、1989年のベルリンの壁の崩壊以前の東西関係、即ちイデオロギーの対立にかかわる勢力争いの手段として途上国援助が利用されたり、先進国側のヒモ付き援助としての矛盾も開発援助の困難さの原因の1つとしてあげることができる。。

これらの経験から先進国では援助のあり方を経済開発の他に社会開発や人間開発も平行して展開し、途上国の自立を支援するように戦略の見直しを行いはじめた。これまでの二国間援助は政府間協定に基づいて行われていた。しかし、受け取る側の政府のレベルが脆弱で円滑に開発が行われない場合も多いことから、ODA予算を一部NGOに依託し、NGOの顔の見える「草の根援助」を重要視する傾向もある。いま、先進国の援助の流れは大きく変わろうとしている。

4　これからの開発はいかに進むか

第二次世界大戦後始まった途上国への援助事業は60年以上が経過した現在、成功したとは言えない。逆に途上国と先進国の貧富の差は拡大しつつある。

失敗の原因は先進国の援助のシステムである経済開発理論や実践方法だけに問題があるのであろうか。地球上の20%の人口の先進国が地球のGNPの80%を占めるという、貧富の差を是正することは非常に困難であり絶望的でもある。これに加え、地球環境問題、資源の限界、民族対決、61億人となった地球人口増加の問題など総合的な対応が求められている。先進国の価値観や文化、政治・経済の延長上に解決できる未来があるのか、その根本が問われているといえよう。1989年にベルリンの壁が崩壊し地球上の東西2極構造が終焉し、新しい世界秩序パクスアメリカーナが現在の地球を支配しつつある。しかしながら、地球上の多くの問題や混乱はアメリカの価値観に基づく対応だけでは解決が不可能なことは明らかである。

途上国の開発はどのように進めるとよいのか。ドイツ生まれの経済学者（シューマッハ 1986）は急激な工業化による開発は貪欲と嫉妬心に基づく物質至上主義と巨大技術主義によるもので、このような開発では人類は幸せにはならないと指摘した。科学の展開力が不足しているのではなく英知が欠けているのだとも指摘した。

経済開発を優先した結果、多くの途上国の宗教の存在や精神のあり方そのものもを無視した結果、農村経済は崩壊し失業者が増大し多くの人口が都市へ流入しスラム化が進んだ。途上国の多くの都市に見られるスラムは急激な工業化の結果、都市周辺農村の崩壊現象である。経済優先の開発が人間性を封じてしまい、豊かな社会と貧しい社会の二重構造を招いた。

そこで、シューマッハは物質的要因よりも人間的要因を重要視した中間技術による農村開発を行い、緩やかな貧困からの脱出を提唱している。人間性を無視した経済政策を避け、仕事を通じて人間性を涵養し、大量生産と大量消費を避け、適正規模の消費で最大限の豊かさを得るような精神を大切にする。化石燃料である石油や石炭を無尽蔵に使うのではなく、地球資源の有限性を覚え、地域で取れる水力や薪など再生可能な資源活用を行い、最小限の消費で大きな豊かさを得るように努力すべきである。物に執着する欲望を増殖させるのではなく、ある程度の必要な物の充足で満足し豊かになれるような精神のあり方を求めるべきである。再生不可能な開発を抑制し、再生可能な開発に取り組む新たなる技術の開発が必要であり、物と競争の世界から簡素と非暴力の世界を構築したいと提唱している。

開発は都市に集中して工業化を促進するのではなく、途上国の200万の農村を拠点にして、地域の環境のなかで地域に住む住民が主体となって必要な開発を行う。仕事場と住まいが一緒にしコストの削減をはかり、高度な技術の導入ではなく中間技術で地域の資源を活用する小規模な人間味のある開発を進める。これにより途上国の貧富の差による二重構造は改善できる。近代部門の開発により途上国は幸福にはならない、農村に根をはった、中間技術の人間性のある非近代部門の開発でないと解決しないとシューマッハは述べている。先進国の途上国にたいする援助方法の変換が求められている。

筆者もネパールで17年間、歯科保健活動を通してネパールの開発を見てきたが、シューマッハの理論をベースとした持続可能な中間技術による緩やかま開発が必要ではないかと思う。

しかし、この理論のベースには欲望をほどほどに抑制する中庸の理性を基盤にしている。仏教哲学でいうと「少欲知足」である。人の欲望を抑制することの困難さは歴史が証明しているし、豊かな国の豊かさが貧しい国にも最善であると信じている南北のエリート官僚や資本家には容認できない観念である。しかし、21世紀は地球環境や資源に関し早急な対応が求められていることも避けて通ることが出来ない事実である。だが、地球の温暖化対策である二酸化炭素の削減1つとっても、現実の国際関係は解決の道を見いだしていない。

1990年代に入り先進国はこれまでの経験をもとに貧困対策の経済開発とともに、社会の混乱を社会開発や人間開発を取り組んだ総合的開発援助を模索するようになった。イギリスやカナダの援助は貧困の軽減や撲滅を優先する政策を展開している。自助努力のもとに環境や女性問題に取り組む貧困を解消するための援助を行っている。北欧諸国は平等な社会構造の構築や民主的な参加機会の増大や環境問題に援助を行い、経済の回復ともに民主的な安定した政治のあり方に関してサポートを行っている（菊池京子、2001）。アメリカは2001年ODAに占めるNGOに依託する予算を全体の40.9% 41億ドルにして政府間の二か国援助に依存せず、草の根援助を促進する政策を採っている（World Bank,2002）。

今後の経過を注目したい。いまこそ「豊かさの中の貧しさ」と「貧しさのなかの豊かさ」について南北の国が相互に寛容な姿勢が求められている。人類の愛と英知に期待したい。

●国際保健の現状

1　5歳未満児死亡率

南北問題で途上国の貧困は健康に大きな影響を及ぼしている。『世界子供白書』2001年のデータから世界181か国の5歳未満児の死亡率（人口千人当たりの死亡数）と1人当たりのGNI(国民総所得、米ドル）の相関図を作った（図2）。5歳未満児の死亡率は5歳までに到達する間の母親の健康や栄養や環境などの因子に影響

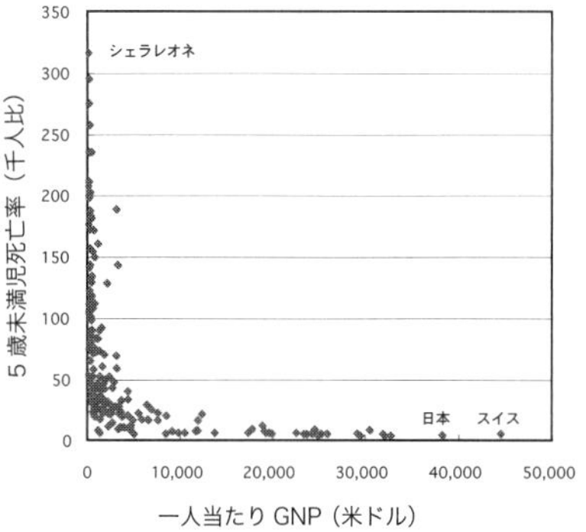

図2：5歳未満児死亡率と1人当たりのGNP
世界子供白書2001から作成181か国

を受ける健康指数といえる。この図から1人当たりのGNIと5歳未満児の死亡率には関連が認められる。特に1人当たりのGNIが1,000ドル以下になると5歳未満児の死亡率が急上昇している。このように経済と健康は関連することがわかる。1人当たりのGNIが1000ドル以下に所属する途上国の貧困からの脱出する開発が可及的に求められている。

2　経済と医療

経済と医療の普及状況の関係について、『世界子供白書』2001のデータと世界銀行の世界開発指数のデータからグラフを作った（図3)。GNIが5,000ドルまでは医師数は急激に増加し5,000ドルを超えると、医師数はゆるやかに増える、1万ドルを超えるとほぼ横這いで、医師数は人口千人当たり2人から4人の範囲にあることがわかる。中でも興味あるのはイタリアと日本の状況である。イタリアのGNIは20,160ドルで世界で19位であるが、人口千人当たりの医師数は5.9人と世界で1位である。これに対し日本のGNIは35,620ドルで世界で3位であるが、人口千人当たりの医師数は1.9人と世界で31位でグラフでは対照的になっている。

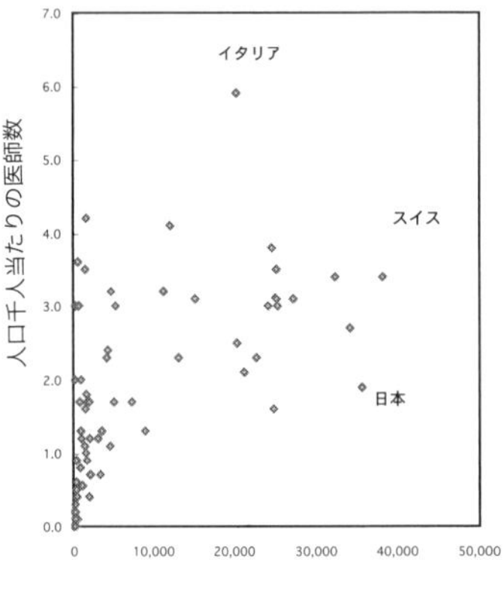

図3：GNIと医師数
(世界銀行、2002から)

3　死亡状況

世界では年間約55,693千人が死亡している。WHOによると、感染、お産や育児、栄養不足など環境因子に影響される原因による死亡者が17,777千人（31.9％）、癌・心臓病など環境因子に影響が少ない原因での死亡者が32,854千人(59.0％)、外傷による死亡者は5,062千人（9,1％）である。環境不全による死者の多くは途上国の住民であり、国際保健協力の対象と言える（表2）(WHO,2001)。

死亡の原因	年間死亡者数 55,693千人	男性死亡者数 29,696千人	女性死亡者数 25,998千人
感染・お産や育児・栄養不足など環境因子に影響される原因による死亡者	17,777千人 (31.9％)	9,282千人 (31.3％)	8,495千人 (32.7％)
癌・心臓病など環境因子に影響が少ない原因での死亡者	32,854千人 (59.0％)	16,998千人 (57.2％)	15,856千人 (61.0％)
外傷による死亡者	5,062千人 (9.1％)	3,415千人 (11.5％)	1,647千人 (6.3％)

表2：世界の死亡原因（WHO,2001年から）

4　感染症

年間1,100万人が結核に罹患し、この内400万人が死亡しているが、その85％が途上国の人々である。マラリアの流行地に20億人が住み、毎年3～5億人が感染し、この内200万人が死亡している。ジフテリアには年間4000万人が感染し、この内10万人が死亡している。狂犬病で年間5万人が死亡している。HIV感染者は3,430万人で、このうち15歳未満の子供が130万人いる。HIVでは毎年200万人が死亡ししている。このように地球上には適切でない衛生環境に住む人が24億人いる（世界子供白書、2001）。

国連のデータによると年間死亡者の約30％が感染症が占め

るが、簡単な環境改善で下痢症の90%、慢性呼吸器疾患の60%、マラリアの90%が回避できる(国連、2001)。

5　大気汚染

大気汚染も健康に影響を及ぼしている。国連人口基金のレポート(UNIFPA,2001)によると、二酸化炭素は1900年から2000年にかけての100年間で12倍に増加しているが、これは近代西洋化の影響である。屋外の大気汚染では都市部で11億人が健康を害し、50万人が死亡しているが、このうち約30%が途上国である。また室内の空気汚染も問題で25億人に影響をおよぼし220万人が死亡(98%が途上国)しているが犠牲者には女性や子供が多い。

6　清潔な水

地球上に清潔な水を利用出来ない人が11億人いると推定され、不潔な水と環境不全のため毎年1,200万人が死亡している。水不足も深刻な問題であり、2000年で31か国5億800万人が水不足であるが、2050年には48か国30億人に増加し、人間にとって最低限必要とされる1日50リットルの水を確保出来ない人が42億人(2050年の推定人口の45%)に達するであろう推測されている。現在、途上国では下水の90～95%、工業用排水の70%が処理されずに地表の上の川などに流されている。19世紀に欧州からコレラが消えた要因として上下水道の整備が完備されたことによると言われている。途上国での上下水道や水資源の確保は早急に進める必要がある。

7　食糧と健康

1985年から1995年までの10年間の人口増に食糧生産量が追いつかない国は発展途上国105か国中64か国あり、アフリカに多い。慢性栄養不良状態の人は8億人いて、20億人が栄養所要量を満足していない（国連、2001）。『世界人口白書』1999によると、世界の子供の5分の1が食事からエネルギーと成長に必要な蛋白質の摂取量が不足している。また20億人が貧血であるが、このうち5500万人は先進国である。

8　母子保健

『世界人口白書』2001によると、出生10万に対する妊産婦の死亡率は先進工業地域が21であるのに対し、開発途上地域は400、後発開発途上地域1,000である。開発途上国では年間58.5万人の妊産婦が死亡しており、妊娠可能な女性の3分の1に当たる3.5億人の女性が安全な避妊を入手できていない。また女性の2分の1がなんらかの社会的文化的性差に基づく差別ジェンダーを受けている。また200万人の女児や女性が性器切除の危険にさらされている。『世界子供白書2001』によると母乳栄養を行うことで年間150万人の子供の命が救えると言われている。栄養不良の少女が母親となり出産すると栄養不良

	5歳未満児死亡率（1000人）		減少率（%）
	1960年	1999年	
先進工業国	37	6	16.2
開発途上国	222	90	40.5
後発開発途上国	283	164	58.0

表3：5歳未満児死亡率の推移
（世界子供白書、2001年から）

の子供を産むことが多い。

1960年と1999年の5歳未満の死亡率を比較すると、先進国も途上国も後発途上国も減少していることはわかる。これはunicefを中心とした国際協力の成果と言える（表3)。しかし、1999年のデータをみると先進国は6であるのに対し途上国90と後発途上国164が非常に悪いことがわかる（世界人口白書、2001)。

5歳未満児は年間1,100万人死亡しているが、適切な栄養や環境を整えることにより大部分は容易に救うことができる。子供の5大死因はマラリア5%、ワクチンで予防できる感染症15%、下痢性疾患17%、呼吸器感染症18%、周産期の問題20%、その他25%である。世界中で24億人が適切な衛生環境にないが、これが5歳未満児の死亡に強く影響していると考えられる（世界子供白書2001)。

多くの途上国では子供の人権が著しく犯されている。世界で働く子供(5歳から17歳の)は3.52億人がいて、この内2.46億人の子供は廃絶すべき労働についている。1.79億人の子供が強制的に奴隷労働や売春に晒されている（JOICFP,2002)。バングラディシュ、パキスタン、スリランカ、ネパールなどからインドや中東に連れ出される子供や女性は過去20年間に20万人いると推定されている。

●援助の実際、ODAとNGO

貧困にあえぐ開発途上国に対し先進国は開発援助を行っている。援助には先進国の政府が行う政府開発援助ODA(Official Development Assistance)とNGO(Non-Governmental Organization)非政府組織が実施する民間資金協力PF(Private Flow)や開発協力がある。

ODAには二国間援助と国際機関を通じての資金拠出や出資

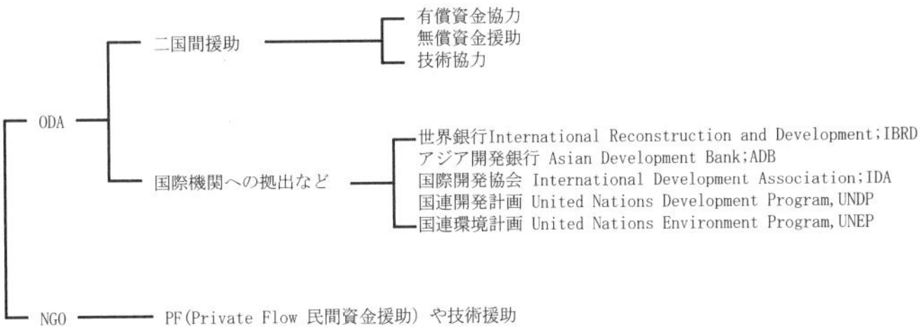

図４：国際援助の実際

がある（図４)。

１　政府開発援助（ODA）

ODA には先進国政府が途上国政府に直接援助するもので、これには無償資金援助 (grant aid) や技術協力や NGO を通しての援助など贈与として協力するものと、政府が貸し付けを行う有償資金協力 (loan assistance) がある。これには開発プロジェクトを指定する借款と指定しない借款、債務の繰り延べ援助がある。

日本は戦後、米国や世界銀行からの援助を受けて復興を行ったが、1952 年のサンフランシスコ講和条約を契機に戦争責任としてアジアの国に賠償を開始した。援助としては 1954 年のコロンボ計画への参加から始まった。その後、国の援助統合機関として国際協力事業団、JICA(Japanies International Cooperation Agency) が設立された。その後、日本の経済発展とともに ODA も増加し、1989 年には世界一の援助国となった。なお、日本が世界銀行に最後の借款を返還したのは 1990 年である。援助された日本が最後の借金を返し終えた時、日本は世界一の援助国になっていたことになる。二国間援助として日本は 1966 年から 1999 年の 30 年間に有償資金協力（円借款）19 兆 931 億円、無償資金協力 3 兆 4,150 億円、技術協力として2兆6,128億円のODAを実施している。

先進国の援助機関であるOECD(Oranization for Economic Cooperation and Development にDAC：Development Assistance Committee)があり現在先進22か国が参加し途上国に援助を実施している。世界銀行のデータからDACの援助の実態を表4にまとめた。これによると2000年のDAC22か国の援助総額は537億3,700万ドルである。しかし、1995年と比較すると91.2%に減少している。世界の経済状況の悪化が援助に影響していることがわかる。

	ODA（100万ドル）	
	1995年	2000年
オーストラリア	1,194	987
オーストリア	767	423
ベルギー	1,034	820
カナダ	2,067	1,744
デンマーク	1,623	1,664
フィンランド	388	371
フランス	8,443	4,105
ドイツ	7,523	5,030
ギリシャ	*	226
アイルランド	153	235
イタリア	1,623	1,376
日本	14,489	13,508
ルクセンブルグ	65	127
オランダ	3,226	3,135
ニュージーランド	123	113
ノルウエー	1,244	1,264
ポルトガル	258	271
スペイン	1,348	1,195
スエーデン	1,704	1,799
スイス	1,084	890
イギリス	3,202	4,501
アメリカ	7,367	9,955
合　計	58,926	53,737

表4：先進国のODA比較
(World Bank,2002より)

2　日本のODA

日本のODAは1989年に世界で1番の援助国になり2000年まで1位であったが、2001年は米国108億8,400万ドルについで第2位96億7,800万ドルとなった（世界国勢図会、2002年)。

しかし、過去5年間のDACの援助総額を見ると、日本が22.3%と第1位で米国は17.4%で第2位であり、そのひらきは少なくない（図5)。2001年度の日本のODA一般会計予算は贈与9,118億円、借款9,078億円で事業規模は1兆8,196億円であるが、回収金が3,696億円あり差し引き合計予算は1兆4,500億円である。贈与の内二国間贈与は6,246億円、国際機関への出資、拠出は2,872億円となっている（外務省､2002年）。

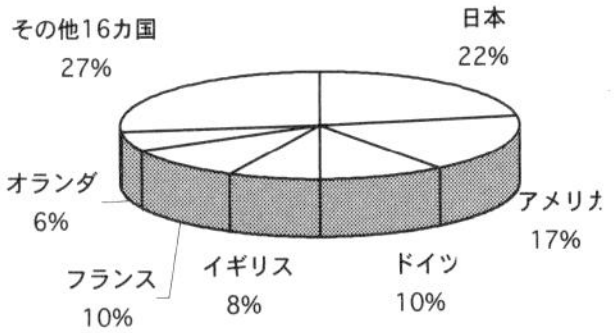

図5：ODA5年間の比較
（1997～2001年）（外務省、2002年）

日本のODAの問題点について菊地京子は①円借款率が高い、②アジアへの援助が多い、③経済基盤整備への供与率が多いなどを指摘している（2001年）。

また、日本のヒモ付き援助率が高いとの指摘があるが、外務省の『ODA白書2002年』によると主要DAC諸国のヒモ付き援助率は米国71.6%、カナダ65.5%イタリア36.1%、フランス21.4%、英国20.4%、オランダ12.1%で、日本は0%である。部分タイドとは、途上国での調達は自由であるが、先進国からの調達はできない。但し、援助額の使用について、先進国への発注を制限し、途上国内で調達する部分タイドが6.4%あるが、これをタイド率に加えても日本のタイド率は主要援助国で最も低い（図6）。

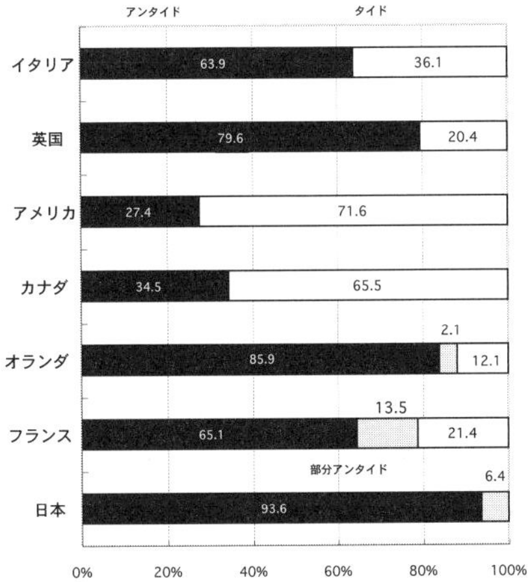

図6：ODA諸国のヒモ付き援助率
（外務省ODA白書、2002年から）

3　非政府組織（NGO）

NGO(Non-Government Organi-zation) とは非政府組織の意味で、宗教活動や政治活動にかかわらない、国際協力にかかわる非営利の民間援助団体を意味する。NGO という言葉が公的に最初に記載されたのは国連憲章 71 条で、政府以外の民間団体である NGO が国連と協調できることと、国連の諸会議にオブザーバーとして出席できることを定めている。しかし、現在では国連に登録していない、団体も NGO と呼ぶようになっている。

国際協力には政府が行う ODA と市民が作る国際組織である NGO によって支えられることになる。ODA は先進国と途上国の政府間協力が基本であるが、NGOO は現地政府を通さずに地域の住民に直接かかわりをもつ国際協力が基本である。予算面から見ると圧倒的に ODA が多いが、NGO の活動は温もりのある顔の見える援助としての特徴がある。

NGO 活動の初期は飢餓や内乱などの緊急援助が主体だったが、しだいに将来を見据えた貧困からの脱出を目的とした開発援助に移行しつつある（馬橋憲男 ,1998)。

現在の多くの NGO 団体の活動は、①国連や国際機関の場で政策提言などを行ったり、国連機関と共同で緊急援助に参画したり、ジェンダーや人権問題や環境問題に地球レベル問題に国機関と共同で取り組む活動、②途上国の開発に参画する活動、③国内で NGO 諸団体の連絡機関をつくったり、政府に対する働きかけをしたり、市民に対し国際協力への協力を呼びかけるなどの活動を行う、などの形態がある。

NGO の活動分野は、保健医療、教育、人権（ジェンダー、子供や老人福祉)、識字教育、農林漁業、植林や砂漠の緑化など環境問題、地雷撤去など多岐にわたる。NGO の組織に適応する持続可能な活動が必要である。

NGO の他に途上国での開発にかかわる組織がある。NGO として非政府のイメージを和らげようと PVO(Private Voluntary Organization) と呼んだり 、途上国の地域住民が自分たちの為に開発を行う組織とか途上国の人たちが自主的に開発を行う CBO(Community-Baced Organaization) などがある。また日本でも 1989 年に特定非営利活動促進法が施行され、社会活動を行う非営利の民間団体に法人格を与えた NPO 法人が発足した。NGO 団体も政府に申請することにより法人資格を得ることが出来るようになった。内閣府のホームページ (http://www.5.cao.go.jp/seikatsu/npo/) によると 2002 年 8 月 30 日現在、7,992 団体が NPO 法人として認証を受けいる。この中で、定款の活動目的に国際協力と記載している団体は 1,797（24.4%）である。しかし、国際協力を主目的として活動している NGO 団体の NPO 法人化は進んでないと言われている。

4　日本の NGO の実態

日本には社会活動を行う団体が約 8 万 5,000 団体ある。外務省によると、国際交流・協力組織は 3,435 団体で内訳は各種法人が 584 団体、NPO 法人が 287 団体、一般市民の任意団体が 2,564 団体あるとされている。このうち途上国の開発援助にかかわる団体は 456 団体であるとしている（外務省：全国 NGO・NPO 名鑑 2002)。

財団法人国際協力推進協会が 2001 年に 1,033 の NGO にアンケート調査を実施し回答のあった 491 団体についてのアンケート調査の結果、2001 年に実績のあった NGO は 348 団体で援助総額は 223 億 7,659 万円であった。実績のある NGO の数は 1986 ～ 1995 年の平均は 148 であったのが 2001 年では348団体増加を見せている（国際協力推進協会,2002年）。NGOは今後さらに増えるであろう。NGOの活動財源に関し、NOP法人JANICが実施したNGO391団体に関する2000年度の実績調査によると、会費、寄附金、事業収入など自己財源が59％、政府の補助金・委託金が10.1％、郵政事業庁の国際ボランティア貯金の配分金が1.7％、民間財団の助成金が5.4％、国連委託金3.2％、その他5.7％、前年度からの繰越金16.6％となっている。

世界のNGOは1,500団体あると言われている。外務省の調査によると、米国のワールド・ビジョン553億円。ケア499億円、英国のOXFAM128億である。これに対し日本のNGOはオイスカ9.1億円、家族計画国際協力財団7.6億円など10億円以下の規模で、1億円以上の団体が18.7％、5,000万～1億円の団体13.5％、3,000万円～5,000万円の団体13.5％、2,000万円～3,000万円が14.8％、1,000万円～2,000万円が21.3％、1,000万円以下が18.3％である。日本のNGOと世界のNGOを比較すると予算規模や専有スタッフの数で圧倒的に欧米のNGO団体の規模は大きい。ODAが世界一の日本にとって今後NGOは発展する必要があろう（外務省経済協力局,2002年）。

最近日本政府のNGOに対する支援予算が増加しつつある。平成10年度の支援額は15億2,000万円であったが、平成14年度は56億5,000万円と3.7倍に増えている（外務省経済協力局,2002年）。これは、政府開発援助のあり方を経済開発援助中心から社会開発や人間開発も進めてゆこうとする政策の延長上にODAとNGOの良好な協力関係の必然性が増してきたことを意味している。しかしながらDAC諸国の予算に占めるNGO支援額を見ると、米国40.9％、アイルランド38.3％、スイス17.9％、ドイツ16.8％、オーストラリア15.2％、オーストリア14.9％と多いが、日本は1.7％と極端に低い値を示し

2000 年	ODA 実績		ODA から NGO に拠出された金額とその ODA 比（%）	
	100 万ドル	%	100 万ドル	ODA 比
日本	13,508	25.1%	231	1.7%
アメリカ	9,955	18.5%	4,069	40.9%
ドイツ	5,030	9.4%	846	16.8%
イギリス	4,501	8.4%	536	11.9%
フランス	4,105	7.6%	*	*
オランダ	3,135	5.8%	306	9.8%
スエーデン	1,799	3.3%	26	1.4%
カナダ	1,744	3.2%	113	6.5%
デンマーク	1,664	3.1%	32	1.9%
イタリア	1,376	2.6%	37	2.7%
ノルウエー	1,264	2.4%	179	14.2%
スペイン	1,195	2.2%	*	*
オーストラリア	987	1.8%	150	15.2%
スイス	890	1.7%	159	17.9%
ベルギー	820	1.5%	75	9.1%
オーストリア	423	0.8%	63	14.9%
フィンランド	371	0.7%	5	1.3%
ポルトガル	271	0.5%	*	*
アイルランド	235	0.4%	90	38.3%
ギリシャ	226	0.4%	*	*
ルクセンブルグ	127	0.2%	7	5.5%
ニュージーランド	113	0.2%	12	10.6%
合　計	53,737	100.0%	6,935	12.9%

表５：2001 年先進国 (DAC) の ODA 実績と NGO の比率
(World　Banc,2002 年から)

ている（表5)。日本のNGOの財源と組織力の脆弱性を考えるとODA予算に占めるNGO支援予算が増額が必要であると考えられる。しかし、ODA支援を受けることは政府の影響下に入ることを意味するので好まないとするNGO団体もある。活動の理念や行動にNGO団体の独自性が保証されるかたちでの政府との好ましい関係が構築される必要性がある。

5　ボランティアとNGO

1995年1月の阪神淡路大震災を契機に災害や国内外の社会問題に参加するボランティアの活動が活発になってきた。ボランティアとは『広辞苑』によると「義勇兵とか自ら進んで社会事業などに参加する人」とある。ボランティアとは自分の意志で自主的に社会活動に参加する人のことであろう。

小山修は、「ボランティアの活動を特別の行為として見るのではなく、誰にもでき、誰もがその恩恵を受けるような社会を形成すべきである」と述べている。

ボランティアの条件は、①自発的活動であり他人から拘束されず自由な行動であること、②宗教や政治活動ではない社会(奉仕）活動であること、③活動の目的が営利を求めないことなどを上げることができるが、参加する個人の精神を反映するものであることなどをあげることができる。

過去、日本は欧米と比較してボランティア活動が活発ではなかった。理由は日本と欧米との文化的な違いが反映、官への依存が強いことが自発的な社会活動を育まなかった。一方、牧畜を背景とした騎馬文化は個性による文化であり、官への依存性が少なく自立を基盤とするため、自発的な社会活動を容易にした。しかし、近代西洋化が進んだ日本は社会構造や生活単位が変化し、都市化した市民社会では官への依存だけでは生活や社会が円滑に進まないことから、市民の行動の変容がボランティアへの増加を招いたのであろう。

NGO のメリットとして機動性に富み迅速に活動できることである。また、資金の活用も柔軟に展開できる。したがってきめの細かい人と人の絆を重視する開発を実施できる点を上げることができる。また、年度制にとらわれず持続的な活動を展開できる。デメリットとして組織展開と維持が困難であり、資金力に弱い。また、情緒的にかたよる危険性があったりする。また、外国に NGO に資金だけを拠出するだけで、現場を知らない NGO があったりする。

NGO を継続して運営するには、活動の目標を明確にした理念やプロジェクト遂行能力や組織的協調性が必要である。

（執筆 / 中村修一）

【引用文献】

1）UNIFPA　((United Nations Population Fund):The State of World Population 2001, New York N.Y.1007 USA,2001.

2)Ward Bank: † The Ward Bank Annual Report 2001,New York,2001.

3）世界子供白書、2001

4）立川昭二：病気の社会史 NHK ブックス、東京、1999.

5）E.F. シューマッハ：スモールイズビューティフル（小島慶三訳）（株）講談社、東京、18 刷 .1986.

6）中村修一：世界の中で考える健康、健康社会学研究 Vol.1 NO.1 P56-58 ,2000

7）菊池京子（編）：開発学を学ぶ人のために、世界思想社 , 東京 ,2001. P34-50

8）財団法人矢野恒太記念会：世界国勢図会 2002/2003、第 13 版、東京、2002.

9）JOICFP: 世界と人口 8 月号、NO.340 、2002.

10)UNFPA(国連人口基金）：世界人口白書 1999 ,（財）家族計画国際協力事業団、東京、1999. P1-73

11) 山本太郎：国際保健学講義 . 初版 , 学会出版センター , 東京 ,1999. P1-47
12) World Bank：2002 World Development Indicators,、New York,2002.
13) WHO:The World Health Report 2001,WHO,N.Y.2002.
14) World Bank： World Development Report 2003,New York,2002.
15)（社）日本外交協会:国際協力・交流全国 NGO・NPO 名鑑 2002、第 1 版、東京、2002、P3-255
16)（財）国際協力推進協会：2001 年日本の NGO による開発援助の実績調査、第 1 版、東京、2002.
17) 馬橋憲男、斎藤千宏：ハンドブック NGO 市民の地球的規模の問題への取り組み、第 1 版、明石書店、東京、1998.
18) 小山修：母子保健における human resource ―ボランティア、周産期医学　20（1）：55 ～ 61,1995.
19) 外務省編;2001 年版政府開発援助（ODA) 白書、財務省印刷局、東京、2002.P55-489.
20) 国際協力 NGO センター：国際協力 NGO ダイレクトリー 2002、(株) トライ、東京、2002.
21) 外務省経済協力局：ODA における NGO との協力関係、外務省経済協力局、東京、2002.

プロジェクトの実行と理論

●まず実行すること

１　プロジェクトの要素

途上国歯科保健活動に取り組むには、国の国際協力機関であるJICAに加わり技術協力に取り組む場合と、歯科医師や歯科衛生士が１人か少数でボランティア活動する場合と、NGOとして組織的に活動する場合の３つのアプローチがある。

JICAの歯科保健プロジェクトに参画するためには資格審査があり、語学力や専門技術にある程度の基準があるが、プロジェクトは政府間の取り決めによりJICAが策定し専門家として現地に派遣されるので、身分保障がなされるし派遣手当も支給される。またプロジェクトも明確な計画に基づいて展開される。しかし、日本政府の派遣になるので赴任先やプロジェクトの内容を自由に選択することはできないし、派遣期間も１～５年と制限があり、主体的にプロジェクトを展開することはできない。

これに対し個人レベルでボランティアとして途上国に赴き小規模な歯科診療や健康教育を展開する場合は、目的地の選定や事業内容も個人の意向で選択できる。しかし、診療機材の調達、輸送など準備に負担がかかるし、現地のカウンターパート探しや活動の場の確保や受け入れ体制づくりなど乗り越えなければならない課題も多い。個人レベルでのボランティア歯科保健医療協力は自由であるが制約や負担も大きい場合が多い。

NGOとしてボランティアメンバーが組織をつくり国際歯科保健医療協力に取り組めば組織的展開が可能になり、相当思い切ったプロジェクトを行うことが出来る。資金面や参加メンバーの確保など課題も多いが可能性も高い。
国際歯科保健医療協力を展開するには2つの要素があると思う。それは「目標」と「実行力」である。まず「目標」であるが、目的地である途上国を選び、具体的なフィールドを決め、どのような歯科保健医療協力を行うのかを明確にしなければならない。目標を設定するには目的地の住民の口腔疾病罹患状況や歯科保健状況を総合的に把握する必要があるが、多くの途上国では歯科保健に関する情報は少ないことが多く、出発前に状況を把握することは困難な場合が多い。
目標が決定したら、これを解決する為に何を「実行」すべきかを決めなければならない。実行には①国内での準備、②現地での活動、③帰国後の残務整理と評価の3つのステージがあり、どれもが大切である。筆者はこれらの仕事の割合を準備30%、活動40%、評価30%と配分すれば妥当な展開が可能になると考えている。
どこに行くのか、誰と行くのか、診療活動や歯科保健活動を具体的にどのように実施するのか、そのためのメンバーの職種や人数をどうして確保するか、機材はどのように準備するのか、資金はどのように獲得するか、現地との連絡をどうするか、その為に現地で協力してくれるカウンターパートをどのよう見つけコンタクトするのか、現地への参加者の移動や医療器材をどのように輸送するか、現地に入ったとき、宿泊や食事をどうするか、現地移動の方法、ヘルスワーカーや通訳の確保、村人とのコミュニケーションをどのようにとったらいいかなど準備し解決すべき問題は山のようにあり、これらの課題をどのように展開し運用するのかが必要になる。
プロジェクトの実行は企画から国内準備、現地での展開、帰国後の評価などを組織的にシステム化し包括的プロジェクトにする必要がある。しかし、最初の展開は現地の情報が不十分な場合が多いので目標の設定が困難あるのと同時にプロジェクトの展開も経験不足でありスムースに事業を進めるには不確定要素が多い。そこで、最初に国際協力を行う時の目標は、背伸びをせずに、参加者各自が日本で専門家として持っている技術をゆるやかに展開できる程度の柔軟性のある目標設定が必要であろう。

2　出来ること始める

プロジェクトを展開する為には資源の有効活用が必要である。資源は「人」、「物」、「金」、「情報」でプロジェクトの企画や遂行を行う際にキーワードとして利用すると効果的である。

特に国際歯科保健医療協力を最初に行う際に最も大切な要素はプロジェクトに参画する中心メンバーを決め信頼関係を結ぶことと目標を設定することである。まず「人」、次に目標であるが、最初のプロジェクトでは現地の情報が不足がちであり、明確な目標の設定は困難である。そこで、とにかく緩やかな目標設定を行い、とにかく現地にでかけ、参加するメンバーが普段から行っている日本での専門技術を素直に展開出来ることから始めることが必要であろう。現地の住民の口腔内を診ること、カウンターパートと信頼関係を結ぶこと、現地で生活をすることなど現地の状況を肌で感じ、次のプロジェクトに生かすようにする。このように、国際歯科保健医療協力は1回限りのプロジェクトでは高い目標の達成は無理であり、継続して展開する必要がある。とにかく、最初のプロジェクトにおいては全てのプロセスが初めて経験することばかりであるので、無理のない目標と資源の有効活用が必要である。背伸びせず準備と現地での展開を楽しく行うことが大切である。

●理論が必要となる

最初の１歩を踏み出し、現地でのプロジェクトを終えると展開した「目標」や「実行」について、出発前に見えなかったところが見えたり、経験を通して問題点が把握でき疑問点が湧いてくる。これらの問題点は日本で通常行っている歯科診療技術や歯科保健システムで解決できることも多いが、歯科罹患状況や現地の歯科保健状況や社会構造など日本での知識や経験だけでは解決できない要素も多い。

そこで国際協力に関する原理や保健医療に関するWHOの戦略などを応用する必要も出てくる。国際歯科保健医療協力はとにかく実行し、経験を元に理論や戦略を学ぶことにより次のステップに入れる。

筆者らのネパールでの経験も1989年の第１次隊では、現地の歯科保健に関する情報がほとんど入手できなかったので、手探りの中の出発であった。入手可能な簡単な医療機材を持って現地に入ったが、全てが初めての経験であり、戸惑いと驚きと感動の連続であった。現場の状況を肌で感じながら診療を行い、口腔疾患の疫学調査を行った。帰国後、プロジェクト評価を行い、必要な理論や原理を応用し次のプロジェクトを立案した。

1　緊急医療援助と開発保健医療協力

国際保健医療協力には大きく２つのアプローチがある。緊急医療援助と開発保健医療協力である。

緊急医療援助は洪水、干ばつ、地震、紛争、戦争など自然災害や人間の愚かさに基づく紛争が発生した場合に行う国際協力である。迅速な立ち上げと行動が必要であり、活動は一過性でパワフルな活動と機材の導入が必要であり、援助を受ける側は依存型である。援助側も自分たちの医療技術やシステムをそのまま展開できる。フランスの「国境無き医師団」の活躍などが有名であり、日本も官民一体となった支援システムを構築しいつでも出動できる体制が整っている。

一方、開発保健援助協力は途上国の健康や病気の問題を解決しようとする援助である。前述したように、地球上 61 億の人口の半分の 30 億人が 1 日 2 ドル以下で生活している。これらの国の保健環境は劣悪で住民は健康を損なっていると言える。根本的には経済を快復しインフラストラクチャーを整備し人間として生きていける最低条件の環境を整えることが必要である。途上国が貧困より脱出する過程を開発 development と言うが、近い将来 30 億の人々が貧困から脱出し安全で文化的生活が保障されることは困難である。

絶望的であるが、人間が生きることは社会の使命であり、命と直結する健康に関しては理想的ではないが、実現可能な相対的対応が必要となる。

先進国の保健や医療のシステムを 30 億人の途上国にそのまま移管することは、膨大な予算とマンパワーが必要であり実現不可能である。どのように展開すればいいのか WHO は 1978 年に途上国の健康の問題の解決に向けての健康戦略としてプライマリーヘルスケアー（PHC）を採択しアルマアタ宣言として世界に道標を示した。また 1986 年にはオタワでプライマリーヘルスケアーを土台とした新たなる健康戦略であるヘルスプロモーション（HP）を憲章として採択した。これらの健康戦略は「2000 年までに」、「すべての人に健康を」を達成することを目的とし世界各国で採択され実現に向け展開された（中村修一、2000）。

2　プライマリーヘルスケアー（PHC）

第二次世界大戦以降先進国は途上国に対し医療援助を行った。援助は医療施設の建設と医師の育成援助を中心に実施した。しかし、この援助では効果がでないことがわかった。表6に1990～1999年における世界の医師数と病院ベット数をしめすが、高所得国と低所得国を比較すると医者の数で5.8倍、病院のベット数で5.5倍のひらきがあることがわかる。しかも先進国と途上国の人口比は5倍途上国が多いので、途上国に先進国の近代的医療施設や医者を養成することは経済的に困難であることがわかる。

そこで、WHOは1978年に中央アジアのアルマアタでWHOとUNICEFの合同会議を開いた。会議には134か国が参加し途上国の健康問題の解決を目指した、健康戦略である「プライマリーヘルスケアー(PHC：Primary Health Care)」をアルマアタ宣言として採択した。

プライマリーヘルスケアーは健康を基本的人権と定義し地球上の人々が健康になることを願い2000年を目標に実現しようと宣言した（松田正己、1993)。

健康は病気でない状態だけではなく、精神的社会的に幸せであることとした。したがって健康はメディカルケアーとヘルスケアーを包含する概念となった。病気の要因を生物学的要素だけでとらえず、社会学的要素としてもとらえる必要が生まれた。

	医師数 人口千人比	ベット数 人口千比
	1990-1999	1990-99
低所得国	0.5	1.3
中所得国	1.7	3.4
高所得国	2.9	7.2

表6：医師数ベッド数

プライマリーヘルスケアーは健康づくりにの為に具体的に2つの目標を設定してい

る。地域経済開発と健康づくりである。

健康問題の背景にある貧困をなくすことが健康の確保にはまず大切であり、そのための経済開発を適正技術を応用した持続可能な地域に密着した新経済秩序により行うもので、中央政府からのトップダウン型近代西洋化開発ではない地方分権型の住民参加による開発を重視している。持続可能とは世代を越えて継続する意味である。これは前述したシューマッハの経済開発論と思想を共にしている。

健康づくりは途上国の現場に立ち、なにが健康を阻害しているかを状況把握し、地域住民が自分たちで何ができるかビジョンを明確して、実現可能な簡単なことから利用可能な資源を有効に活用し解決に向けて取り組もうとする考え方である。資源とは人・物・資金・情報（健康づくりの知恵）を指す。健康づくりを行うものは専門家を中心に地域の住民が参加することが大切であり素人の参加を歓迎する。地球には200万の農村があり、地球人口の約60％が住んでいる。健康や経済開発を都市を中心に展開するだけではなく、農村や地域で住民参加のもと素人と専門家が協調して健康づくりをするものである。プライマリーヘルスケアーは生活と労働の場で手に入る実現可能な戦略であり、どこに居ても健康サービスが受けられることを目標としている。途上国の場合、政府機関や交通や通信が機能しているとは言えず、トップダウンでは末端までに正確に情報やサービスが届かないことが多い。

具体的に健康に関して何を行うかについては、包括的健康づくり即ち健康増進・予防・治療・リハビリテーションを対象とすると述べているが概念的すぎる。また具体的施策に衛生環境、水や栄養、予防、母子保健などを列挙しているがこれらの要素を全部取り入れた健康づくりは実現不可能であろう。

プライマリーヘルスケアーは農村などで地域住民のニーズに対応できる健康づくりを住民参加のもとに行おうという優れた

戦略であるが、理想が高く難解であることが弱点である。しかし、プライマリーヘルスケアーの理念は高く、21世紀に入った今日地球レベルで健康を考える時、卓越して応用可能な戦略と言える。キーワードは「健康」、「素人」や「住民参加」、「ニーズ指向性」、「資源の有効活用」。

しかしながら、2000年を終えた今日、「すべての人に健康」は関係者の努力にもかかわらず実現されていない。PHCは政策そのものが間違いであったのか、それとも政策は誤りではなく、展開するための関係者の努力や推進力が不足していたと考えるべきなのか。メキシコ人のデイビット・ワーナーはプライマリーヘルスケアーは住民参加と新経済秩序を基本とした政策であり北と南のエリートには脅威であり、時間をかけて骨抜きにされたと指摘している（David Werner,1996）。

3　ヘルスプロモーション(HP)

WHOの健康戦略の2番目はヘルスプロモーション（HP：Health Promotion）である。ヘルスプロモーションは1986年にカナダのオタワで憲章として採択された。PHCが途上国用の健康戦略、ヘルスプロモーション（HP）は先進国用の健康戦略としてとらえられた時期もあるが、両者は健康づくりの車の両輪として切り離すことは出来ない理論である。

PHCでは健康は基本的人権として位置づけているが、HPでは健康は人生を幸せに生きてゆくための資質であるとしている。そのために健康を人々が自分で創造するためのプロセスであると定義した。すなわちヘルスプロモーションは健康を自分のこととしてとらえ、現在の状況を把握して問題点をあげ、これを解決するためのビジョンを明らかにして対処するプロセスである。

健康を取り巻く要因には平和、政治、経済、社会構造、文化、教育、環境、食物と栄養、資源、社会正義と公平、宗教、民族がある。これらのバランスの上に健康はなりたっているので、健康づくりには組織的かかわりをもち住民が自分の健康を自分で守れるような地域社会づくりを推進するが必要としている。WHO はこれらの戦略をとおして「すべての人に健康」をスローガンに 2000 年を目標に展開しようとした。

PHC も HP も理念が高すぎ理解が困難であるが、ヘルスプロモーションの問題点の１つして、自分の健康を自分で守れと自立を巻頭にかかげているが、実行するには組織的に地域社会が取り組まなければならないとしている点に問題がある。誤りではないが健康づくりが官僚的でトップダウンに陥る危険性があり、住民の自立とのバランスが必要となる。

健康づくりを担うものは、個人・地域住民、健康の専門家、政府、医療機関であり、ヘルスプロモーションの現場は国、県、市町村としている。すなわち個人レベルでの健康づくりと言いながら、実は社会づくりであり地域づくりである点がヘルスプロモーションの特徴である。具体的に何をするかと言えば、①地域での健康政策づくり、②個人の健康づくりを開発し能力の付与を行う、③健康に影響する環境対策などである。これらの目標を解決するためにアドボケート (advocate) 唱導とエネーブル (enable) 能力の付与、メディエート (mediate) 調停を段階的に適応しなければならない。

唱導とは何が健康に問題なのかを明らかにして人々に健康づくりへの参画を呼びかけること。能力の付与とは健康問題に対処できる技術や考え方などの能力を身につけること。調停とは健康づくりにかかわる個人や地域住民や行政などの関係を調整し円滑に進むよう努力することである。これらのプロセスを通じて、健康的な公共政策をつくり、健康にかかわる環境を整備し、地域や個人の活動を能動化し健康サービスのあり方を根本的に変換しようとする戦略である（島内憲夫、1992 年)。

ヘルスプロモーションは住民の健康の自立が必要でその為に必要な政策的展開を重要視している。これらの健康戦略は途上国にも先進国にも適応できる優れたものである。

しかしながら、現実問題として解決にはほど遠い状況にある。プライマリーヘルスケアーは健康づくりに地域経済と健康づくりの２つを柱にしているが、政治的に独立心の強い南のエリートには地方分権を実施し、中央政権の権利を放出することは賛成できないし、北の援助国も開発のあり方を根本から覆すような理論は受け入れがたい。ヘルスプロモーションの戦略は個人の健康づくりを提唱しながら、健康づくりの主役は行政とヘルスワーカーが主体となりがちで時には無理がある。住民参加をうたいながら実はトップダウン的なシステムには矛盾がある。もっと健康にかかわる素人とエキスパートが協調して解決に参画できるようなシステム開発が必要であると考えられる。

健康づくりは人々の幸せを求めることであるが、人間の幸せは民族や宗教や文化により多く影響される。健康は幸せのかたちを変えることでもあるが、人々が何世代にわたって築き上げてきた文化や伝統は簡単には変換できない側面がある。

21 世紀になった現在、途上国で保健医療協力を行うにはこれら複雑な要素のなかでプロジェクトを遂行しなければならない。しかし、筆者の経験ではヒトとヒトとの信頼に基づくコミュニケーションはいかなる理論や歴史をも超越できると信じている。1 番のポイントは信頼に基づく人間関係である。

●メディカルケアーからヘルスケアー

途上国で実際に歯科保健医療協力事業を展開すると、日本では考えもつかないような事柄が続出し、自然にプロジェクトが変容することがある。日本と途上国との歯科保健を取り巻く環境が異なることや現地のニーズは現場でないと正確には把握出

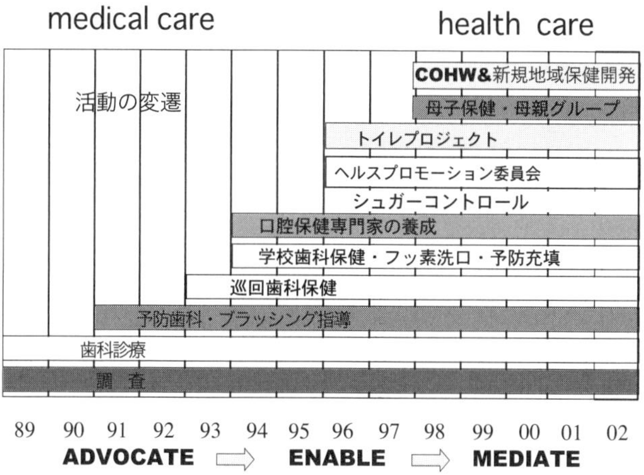

図７：ネパールでの活動の変遷。初期の活動は診療と調査であったが、次に予防歯科の導入、学校歯科保健、口腔保健専門家の養成などヘルスケアーに移行していった。

来ないことなどが理由として考えられる。1989 年から始めた筆者らのネパールでの歯科保健医療協力は 17 年が経過したが事業内容は大きく変容した。

活動の経過を図７に示す（1989 年～ 2002 年までの経過）。初期の活動は診療と調査が主であったが、時間とともに予防歯科、巡回歯科保健、学校歯科保健、フッ素洗口、12 歳児の予防充填、口腔保健専門家の養成、シュガーコントロール、トイレプロジェクト、母子保健、村人とのヘルスプロモーション委員会、現地口腔保健専門家委員会などの事業がミッションを重ねるごとに増えていった。

大きく見ると活動プロジェクトは歯科診療中心のメディカルケアーから保健事業主体のヘルスケアーに移行していったことがわかる。しかし、活動の主体は住民の１番のニーズである歯科診療であることは変わらない。診療のないヘルスケアーの立ち上げは難しいと言える。

ヘルスケアーをシステムとして展開するのに時間を要した理由を２つ挙げることが出来る。第１の理由は、日本人スタッフがヘルスケアーの経験が少ないことである。予防歯科としてブラッシング指導までは何とかできても、それ他のヘルスケアーの展開について発想とか技術が伴わない場合が多い。背景には日本の医療や歯科医療が診療中心で運営されていることがある。平成12年度末に届け出た日本の歯科医師数は90,857人である（国民衛生の動向2002年）。このうち医療施設に所属する歯科医師は88,410人で97.3％、行政・保健衛生施設に従事する歯科医師は213人、2.3％である。このことは医師も同様で255,792人の登録医師のなかで、行政・保健衛生施設に従事する医師は2,728人で全体の1.1％である。日本は保健医療システムは診療中心で保健に対する取り組みは医師や歯科医師の数から見るととゼロに等しい。

一方、ネパールの歯科事情について１次隊の調査結果、齲蝕の罹患状況を日本と比較したところ各年齢層で日本の方が２倍から３倍DMF-Tが多いことがわかった。1989年当時ネパールの人口は約1,800万人で、歯科医師は約30人であった。しかも、ネパールには歯学部が無く歯科医師の供給が国内では出来ない状況にあった。歯科医師になるには近隣のインドやパキスタンやバングラディッシュの歯学部に留学するしかなかった。

当時ネパール・テチョー村の診療で手一杯で隣村の診療まで手が出ず戸惑いの中で歯科診療を進めた。しかし、現地での活動の中から予防歯科と巡回歯科など社会医学的アプローチが始まった。ヘルスケアーの開始である。日頃日本で診療中心の歯科医療を行っている歯科医師や歯科衛生士が知恵を絞って、問題解決へ試行錯誤を始めた。

その結果、診療数と健康教育の経過を図８に示す。１回のミッ

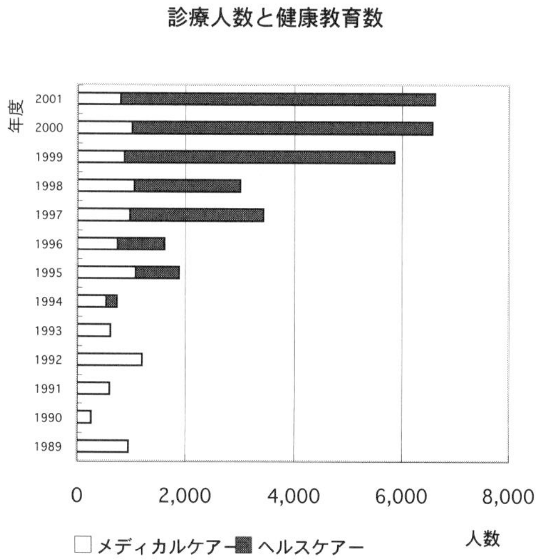

図８：メディカルケアー数とヘルスケアー数の年次推移

ションでの歯科診療を行ったメディカルケアーの対象数は800人から900人を推移している。一方1994年から始めたブラッシング指導やフッ素洗口や学校歯科保健などヘルスケアーの対象数は年とともに増加している。1994年から2001年までのメディカルケアーの対象数は7,177人であった。一方ヘルスケアーの対象数は22,618人と3.2倍になっている。診療と健康教育を質的に比較するのは問題であるが、数的にはヘルスケアーの方が効率良いことがわかる。

１　予防歯科の開発と巡回歯科、学校歯科保健

２～３次隊にかけては隊のメインの活動は診療の充実であった。１次隊の経験を元に村人の罹患状況に対応できる、機材の

準備や診療方針を検討しつつ実戦で活用できる態勢を整えていった。一方、1～2人の小規模のスタッフで予防班を構成し、村人に対してブラッシング指導などの健康教育をどのようにすれば受け入れられるか、野外での調査をかねた実践が開始された。健康教育の教材の検討や大人や子供に対するアプローチの仕方、識字率を考慮した教材の開発など現場での開発が進んだ。

その結果、何とか村人に受け入れられる健康教育法を開発することができた。早速、テチョー村の歯科外来に受診にきた村人を対象にブラッシング指導を開始した。当時外来を訪れる患者さんはほとんど歯磨きをしていなくて、口腔内はプラークと歯石が強固に付着していた。歯の健康教育がスタートした。

健康教育を現場で展開するとネパール側スタッフと心が通うようになる。すると村のカーストなど社会構造の影響で診療所を訪れることが出来ない人々が居ることがわかった。

そこで歯科衛生士が中心の巡回歯科保健班を構成し、村に出かけてゆき辻々で野外健康教育を行ったり、家庭訪問で簡単なスケーリングを含む歯科健康教育を展開した。これが、元となって現在のマザーボランティア活動や母子保健活動に発展した。村人が来るのを待つことから、村人の暮らしの場に出かけることによりコミュニケーションが広がり信頼の構築につながった。

巡回歯科保健の活動にあわせて少人数からなる学校歯科保健チームを編成した。予防歯科班が開発したブラッシング指導をテチョー村の小学校で展開できるか挑戦した。小学校ではまず検診を行い、ブラッシング指導を展開したが生徒も先生も興味を持ち自然と受け入れてくれた。これは、診療や巡回歯科の活動を村人が評価してくれたことも影響している。学校歯科保健活動は村の9つの小学校に徐々に浸透していった。そして、1994年の7次隊でテチョー村のギャンビガス小学校でフッ素洗口事業が開始された。フッ素洗口事業も徐々に村の小学校に浸透し現在では全ての小学校でフッ素洗口を展開している。徐々に試行錯誤しながら地域歯科保健開発を進めていったが、成功した要因は村人の興味と協力のおかげである。これと同じくして、栄養班は家庭訪問を繰り返し、村人の食生態調査を行い村の婦人との栄養問題や農業に関する顔の見える話し合いを展開した。

2　現地口腔保健専門家の養成事業へ

外来や学校における歯科健康教育が順調に進むようになった1993年6次隊の帰国後の評価作業で、次のプロジェクトから現地口腔保健専門家の養成事業を行うことが検討された。日本人が開発した健康教育のシステムは外来でのブラッシング指導、学校歯科の現場でのブラッシング指導やフッ素洗口、巡回歯科保健での健康教育など、日本人隊員が直接健康教育を行いながら開発が進み、6次隊の実践でおおよそ実用に耐えると評価した。そこで住民の自立を目的に現地で口腔保健専門家の養成事業を立ち上げることにした。これまでの日本人がネパール人に直接健康教育を行っていたことを1歩進め、ネパール人の専門家がネパール人に口腔の健康教育を行うことを目指した事業である。現地ボランティア受講生の選考など小さな問題は起こったが、何とか乗り越え9次隊から専門家の養成事業は軌道にのった。その結果、現在テチョー村とダパケル村とアネコット村などの全部の小学校の代表の先生に口腔保健専門家養成コースを受講してもらい、全ての小学校で歯の健康教育やフッ素洗口が展開されるようになった。

学校歯科保健プロジェクトと口腔保健専門家の養成プロジェクトは立ち上げ当時は別々の事業としてスタートした。担当者もプロジェクト内容もそれぞれ独立してプロジェクトを展開していた。学校歯科保健チームは口腔保健専門家の養成コースを受講した学校の先生が実践配備され有効な健康教育を展開するには相当の年数がかかるのではないか。フッ素洗口も安全性が優先されるので、学校歯科保健班が独自にフッ素洗口専門家の養成を行っていた。しかし、口腔保健専門家の養成プロジェクトは当初の予想に反し受講生の能動的な活動により急速に開発が進んだ。受講生は実習として学校歯科保健現場に見学にでかけ、日本人専門家の健康教育の実際を現場で吸収した。殆どの受講生が学校の先生なので自分らのフィールでの実習は効果的であった。学校歯科保健プロジェクトは口腔保健専門家の養成コースを卒業した先生との共同作業に移行し、現在は学校現場での歯の健康教育やフッ素洗口はネパール人専門家が主体的に行うようになった。

学校歯科保健と口腔保健専門家の養成プロジェクトが自然に事業合体したことになる。事業のはじめには思いもつかなかったことである。ヘルスケアーの現場では生き物であるとも言える。その為には、どのようなことも受け入れることが出来る受容性が必要である。

3　マザーボランティアグループの参画

齲蝕や歯周病の要因としての栄養は、地域保健を展開する時に重要である。ネパールでは1次隊1989年から栄養の専門家が参加し、テチョー村の食生態調査を実施した。食生態調査は暮らしの場の調査でもあるので村の婦人の協力が必要である。最初の調査から村は各ワード（区）から協力者を1人づつ紹介してくれた。全部で9人からなるマザーボランティアグループが組織された。食生態調査はマザーボランティアグループの協力で順調に進み、村人の摂取栄養や収穫される農作物の状況などが明らかになった。

食生態調査に平行して母子保健調査やトイレプロジェクトな

どをマザーボランティアグループの協力のもとに進め、担当する隊員と村人との交流が芽生え、マザーボランティアグループの間に行動を通した信頼関係が構築されていった。

この間、学校歯科保健プロジェクトや口腔保健専門家の養成プロジェクトは順調に進み、村に口腔保健の機運が高まっていった。

時期を同じくして他のプロジェクトも順調に事業は進んでいった。特に口腔保健専門家の養成プロジェクトを受講したローカルリーダーが学校やヘルスポストなどで村人への歯の健康教育が少しずつ浸透し始めた。一方マザーボランティアグループは栄養調査や母子保健のサポートを行っていたが、自ら中心となった健康プロジェクトは担ってなかった。そこで1999年にダパケル村のマザーボランティアグループは自分たちも村の暮らしの場で周りの人たちに健康教育を行いたいので、マザーボランティアグループが理解できる内容で口腔保健専門家の養成プログラムを受講したいとの自発的な申し出があった。早速プロジェクトの準備作業に入った頃、隣のテチョー村のマザーボランティアグループもダパケル村のマザーボランティアグループと同じことを自分たちも挑戦したいとの申し出があった。

ダパケル村とテチョー村の民族構成は異なっていて、隣村にもかかわらず共同のプロジェクトを組むことは困難であったが、よい方向に競合し始めた。マザーボランティアグループへの口腔保健専門家の養成プロジェクトは巡回歯科保健班の歯科衛生士と栄養班のメンバーおよびネパール人口腔保健専門家が担当した。マザーボランティアグループは2000年と2001年のミッションにおいて２年連続でトレーニングを受け、村人に歯の健康教育が展開できるようになった。また、彼女たちとタイアップして母子保健事業が2002年から始まった。ヘルスケアーは自動的に癒合したり成長することがわかった。

4　ヘルスケアーとメディカルケアー

メディカルケアーとヘルスケアーに投入した資源と効果を13次隊の活動データを用い表7にしめす。13次隊の活動はヘルスケアーとメディカルケアーが軌道にのりバランスよく運営できる状態であった。そこで投入資源は人、資金、機材について、活動期間中のかかわった資源の累計とした。現地スタッフはヘルスケアーが55人に対しメディカルケアーは28人と少ない。メディカルケアーはより専門性が高いのでヘルスワーカーやボランティアの介在できる場が少ないのに対し、ヘルスケアーは参画が容易であることがわかる。日本人隊員数はメディカルケアーとヘルスケアーは同数である。13次隊で新たに投入した資金や現場で使用した機材の数はいずれもメディカルケアーが高い値を示している。メディカルケアーとヘルスケアーの効果は対象とした村人の数を用いたメディカルケアーで歯科診療を行った村人は884人であったのに対しヘルスケアーを受けた村人の数は4,988人と圧倒的に多かった。

	プロジェクト投入資源				効果
	現地スタッフ数	隊員数	資金（千円）	機材数	対象数
ヘルスケアー	55	98	289	130	4,988
メディカルケアー	28	99	868	485	884

表7：メディカルケアーとヘルスケアーの比較（13次隊データより）

●プロジェクト評価

途上国での歯科保健医療協力を展開し継続したり、外的資金を導入したときには事業終了後評価を行う必要がある。組織的に事業を展開するには企画・実施・評価の順に展開すると報告書の作成や次のプロジェクトの企画が円滑に進む。

評価には自己評価と他己による客観的評価がある。評価の真の目的は実施したプロジェクトの成果が目標に到達しているかどうか、問題点は無かったか、ある場合はどのように対応すべきであるかなどを明確に把握し次のプロジェクトにつなげることにある。したがって誰が評価を行うかではなく、謙虚に事業内容を分析して問題点があればこれを正確に指摘する点にあるので、自己評価でも他己評価でも目的を叶える評価であれば問題はない。

プロジェクトを継続して遂行するには当事者はPLAN・DO・SEE（計画・実行・評価）のステップに従って展開することが大切である。PLAN・DOの繰り返しでSEE評価がないプロジェクト展開は目標を誤まる危険性が多い。

どのように評価を行うか４つのポイントを挙げると、①目標は達成されたか、②事業が途上国の人々に受け入れられたか、③計画に従って事業を遂行に当たり、資源は有効かつ公平に活用されたか。資源は人・物・資金・情報と分けて検討する。④事業の現状を分析把握し新たに問題があれば将来に明るい解決性を示せるかである。

評価は年度ごとに事業終了後行う年度全体評価やプロジェクト個別の評価とか、年度を越えた総合的な評価などが状況に応じ行われる。

筆者らの活動は1994年の７次隊で口腔保健専門家の養成プロジェクトを開始、これまでに11年が経過、自立型を目指してプロジェクトは進んでいる。これを村人とのかかわりでみると、最初は日本人専門家が直接村人に治療や健康教育を実施した。次に日本人専門家が現地の専門家養成に取り組み、現在は現地で育ったネパール人専門家が直接村人に健康教育やフッ素洗口などの口腔保健事業を展開している。ネパール人がネパール人の健康教育が出来るようになった。さらに、最近は口腔保健専門家の養成の初級コースの指導に上級コースを受講し現場での経験を積んだネパール人が担当するようになった。また健康教育を早く取り入れたテチョー村の小学校で上級生はブラッシングやフッ素洗口に関し高度の技術を習得した結果、上級生が下級生にブラッシングの指導やフッ素洗口の世話が出来るようになった。「CHILDREN TO CHILDREN」の実践である。素人が健康づくりの主体になったのである。ここには日本人専門家の介在はなく、プロジェクトは自立型へ進んでいると言える。目標は現地住民参加のもとに自立型ヘルスケアーを確立することであり、目標に向けて事業が進んでいることが評価された。

2 事業が途上国の人々に受け入れられたかについては、直接住民を対象にアンケート調査などを行う必要がある。15 次隊(2001 年)プロジェクトにおいてテチョー村とダパケル村の外来診療所を訪れた村人 800 人に聞き取りアンケート調査を行った。アンケートはネパールの活動についての村人の評価を目的にネパール人ヘルスワーカーによりネパール語で行った。その結果、歯科診療に関しては 91.3%の村人が良いと回答し、悪いと回答者は 0.4%であった。ネパール歯科医療協力会の現地での活動については 91.0%の村人が良いと評価してくれた。今後も継続して欲しいかに関しては 89.1%が継続を希望した。全体的に見てネパール歯科医療協力会の活動は 90%以上の人に受け入れられ、期待されていることがわかった。

また個別のプロジェクトに関して、事業展開する時に対象者が目標を理解しいるかどうかを把握するために聞き取り調査を行い評価する場合ある。例えば口腔保健専門家の養成プロジェクトで受講生が今後の村での地域レベルの口腔保健の展開をどのように理解しているかを調べた(小宮ら、2002 年)。その結果、受講生の多くは受講内容をおおむね理解しているとの回答を得た。また、日本側の支援が無くなっても口腔保健活動を続けるかとの問いに対して、99.5％の受講生が肯定的に答えた。しかし、現在行っている活動の場はほとんどが自分の勤務する村の小学校に限られ、目標のもう１つである、地域での成人村人を対象とする口腔保健活動や、新規フィールドの開発には手がついてないことがわかった。この結果を得て、日本人スタッフとネパール人スタッフが2001年夏に評価作業を行い、2001年冬から口腔保健専門家委員会COHWを組織し、ネパール人による地域保健開発事業を始めたが、2002年現在順調に開発は進んでいる。このように個別のプロジェクトも現地の反応をアンケート調査などを行い、評価を実施すると、改良すべき問題点が明らかになり、目標に向かってプロジェクトは進むことが可能になる。

※この活動記録は、16次隊(2002年)までをまとめたものです。

(執筆 / 中村修一)

【引用文献】

1) 中村修一：世界の中で考える健康、健康社会学研究 Vol.1 NO.1 P56-58 ,2000

2) 松田正己、島内憲夫編：みんなのためのPHC入門、垣内出版株式会社、東京、1993年、9-102 P

3) 島内憲夫（訳）：21世紀の健康戦略２　ヘルスプロモーション―WHO：オタワ憲章―、 垣内出版株式会社、東京、1990年、7-47 P

4) 島内憲夫（訳）：21世紀の健康戦略３　ヘルスプロモーション―戦略・活動・研究政策―、垣内出版株式会社、東京、1992年、14-21 P

5) （財）厚生統計協会：国民衛生の動向、厚生統計協会、東京、2002年。170-191 p

6) 中村修一他：かかりつけ歯科医のためのコミュニケーション技法、医歯薬出版、東京、2000年、P290-296

7）小宮愛恵他：ネパールにおける口腔保健専門家の養成プロジェクトに対する評価、九州歯会誌 ,56（4）：152-161、2002 年
8）David Werner：No village is an island　The struggle for Health .from local to global lebel. 国際保健医療学会誌 ,11 33-37,1996

ネパールにおけるプロジェクトの概要

１　歯・口の健康とヘルスプロモーション

「失って、始めてわかる歯の大切さ」としばしば表現されるように､歯･口の健康は､食べること（咀嚼･栄養摂取）とコミュニケーション行動など、その人の生涯にわたる生活の質（クオリティ･オブ･ライフ）に深くかかわる。しかし、この誰にでも身近な健康の課題は、同時にむし歯に伴う痛みや歯科治療への不安が想起されやすく、積極的な予防よりも、むしろ痛みへの対処などの消極的対応に陥る場合が多い。しかも、この歯・口の病気は生涯を通して発病することが多く、その苦痛や煩わしさに対して一種のあきらめの感情に陥りやすい。これは、先進工業国においても開発途上国においても共通してみられることである。

一方、むし歯と歯周病は歯を失う最も大きな原因であり、自然治癒が期待できない蓄積性の病気であるために、歯の萌出直後あるいは疾病の初期症状での対応が効果的である。これらはいずれも口腔細菌叢のなかのある種の細菌が異常に増殖することによって歯の周囲に歯垢（デンタル･プラーク）が形成され、これが原因となって発生する。この歯垢の形成能の最も高い基質は、砂糖（蔗糖）である。そしてその予防法としては、科学的根拠のある方法が世界的に確立されている。むし歯には、フッ化物応用（フッ素の利用)、 シーラント（歯の小窩裂溝填塞法)、 甘味摂取制限の３つの予防法であり、歯周病に対しては、歯口清掃（歯垢と歯石の除去を、個人の歯口清掃と専門家の機械的歯口清掃とを組み合わせで行うこと）が最優先して取り組まれる方法となる。

すなわち、歯・口の健康づくりは、食生活での配慮と歯口清掃など個人が日常的に取り組める予防法であり、これを補う地域でのシステムと専門家の支援によって、確実に予防と健康増進を図ることができる。しかし、その国の保健政策のなかでの「歯・口の健康づくり」の優先度は低い場合が多く、効果的な予防法と健康情報が不十分ななかでの個人レベルの対応になることがしばしばみられる。

これまで「ネパール歯科医療協力会」は、1989年から2005年までの17年間にわたり、現地の人々の歯・口の健康づくりを地域保健として行うための支援を続けてきた。主な対象地域は、首都カトマンズ近郊の農村であり、都市化に伴うライフスタイルの変化と砂糖摂取量の増加が急激に進行していて、しかも貧困と衛生状態、あるいは種族や女性の健康における較差の問題を抱えている地域である。本稿では、これまでの活動の意義とその成果について考える。

2　共に分かち合い、創り出すプロセス

ネパール歯科医療協力会は、1989年の1次隊から毎年1～2回のペースで現地を訪問し、NGO（非政府組織）としてプロジェクトを展開してきた。派遣回数は18回であり（2005年5月現在）、13,173人に歯科治療を、51,819人の村人に健康づくりのための支援（ヘルスケア）を行っている。かかわった現地の人々は約65,000人にのぼるが、その一方でこれまで継続して活動してきた地域は、ネパールのラリトプール郡のなかでもわずかに4つの村に過ぎない。「小さな、しかし長期間のプロジェクト」である。そのなかでわたしたちはいくつかの活動の変遷を経験することができ、しかもそれを若い世代から年配者までのチームで行うことができた。現地での活動に参加した日本人隊員は延べ513名である。

国際保健医療協力の成果で大切なことは、現地の健康づくり

のプロセスや住民の健康度の改善を中心とすることであり、あくまで活動の焦点は現地の人々の健康にある。しかしその一方で、「現地の人々のために」とか「ネパールのために」という日本人側からみると、自己犠牲や利他主義を基盤とした理念だけで活動を継続するためのモチベーションを持ち続けられるわけではない。実際にこれまで、日本人１人１人のメンバーが、自らがかかわった場面で、新たな感動や何ものかに対する感謝の念を強くして帰国と次の出発を繰り返してきた。それは、例えば１人の患者がみせる感謝の表情であり、学校で指導した場面での子供たちの眼のなかにある活力であり、あるいは、ネパール人のヘルスワーカーが自立して活動している場面だった。

プロジェクトを行う際に、ゴールを設定して、そのためのストラテジーを立てて、一定期間後にそれを評価し、次のゴールをさらに設定する。このような中長期にわたるゴール設定型のアプローチは、西欧ではしばしば一般的な方法論となる。それに対してわたしたちの活動は、毎年１年間かけて計画と準備を行い現地で活動する。そしてその結果と反省を受けて次の計画を立てるという年単位の計画・実行・評価を繰り返してきた。それは、NGO の活動であるので長期間にわたる財源の確保が予測できないという状況と、そもそも異なった文化や風習のなかでの健康づくりには、日本人側の一方的な計画設定よりも緩やかに現地での反応をみながら行うことが実際的であると考えられたからである。そのため、活動はある面で試行錯誤を繰り返してきた。

その結果、これまで活動の内容は、調査・治療中心から予防中心へ、個人への対応から集団、そして地域単位の対応へと変化してきた。具体的には、歯科診療、口腔保健専門家養成、学校保健・フッ化物洗口、 母子保健における展開である。

3　歯科診療における健康支援

わたしたちが活動してきた地域は無歯科医村である。無歯科医村といっても、国レベルでみても 1999 年になって初めてネパールに歯科大学が設立され、2004 年から毎年約 70 名の卒業生が歯科医師として養成されるようになったという歯科医療状況である。活動を開始してからの 15 年間は、インドやパキスタンなど外国で歯科大学を卒業した者が帰国後に歯科治療に従事するだけであった。約 2,300 万人のネパール人口における歯科医師数は 250 人（2002 年）に過ぎない。多くの先進工業国では、人口 2,000 人に 1 人の歯科医師が養成されているのと比較すると、明らかに歯科治療にかかわるマンパワーが不足している。そして今後、歯科医師数が年々増加したとしてもその状況は直ちに解決されるわけではなく、村人が誰でも歯科治療を受けられる環境になるのは遠い将来の問題である。

もちろん、むし歯や歯周病などの歯・口にかかわる病気がなければその治療従事者は少なくても良いが、実際に現地の村人の口腔内状態を調査したところ、20 歳から 60 歳代のいずれの年齢層でも 1 人当たり約 2 本の治療しなければならないむし歯をかかえていることがわかった。歯口清掃が定着していない地域での歯周病による歯の喪失や治療を受ける機会が限られているためにむし歯が放置され咀嚼能力が低下することは深刻な問題である。さらには、この地域では都市化に伴う砂糖摂取量の増加で、子供のむし歯が急増することが予測された。このような状況が、協力活動としての歯科治療をわたしたちが続けている背景となっている。

しかし、現地で行う歯科治療は、給水や電力そして器材の制約されたなかで行われるものであり、その処置内容は活動の初期には投薬や抜歯に限定されざるを得なかった。それでもその後、継続した歯科治療を村で行うことで、住民の歯科治療に対する訴えにも変化が見られるようになってきた。すなわち、歯の痛みや抜歯に対する要望だけでなく、歯の清掃や歯石除去などの口腔衛生の改善を主訴とした受診が見られるようになってきている。実際に、2002年の16次隊（患者数897名）を見ると、治療の内容は、抜歯、歯石除去、むし歯の充填処置が上位3項目であり、その対象者はそれぞれ204名、190名に、161名である。これらの歯科治療を通した支援は、村人の歯の痛みからの解放を主な目的とするので現地のニーズも高く、このことが村人とわたしたちと間の信頼関係の構築に寄与した側面は大きい。

一方、この歯科治療は、病気への対処の連続であり、根本的な歯・口の健康づくりへの解決にはいたらないことから、治療後の保健指導や、家庭訪問、路上での村人に対する健康教育、あるいは学校訪問などを繰り返す試行錯誤の期間が6次隊（1993年）くらいまで続いた。これらの試行的な活動と歯科治療を通して村人からの得た信頼が、その後の地域での健康づくりへと展開される契機となっていった。

4　口腔保健専門家養成

地域の健康づくりに対する最初の試みは、保健にかかわる人材育成であった。保健医療従事者数の限られた環境のなかで、現地のリーダーが歯・口の健康づくりに対する基本的な知識と技術を身につけるための短期コースの開催である。そして、1994年の7次隊から口腔保健専門家養成コースを派遣期間中に実施することになった。開始初年度は、受講生は現地の簡易保健所の職員など公務員を中心として行われたが、受講生の学習意欲の面から翌年からは村の学校の教師を主な対象とする養成コースへと転換された。これまでに養成された口腔保健専門家は、2003年17次隊までの9年間で286名であり、そのなかで小学校の教師の占める割合は約60%である。

口腔保健専門家養成コースは毎年、わたしたちが現地で活動している期間に、歯科診療や学校歯科保健、母子保健などと併行して、テチョー村ヘルスプロモーションセンターで実施してきた。期間は1週間で、カリキュラムに従って行われた。教材にはネパール語と英語で書かれ現地で印刷した3冊のテキストを使用している。コースは、歯の構造などの基礎から始まり、むし歯や歯周病の原因と予防法などを講義と実習を通して学習する初級コースから開始された。さらに12次隊（1998年）からは初級コースの卒業生を対象にした上級コースが開講されることになった。上級コースでは、健康教育についての技術と具体的な教材づくり、さらには歯の検診法の習得などが取り組まれてきた。

幸いにも、これらの口腔保健カリキュラムは、教師の健康づくりに対する熱意と学習意欲から、短期間の研修であっても一定の成果があげることができた。受講後の養成コースに対する事後評価を見ても、彼ら受講生の満足度と理解度は高い。しかしその一方で、実際に受講生が得た知識や技術を現場で展開するために、各校の校長や他の教師の理解と受講生同士の連携を望む声が多く、そのことが学校歯科保健における学校間較差の課題への取り組みとしてあらわれることになった。さらに、この各学校における養成コース卒業生が離職した場合の対応や、隣接する村を対象としたネパール人教師による口腔保健専門家養成コースの開催へと発展することになった。

また、13次隊(1999年)からは、母親（マザー・ヘルス・ボランティア）を対象としたカリキュラムが設けられた。この人材育成が村の乳幼児を対象とした母子保健・歯科保健への展開の原動力となっていった。

５　学校歯科保健とフッ化物洗口

学校における健康教育は、開発途上国においても先進工業国においても、個人が生涯にわたって健康を維持していくために最も効果的な対策の１つである。特に歯･口の健康づくりを中心とした学校歯科保健には、学齢期が永久歯列の完成期であり、この時期のむし歯発病リスクが高い、その地域のほとんどの子供に対して集団的にアプローチできる、教師という人材がある、子供の発達段階･発達課題に即した教育とその評価システムがある、公的部門あるいは地域との連携が可能である、という特徴がある。しかも、この歯科保健教育は、食生活、衛生指導など日常的な健康習慣へのアプローチであり、その保健活動の成果を、歯･口の病気の罹患状況や保健行動として容易に評価できる。そのため、開発途上国において新たに学校保健を導入する際にも、歯科保健はその端緒として取り組むことができる分野である。

わたしたちがネパールにおいて本格的に学校歯科保健の取り組みを開始したのは、1994年の７次隊からである。日本人が毎回の派遣隊でテチョー村の学校を数校づつ訪問し、生徒への歯みがき指導と教師との話し合いの機会をもつことであった。その後、口腔保健専門家コースを受講した教師が各学校に養成されるにつれて、その活動は教師への課題設定へと発展し、年間を通した生徒への歯科保健指導がネパール人教師によって行われるようになった。その後４年間をかけて、その取り組みは村の全ての小学校で行われるようになり、1999年からの２年間でさらに隣村の全小学校でこのシステムが普及することになった。この６年の間に、学校歯科保健にかかわる教科書づくりと保健活動の評価票の作成を行い、わたしたちの学校保健における協力･支援の活動は、日本人による生徒への指導から、教師との協議と評価作業へとその比重を移すことになっていった。

その過程で同じ村であっても、子供の健康に関する取り組みや環境には、学校間で較差があることがわかってきた。そのため、学校間の教師の連携や甘味摂取における母親へのアプローチという新たな課題が明らかにされてきた。そして「教師から教師へ」歯科保健に関する知識と技術を普及するという観点から、2 つの村の口腔保健専門家コースを卒業した教師たちが中心となって、隣接する村での専門家養成コースの開催へと発展するようになった。すなわち、ネパール人による自立的な学校歯科保健プログラムの普及である。

一方、1994 年に、村の小学校における歯科保健教育の導入に併せてもう 1 つのアプローチが開始された。その理由は、この地域では都市化に伴う子供の甘味摂取頻度の増加とそれに伴うむし歯罹患状況が急速に悪化することが懸念され、歯科保健教育を通して子供の健康行動や保健知識が十分に定着するまでには、長期間を要すると考えられたからである。むし歯予防に最も効果的な対策は、フッ化物（フッ素）の応用によって歯の質を強くすることである。このなかでも利便性の高い方法はフッ化物配合歯磨剤（フッ素入り歯みがき剤）の使用である。しかしこの方法には、各家庭が歯磨剤を購入できるだけの経済環境が必要となる。そのため、わたしたちの活動している地域では、より費用対効果の優れているフッ化物洗口法が適していると考えられた。これは、洗口液（0.2% NaF 溶液）を準備し、各学校で毎週 1 回そのフッ化物溶液で 1 分間洗口をするという方法である。極めて簡便な方法であるが、難しい点は薬剤を安全に管理することと学校における毎週の継続である。

1994 年 12 月の 7 次隊で、これまで活動に積極的に参加していた 2 人のネパール人に、薬剤の調整と洗口方法にかかわる指導をわたしたちが丁寧に行った。何しろ彼らにとって始めての方法であり、派遣期間内という短期間で、果たし技術の伝達ができるかどうか不安をかかえてのスタートだった。しかし、彼らの実施に対する意欲は高く、その年の１月からテチョー村の１つの小学校で人数を限定して行うことになった。そして、その夏にネパールでわたしたちが見たものは、フッ化物洗口を完璧に行っている生徒たちの姿だった。その後、この２人のネパール人が中心となって薬剤の配布や実施の評価システムも順次改善しながら普及を図り、現在では５つの村の小学校で約5,500人の生徒にこのフッ化物洗口が実施されるようになっている。フッ化物洗口法のむし歯予防効果は、実施期間によって異なるが約55～80％とされ、歯科治療のチャンスがほとんどない子供たちにとってその意義は高い。しかもこの方法を実施してみると、単にむし歯増加の抑制だけでなく、毎週の取り組であるので、生徒や教師への継続的な健康教育にも極めて効果的であることがわかってきた。

2003年から2004年にかけた約850名の生徒の歯・口の健康状態と保健行動に関する評価作業の結果を見ると、村の11歳～13歳児では95％以上が毎日の歯みがきを行い、むし歯や歯周病の予防に関する知識も80％以上の生徒がよく理解しているという結果であった。ビスケットなどの甘味摂取頻度をみると、約20％の生徒が「毎日食べる」という結果であり、「週１回～３回程度」という者は約40％であった。歯・口の健康状態を見ると、１人当たりのむし歯の数は約0.8本であり、1994年からの10年間で甘味摂取にかかわる環境が急激に変化したにもかかわらず、低いレベルに抑えられていることが示された。

これらの学校歯科保健の導入は、生徒への保健知識の定着と保健行動の獲得ばかりでなく、「上級生から下級生へ」、あるいは「生徒から保護者へ」の保健知識の普及にも効果があり、地域ぐるみの保健活動を促進する端緒となっていった。

7　母子保健と歯・口の健康

乳幼児から学齢期までの子供の健康づくりに母親の果たす役割は大きい。しかも、子供の健やかな成長を願うことは人間として自然の感情であり、いずれの国においても住民のニーズは高い。しかし、開発途上国においては、安全な出産や衛生環境と低栄養に基因する感染症など母と子の命にかかわる問題を抱えている国は多く、母子保健はプライマリ・ヘルスケアの基本的な活動項目とされている。

医療環境や上下水道の整備などの社会開発が短期間では期待できない国では、母親の健康づくりに関する知識と技術は、暮らしの中の知恵として世代間や地域での交流を通して獲得され受け継がれる。しかし、時として誤った健康情報が地域の風習として伝えられている場合や、都市化などの急激な環境の変化に対処できないことがある。

わたしたちは1989年の活動の当初から、栄養学分野の研究者が中心となって村人の食生活や生活スタイルの調査を行ってきた。当時は、村人は伝統的なネパールの農村に見られる自給自足型の安定した食生態を維持していた。早朝に朝茶としてネパール茶を飲むとき8～10g/日/人の砂糖を入れていた程度で、料理などには砂糖は加えていないし、甘いものを店で購入して食べるような習慣も目立たなかった。ところが、1997～1998年にかけて調査してみると、村人の7割近くが15～30g/日/人の砂糖をネパール茶やビスケット、キャンディーなどのお菓子のかたちで摂取していることと、学童ではその半数がこれより5～10g多い量の砂糖をさまざまな加工食品から摂取していることが判明した。さらには子供たちが学校へ持参する弁当を見ると、それまではタルカリやアチャール（豆類）などの伝統食を持って行っていたが、この時期になると伝統食だけの弁当のスタイルを維持している家庭は３割以下であり、その上、子供たちは親からもらった小遣いでお菓子やラーメンを買い食いすることも見られるようになった。

このような状況が明らかになったのは、ちょうど学校歯科保健がテチョー村から隣村のダパケル村へとその活動が広がっていった時期である。母親へのアプローチで学校保健と異なる点は、女性の識字率や社会参加の問題と、各家庭の育児にかかわることなので集団的には対応できないという難しさである。しかし村には、各ワード（区）から推薦されたマザーボランティアグループがあり、わたしたちとは活動の初期から生活実態調査や栄養指導を通して協力関係にあった。そしてこのマザーボランティアたちから口腔保健専門家養成コースへの受講の要望があがり、1998 年 13 次隊に彼女たちのためのコースが開催されることになった。内容は、歯口清掃と「砂糖とむし歯の関係」を理解するための実習を中心としたコースから始められた。

２つの村でこのマザーボランティアを対象としたコースが実施された後の 2001 年からは、新たな母子保健プロジェクトがスタートした。乳児の体重測定と母子健康手帳の配布を柱としたプロジェクトである。現地調査の結果、村には離乳期の低栄養にために成長の遅れが見られる乳幼児がいることがわかった。そして村には簡易保健所での体重測定と記録のシステムは一応あったが、それがうまく機能していないことも判明した。そのためのアプローチとして２つの村で３年間をかけて、マザーボランティアが各ワードで定期的に乳幼児の体重を測定し、それを記録するトレーニングが取り組まれた。体重測定と記録は、一見簡単なように思われるが、実際に識字率の低い母親がそれを理解するには、時間をかけた研修が必要であった。このトレーニングの過程で、口腔保健専門家養成コースを受講している学校教師が協力してくれるようになり、母親への教育効果を高めるものであった。この体重測定と記録のプログラムと同時に、マザーボランティアに対する乳幼児の歯の清掃指導と記録に関するカリキュラムにも取り組んでいくことになった。そして、2004年には、マザーボランティアが村の各ワードで定期的に乳幼児の体重を測定し、歯口の清掃を行い、しかもそれらを記録するという能力が付与されるようになっていった。

ところが、2004年12月～2005年1月の18次隊で、5歳以下の未就学児、特に乳幼児の離乳食について調査したところ、都市化によるライフスタイルの変化は、急速に乳幼児の食生活を変えている実態が見られた。これまでは村での離乳食には味つけは特にしていなかった。リト（豆類を粉末状にし小麦粉を混ぜたもの）やジャウロ（おかゆ）を組み合わせて、とても上手に離乳を各家庭で行われていた。ところが意外なことに、今の若い夫婦は核家族化していて、子供は1～2人まで、共働き（夫は町へ、妻は村で畑仕事やパート）が多く、食事づくりなど育児には、お金ですませられることはなるべく合理化して簡単・便利にすませようとする傾向が見られた。リトの代わりに市販のサルバタン・ピト（リトに似たもの）、ジャウロの代わりにビスケットや味つけインスタントラーメンのような加工食品を利用しているという例が見られるようになったのである。

そして学校教師と協同して村の低栄養の乳児をさらに調査したところ、その背景には貧困よりもむしろ家族形態や食に関する誤った知識に基因していることが判明し、母子保健における離乳食を中心にしたアプローチの重要性がますます増加している現状を示すものであった。

8　ゴールに向けた2つのアプローチ

健康に関する国際協力と支援は、現地のニーズ・社会資源・

文化に基づいて行うことが原則であり、援助や支援する側が一方的な価値観と技術を提供することにはかなりの配慮が必要であるといわれている。そして地球レベルでみた健康の較差の多くは、貧困に基因するものである。

この 16 年間に、わたしたちが現地で見たものは、「貧しさの中にも豊かさがある」という反面、「貧しさのなかに、さらに貧しさの階層をつくる」という社会構造である。この種族に代表される社会階層は、限られた社会資源を有効に活用するための分野間の連携を阻む大きな壁のように思われた。しかも現地のニーズは、痛みとか、その場の収入という目の前の課題に限定される傾向があり、病気の予防や地域で健康を創り出すシステムづくりには長期間の展開が必要であることがわかってきた。そしてその過程は、援助側主体の段階、協同作業の段階、現地自立の段階として推移していくと考えられる。

わたしたちの活動は、NGO として「まずできることから始める」、その後、次の展開を模索するという試行錯誤の繰り返しであった。しかしその過程で、1 つのプロジェクトがきっかけとなってさらに新しい展開が生まれ、個々のプロジェクトが連携して動き出すことや、種族を超えた学校間の交流と教師と母親との協同作業などが自然発生的に生まれる場面を経験することができた。それは、日本人とネパール人が、そしてネパール人同士が、健康という価値を共有していくプロセスでもあったように思われる。今後の当面の活動の課題は、地域における母子保健と学校保健の統合であり、そのシステムを現地のプライマリ・ヘルスケアをさらに展開するために活用していくことである。もう少し長期的な課題は、これらの成果を現地の歯科医師など専門家に伝えていくことである。

この数年間、わたしたちは活動のゴールを探ってきている。1 つのゴールは、あくまで現場に立脚して、村の人々が自立して活動するプロセスを共有し続けるというものであり、わたしたちの役割が相対的に限りなく小さくなることにあるという考え方である。もう1つは、これまでの「小さな、しかし長期間」にわたる経験と成果をわかりやすいパッケージにして、それを政府や関係機関に示すことで政策提言へとつなげるというアプローチである。これらの2つのアプローチは、二者択一ではなく、いずれもが求められている活動のゴールである。後者のアプローチは、現場主義のわたしたちには苦手なものであるが、これまで一緒に活動してきたネパール人に対してのわたしたちの責務であるように考えられる。そして、その過程を現地の人々と共有できるという事実が、わたしたちの歓びをさらに喚起してくれる。

(執筆 / 深井穫博)

【参考文献】

1）中村修一編：国際歯科保健医療学, 医歯薬出版, 第1版, 東京, 2003

2） Petersen PE: The World Oral Health Report 2003-Continuous improvement of oral health in the 21st century-the approach of the WHO Global Oral Health Programme,,Geneva,2003 http://www.who.int/oral_health/publications/report03/en/

3）World Health Organization: Oral Health Promotion: An essential element of a health-promoting school, WHO information series on school health document eleven, Geneva,2003
http://www.who.int/oral_health/publications/doc11/en/

4）Ogunbodede EO, Sheiham A: Oral health promotion and health education programme for Nigeria-policy guidelines, Afr Dent J,6, 8-16,1992

5）安部一紀, 中村修一, 小川孝雄, 河岸重則, 蒲地世史郎, 深井穫博, 矢野裕子：ネパール王　国テチョー村における歯科保健活動 - シュガーコントロールへの取組みとその社会的・歯科病態的背景について, 西南女学

院短期大学研究紀要，45:1-12，1998.
６）矢野裕子，中村修一，蒲池世史郎，深井穫博，小川孝雄，安部一紀：途上国における口腔保健専門家養成の試み，日本健康教育学会誌，６：1-9，1999.
７）深井穫博，中村修一，小川孝雄，徳永一充，矢野裕子：途上国における学童を対象としたフッ化物洗口の応用とその評価，口腔衛生会誌，49:262-269，1999.
８）Kawagishi,S.,Ogawa,T.,Nakamura,S.,Tanaka,T.,Abe,K. and Fukai,K.: Reappraisal of drinking water in Thecho village of Nepal, J. Kyusyu Dent. Soc.,54: 258-263, 2000.
９）安部一紀，中村修一，小川孝雄，深井穫博，矢野裕子：ネパール王国ダパケル村の砂糖・甘味食品消費の実態とその食生態的背景，西南女学院短期大学研究紀要，47:93-102，2000.
10）小宮愛恵，曽根智史，矢野裕子，蒲池世史郎，深井穫博，坪田眞，安部一紀，小川孝雄，西野宇信，中村修一：ネパールにおける口腔保健専門家の養成プロジェクトに対する評価，九州歯科学会雑誌，56：152-161,2002

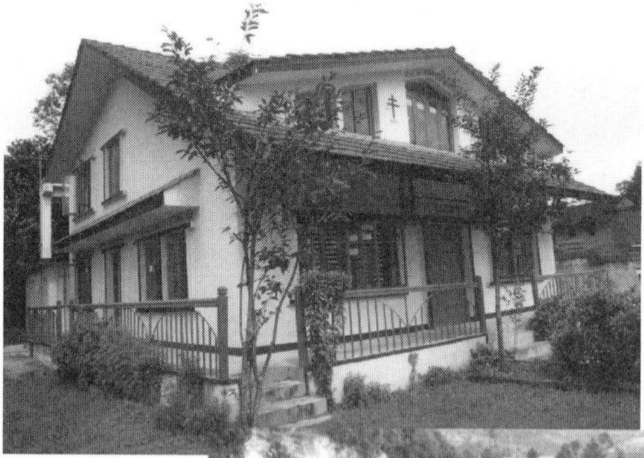

◀テチョー村にある「ネ歯協」のHPセンター。庭の桜は澤熊正明氏が植林したもの。

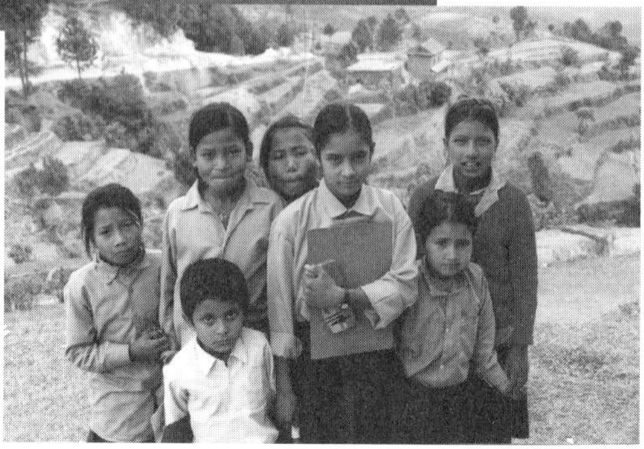

▶アネコット村の子供たち。
▼カトマンズ・パタンにある寺院群。

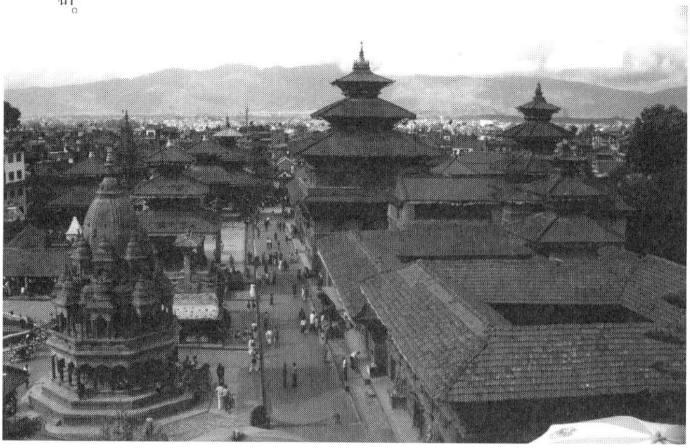

第２部
「やってみんとわからん」精神で取り組んだネパールでの活動
――実践編――

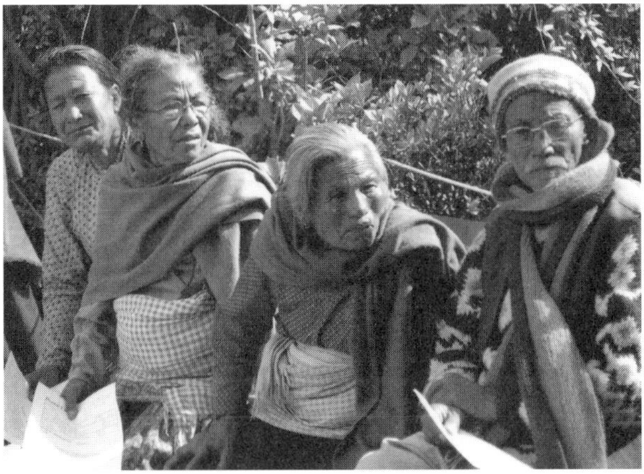

HP センターで治療を待つ村人

[1] 国際協力とは何か
―国際協力の歴史的過程と日本のかかわり方―

第二次世界大戦後、国際協力という名のもとに開発途上国に対して莫大な資金・技術援助が行われたが、はたしてそれらは有効であったのか…。「NGO」の現場から国際協力を考える。

●山男たちが始めた活動

1989年に九州歯科大学山岳部のＯＢが集まり、「お世話になったネパールで何か恩返しはできないか」と考えたのが、私たちの国際医療協力活動のスタートでした。虫歯や歯周病は食生活と密接なかかわりがあります。当時、日本は虫歯罹患率が高く問題となっていました。そこで、日本と異なるネパールにおいて歯科疾患罹患状況と食生態を調査し、ネパールから学べることや、日本がネパールに何かお手伝いすることがあるのかを明らかにしたいと思い、学術調査の準備を始めたのです。

ところが、事前交渉の過程でネパール政府の保健省から「調査には協力するが、ネパールには歯科医師が約30人くらいしかいないので歯科診療もしてほしい」というリクエストがありました。活動開始時における私たちのメンバーは研究者で構成していましたので、急いで診療班を募集し診療機材などの準備をしました。その結果、研究班５名、診療班５名、学生３名の合計13名のメンバーで1989年の夏、現地に出発したのです。

急遽編成した医療協力プロジェクト（ネパール歯科医療協力会＝ネ歯協）でしたので、最初は「国際協力」をするといっても「ＯＤＡ（政府開発援助）」、「ＪＩＣＡ（国際協力機構）」、「ＮＧＯ（国際協力の非政府組織）」、「カウンターパート（相手国の受け入れ機関・人間）」など国際協力に関する単語の意味もよく理解していませんでした。ですから、まったくのゼロからの出発だったのです。

それから17年が経過し、19回のミッション（2006年1月現在）を現地に派遣しました。これまでに66,937人の村人に歯科診療や健康教育を行ってきています。19回のミッションに参加した隊員（すべてボランティア）は延べ522名を数えます。ゼロから出発した国際協力活動ですが、17年間活動を継続する中で国際協力のあり方などについて勉強させていただきました。

第2部では、私たちが経験してきた国際協力について、「国際協力とは何か」、「組織（システム）のつくり方」、「活動の実践のしかた」などについて順次話を進めていきたいと思っています。本稿では「国際協力とは何か」というテーマで、これまでの国際協力の歴史や現状などについてお話ししたいと思います。

●国際協力の歴史的経過

「国際協力」という概念は、第二次世界大戦後に生まれました。戦争以前は開発途上国と先進国は植民地と宗主国を意味しました。アジアやアフリカの多くの植民地からの富は宗主国に流れていたのです。第二次世界大戦を契機に植民地の独立が盛んになり、多くの植民地が続々と独立。しかし、植民地が急に独立しても教育の普及、経済システム、社会構造などが未整備であることが多く、政治的な独立だけでは国の経営は困難であり、益々貧困と社会混乱に拍車をかけることとなったのです。

戦後60年が経過し、開発途上国から脱出し経済的に発展を遂げている国はシンガポール、韓国、台湾などアジアの一部の国に限られています。これらの国が成功した1つの大きな要因は「教育」の力でした。

戦後に始まった国際協力＝開発途上国への援助にはいろいろな形態があります。旧宗主国の旧植民地への責任に基づく援助。

冷戦構造下の政治的影響を目的とした援助。商業ベースでの利益還元型援助。日本やドイツ（敗戦国）などの戦後賠償から始まった援助などです。

現在の先進国の援助をＯＤＡ（政府開発援助）で見てみますと、年間100億ドル前後を援助している国は日本、アメリカ、ドイツ、フランスの4か国です。次に30億ドルから40億ドルの範囲でオランダ、イギリス、イタリアの3か国があり、以下スウェーデン、カナダ、デンマーク、ノルウェー、スペイン、オーストラリア、スイス、ベルギー、オーストリア、フィンランド、ポルトガル、アイルランド、ニュージーランドと続いています。

日本は1989年に援助額が世界一となり、翌年を除き連続して1位を続けている援助大国でもあります。しかしながら、最近その援助額が低下しつつあります。1996年に援助額は588億ドルから551億ドルへ、実質で4・2%減少しました。現在、実際に必要な援助額は約800億ドルと考えられていますが、実質の援助額は550億ドルで必要額の68・8%です。しかし、年間800億ドルを援助したとしても、本当に開発途上国が貧困や社会混乱から脱出できるのかといえば疑問です。要は援助の質です。ここで、日本の国際協力の現状について、もう少し詳しく見てみましょう。

日本は戦後、黒4ダムや新幹線など世界銀行の借款をもとに復興に着手しました。日本がすべての借款を返却したのは1990年のことです。その間にフィリピンやインドネシア、ベトナム、ミャンマーへの戦後賠償を行い、経済復興と経済成長に伴って援助を始め、1989年にはアメリカを抜いて世界一の援助大国になりました。2001年度の援助額は153億2,300万ドルです、これまでの政府開発援助（ＯＤＡ）の総額は25兆1,209億円です。

その内訳は、有償資金協力19兆931億円、無償資金協力3

兆4,150億円、技術協力2兆6,128億円です。よく日本はヒモ付き援助が多いと他国から言われていますが、1999年を例にとってみますと、実際にはヒモ付き率は3・7%と少ないのです。しかし、軍事大国化を進めるインドや中国への援助比率や有償資金援助が多いこと。または最貧国に対する援助が少なかったり、無償援助額がもっとも少ないなど、援助のあり方に問題があることも確かです。

しかし、その一方で政府からの草の根資金協力や郵政省のボランティア貯金などの協力を受けて数多くのＮＧＯが世界各地で活動し実績をあげています。開発途上国に高額なハイテクを駆使したダムや港を設置することが、はたしてその国のためになるのでしょうか。私は、その国の住民の生活に密着した援助を行っているＮＧＯに、もっともっと資金援助をすべきではないかと考えています。

●益々拡大する貧富の差

地球上には、211か国、60億人が住んでいます。地球の全人口の84・1%が開発途上国で15・9%が先進国です。問題は経済力です。開発途上国のＧＮＰ（国民総生産高）は20・4%。先進国のＧＮＰは79・5%です（世界銀行1999年調査）。この著しい貧富の差が国際協力の原点です。ちなみに先進国の国土面積は23・8%、開発途上国は76・2%（開発途上国は主に赤道付近から南半球に多い）。開発途上国は、さらに中所得国と低所得国に分けられます。中所得国は1人当たりのＧＮＰは1,850ドルで、これには96か国49・0%の人が含まれます。低所得国は1人当たりのＧＮＰが785ドル以下で、1日の所得が約2ドル以下。61か国35・1%の人が含まれます。

開発途上国では、4億9,500万人（79%）が就学児ですが、未就学児が1億3,000万人（21%）もいるのです。また、就学はしていても5分の1の子供は小学5年まで進まずに中退しているのが現状です。さらに、識字ができない人は9億6,000万人もいて、その3分の1が女性です。

このような開発途上国の実績を改善すべく先進国により戦後スタートした開発援助ではありましたが、援助の主導権をとったアメリカ、イギリス、フランスは、貧困から脱出する経済開発を自分たちの国をモデルにして、工業化により達成しようと計画しました。開発途上国の農業主体の社会から工業主体の社会への変換を図ったわけです。このためには開発途上国では文化や生活などの社会構造の大変革が必要となったのです。科学を導入し、合理性と計画性を優先するための人材教育に着手し、民主主義・資本主義を導入しました。工業化→経済開発→GNPの上昇→貧困からの脱出……という図式です。しかし、急激な工業化の結果、逆に貧富の差が拡大し、大気は汚染され、都市のスラム化、森林破壊が起こってしまい、社会秩序も乱れたのです。「近代西洋化方式」の失敗です。この現象は多くの開発途上国で起こりました。

この中から私たちは多くのことを学びました。1度破壊した環境（自然・人的）は簡単に元に戻すことはできないこと。その国の文化や生活様式、宗教を変えることは大変に難しいことであり、ひょっとしたならやってはいけないことではないか……と。真の経済開発は、人間や社会が自発的・自主的にゆっくりと変革しないかぎり成功しないということです。

このような過程を経由して、最近の開発は経済開発と共に人間開発、伝統や文化、宗教に充分に配慮した社会開発を進める方向で進んでいます。国際協力の目的は「貧困から脱出し、その国の人々が幸せになること」です。この貧困から脱出し自立する過程を「開発」と言います。

国連のDAC（開発援助委員会）は、2015年までに最貧国の割合を半減し、初等教育をすべての開発途上国に普及させ、5歳未満の幼児の死亡率を3分の2にし、妊婦死亡率を4分の３に削減する目標を掲げています。

国際協力は、新たな質の新たな局面を迎えています。私たちネ歯協は微力ではありますが、「人間の幸せと公平」を求めて、今後も活動していきたいと考えています。

2 ネ歯協の活動
ー私たちはネパールで何ができるのかー

世界の最貧国の１つであるネパールにおいて、歯科医療に従事する者として何ができるかを考えた時、それは歯科医療活動であった。私たちはさまざまな困難を乗り越え活動していく中で、村人の中に新しい意識が目芽え始めた。それは「予防」という意識であった。

●ネパールという国

私たちの活動を知っていただくためには、まずネパールという国をある程度、知っていただかなければなりません。

多くの日本人が憧れるネパールは、ヒマラヤ山脈にある小さな王国です。世界で８千メートル以上の山が14座ありますが、そのうちの８座がネパールにあり、世界中から登山家や観光客が集まります。しかし、北はチベット、南はインドに囲まれた内陸国で資源も乏しく、地理的に複雑で交通の便が悪く、しかも多民族国家であるため社会構造も複雑です。これらの要素が重層的に絡み合った結果、世界で最も貧しい国の１つに数えられています。

〔政治〕

立憲君主制をとっており、1990年に新憲法を制定して議会制民主主義を導入しましたが、政権は不安定で、毎年のように政権が変わっています。2001年６月１日に、ビデンドラ前国王一家10人が暗殺された事件を記憶されている方も多いことでしょう。直ちに弟であるギャネンドラ殿下が新国王に即位しましたが、いまだ政情は不安定。その原因の1つに反政府共産主義勢力「マオイスト」の存在があります。

マオイストは、主にネパール西部で反政府活動を展開していますが、これまでの6年間で約2,000人以上の人が亡くなっています。マオイストが反政府活動を長年にわたって展開できる背景には、貧困があると考えられます。私たちネ歯協の活動も、彼らの活動により危険な目にあったことが数回あります。

〔地理〕

ネパールの国土は、14万800平方メートルで日本の約3分の1です。南のインドとのボーダー地帯は亜熱帯気候で、低い所で海抜70メートル。北に行くに従って高度を高くし、チベットとの境界部分では8千メートルのヒマラヤ山脈に至ります。国土の64%は、丘陵地帯、19%が山岳高地です。このように国土の大半は、山岳丘陵地帯であることが開発を妨げています。

〔人口・民族・宗教〕

人口は約2,430万人（1999年）で、0歳から14歳までが41%、15歳から64歳までが55%。65歳以上が4%です。民族的には、インドに由来するインド・アーリア語族と山岳地帯に住む少数のチベッタン・ビルマ語族の大きく2つに分けられます。宗教はヒンズー教徒が90%。仏教徒が5%。イスラム教徒が3%。その他が2%で、これから見てもインドの影響が強いことがわかります。

言語は国が指定したネパール語を使う者は58・4%で、このほか30くらいの言語が使われています。このようにネパールは多民族多言語国家で、ヒンズー教に基づくカースト制度（身分制度）も現実に残っていて、複雑な社会構造と民族構成をつくり出しています。

〔経済〕

世界銀行によると、ネパールの1997年度の国民総生産は

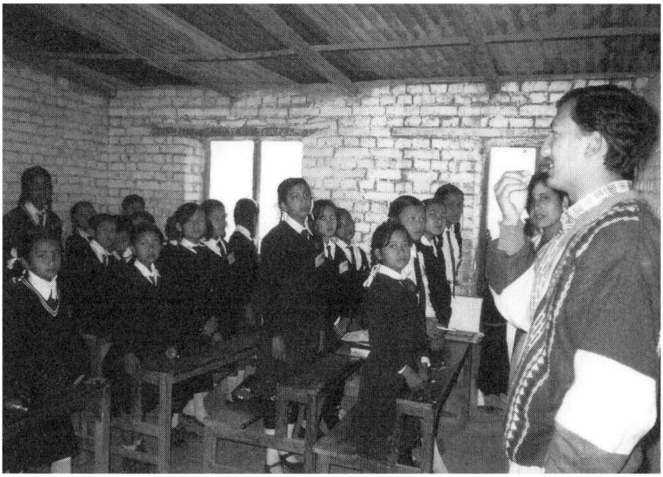

ダバケル村にある小学校（日本とは大違い…）

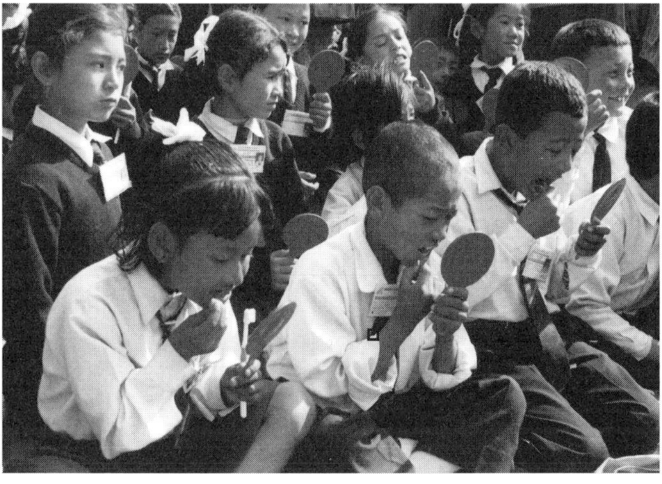

学校歯科保健での授業風景。手鏡で自分の口の中をチェックする子供たち。

210ドルで、世界で最も所得の低い順から8位（上から125位）に相当する最貧国の1つに数えられます。国家予算は約1千億円。このうち40％近くが、先進国の無償援助に依存しています（日本の無償援助は約8％）。主な国内産業は農業で、労働人口の約80％が従事しています。残りは、海外労働や観光・サービス業、織物（カーペット、パシュミナ）などで、工業化は図られていません。このように、ネパールのすべての問題の根元には経済基盤の脆弱性があるようです。

〔教育〕

ネパールの教育制度は小学校が5年（1～5年）、中学校が3年（6～8年）、高校が2年（9～10年）で10年生修了時に高校卒業統一試験があり、これに合格すると大学進学の資格を得ます。大学は教養課程が2年で、専門課程は2年（医学部は4年）です。しかし、就学率を見ると小学校70％、中学校45％、高校36％と低くなります。また、小学校を5年まで継続する子どもが少なく、途中で退校する子供が多いことが問題です。教師の資格も健前は高校卒業資格試験合格者となっていますが、郡によっては中学卒業時点で採用された教師も多くいます。

識字率は成人で23％、15歳人口の識字率は男性41％、女性14％で、教育で女性が差別されていることがわかります。国の教育費は、国家予算の12％で、ほとんどが人件費です。学校建設は先進国ＯＤＡやＮＧＯの援助などがあり、毎年600校が新設されています。1970年に約7,000校であったのが25年後に21,000校と3倍に増えています。しかし、教科書や教材の質の問題、配布状況、教師の質や研修などにはまだまだ問題も多く、ネパール独自で解決するには経済的にも内容的にも問題があり、先進国の援助が待たれます。この分野において、日本の多くのＮＧＯ団体は経験も豊かで地道な活動を続けネパールの教育に貢献しています。

〔医療〕

ネパールの医療上の問題は感染症ですが、最近は糖尿病や肝炎や心臓病も増えています。1996年のネパールの平均寿命は、男性56歳、女性53歳。乳児死亡率は98人（新生児1000人当たり）です。ちなみに日本の乳児死亡率は５人以下です。原因は衛生環境や栄養状態などに起因すると考えられますので、早急な保健医療対策が待たれます。病院は116、地区の保健センターは18、ヘルスポストは816、設置されています。最近カトマンズ周辺や中部地区では心臓病センターなど近代設備の病院が設置されましたが、地方はほとんど恩恵を浴してないばかりか、保健予算をこれらの病院にとられるなどの問題もあります。また、全国で設置されているヘルスポストも名ばかりで、予算や人材不足で満足な地域保険が展開できているとは言えません。医学部は国立が１校と私立が６校ありますが、卒業しても公立病院の絶対数の不足から医師の就職は困難であり、開業しようにも一般国民は満足に医療費を払える状況ではなく、国家レベルでの適切な保健医療制度の整備が待たれますが、経済的にほぼ不可能な状況にあり絶望的です。歯科医療もひどい状況です。人口2,430万人に対し歯科医師は約100人しかいません。国民に対する歯科医療の供給は皆無に等しい状況です（1999年）。

このような状況にあるネパールという国で、私たちは何をすべきか、またはできるのかを考えました。いま私たちにできることは、私たちのもっている医療技術を役立てることでした。それにはまず、ネパールにおける医療、特に歯科医療の実状をもっと詳しく知る必要がありました。このようにしてネパールでの歯科診療活動がスタートしたのです。

●ネパールで何ができるのか

私たちのネパールでの活動は1989年に始まりましたが、準備は2年前の1987年3月から取りかかりました。目的はネパールでの歯科事情を知るための歯科学術調査で、仲間は5人の研究者です。準備で1番の問題は、現地との折衝と資金の確保でした。山仲間の助けで、現地のカウンターパートにネパール結核予防会「ＮＡＴＡ」が協力してくれることに決まりました。ＮＡＴＡは、ネパールで結核予防事業を展開しているＮＧＯで、赤十字と匹敵する組織です。

1987年10月に招聘状も届きましたが、それには条件が付いていました。「調査には全面的に協力するが、ネパールは歯科医療の普及が遅れているので、歯科診療もしてほしい」とのことでした。これは保健省のリクエストだと言うことで、急遽歯科医師を募集し、5人の診療班を編成しました。しかし、全員開業医で長期の休暇がとれないので各自1～2週間の日程で、活動期間中参加をずらす工夫をしました。当時ネパールの歯科事情はほとんど不明で、何を準備してよいか暗中模索でしたが、関係者の協力で診療機材や抗生物質などの薬品を準備しました。

1989年7月現地に入り、3箇所の村で約400人の村人に歯科診療を行いましたが、日本と勝手が違い、毎日が驚きと感動の日々でした。当時ネパールには歯科医師は28人しかいないとのことで、調査班は966人の口腔診査を行いました。

そこでわかったことは、歯科診療を行っている人はほんの数名で、99％以上の村人は虫歯や歯周病になっても、そのまま放置して我慢している状況でした。ほとんどの村人の口の中は、歯垢や歯石が付着していました。歯ブラシを渡したところ、歯ブラシを手で動かさずに手は固定したまま顔を左右に振って歯を磨く村人を多く見ました。問題は、歯磨きがなされていなかったことによるものでした。

村人のほとんどは、歯科診療を受けることが初めてで緊張していました。本当は抜歯の適応患者ですが抜歯がいやで、「鎮痛薬だけをください」と外来に来る村人が多いのには驚きました。これは注射や抜歯が怖かったのです。３次隊頃からは逆転して、最初から抜歯を主訴とする患者さんが多くなりました。村人に聞いてみると「最初は怖かったが、日本のドクターの抜歯は痛くなく、親切で一生懸命に診療をしてくれるからだ」と言ってくれました。

１次隊の経験をベースに、２次隊から３次隊にかけて現地の実情にあった診療方法や診療機材を工夫しました。歯科医師や歯科衛生士を募集しましたが、思いもかけず多くの隊員がボランティア参加してくれました。

現在まで 19 回のミッションで、合計 13,416 人の村人に診療を行っています。初期段階における活動を支えた要因は、夢であったネパールでの事業を実現させた中心メンバーのモチベーションと組織的企画展開能力、現地スタッフとの人間関係にあります。苦労もしましたが、今は楽しい思い出です。

③ 自立型国際協力を目指して①
ー歯科保健自立への歩み・システムづくりー

私たちが往々にして陥りやすいのが「押しつけ型」国際協力である。それは「合理的」という価値観のもとで行われるが、そこには真の自立はない。私たちの常識は彼らにとっては非常識であることを銘記すべきである。

●歯科保健を始める（予防教育）

1989 年に活動を開始して歯科診療が軌道に乗りつつある２〜３次隊にかけて、診療中心の活動に限界と疑問を感ずるようになりました。それは、私たちの活動の評判を聞いて、隣村や遠くの村から村長さんや患者さんたちが私たちの拠点であるテチョー村にやって来て、自分の村でも診療を行ってほしいとの要望がたくさん出されるようになり、さらに新聞を読んだと言って、2日がかりでヒマラヤの山奥から診療室を訪れる人もいました。

これらの人たちの希望にできるだけ応えたかったのですが、私たちもテチョー村で活動を始めたばかりで、他の地域での活動を展開する余裕はありませんでした。しかし、テチョー村だけで診療しても隣村はまったく放置せざるを得ないという矛盾に心を痛めてもいたのです。ちょうどその頃、1次隊から実施していた歯科疾患の実態調査の分析結果が明らかになりました。

虫歯については、ネパールは日本に比べて少ないのですが、ほとんどの虫歯は放置されたままで治療を要する虫歯の数は日本よりはるかに多い。これとは逆に歯周病（歯石の沈着や炎症など)が日本より多いことなどがわかりました。その背景には、当時、人口1800万人のネパールに歯科医師が約30人くらいしかいないことがあります。大多数の住民は歯科治療を受けられない状況があったのです。

村人の口の中を診察すると、歯垢がべったりとついており、中にはかびが生えて黒く変色している子供がたくさんいました。聞いてみると、ほとんどの村人は「歯磨きをしたことがない」と答えるのです。私たちのできる診療活動にはおのずと限界があります。そこで私たちは、4次隊からは診療と並行して予防歯科活動を導入することにしました。診療と同時に「予防」を取り入れる必要性を強く感じたからです。虫歯や歯周病を予防するための健康教育を導入することにしました。まずは歯磨きを日常生活の中に定着させること。

当時、成人の識字率が18%という状況下で、どのようにして村人に接したらよいのか暗中模索の状態でしたが、ベテランの歯科衛生士や予防歯科専門の歯科医師が中心となって活動はスタートしました。

「真心があれば必ず通じる」を合い言葉に、媒体や機材を現地に合ったものに改良したり工夫したりもしました。また、時間をかけて村人と向き合い、小さなことから試行錯誤を繰り返し、村人が理解し納得する健康教育の方法を、両者で話し合う中で開発していったのです。

この作業は、言葉で言えば簡単そうに思えるでしょうが、現場でいざ実践するとなるとかなりやっかいなのです。これはあらゆる国際協力に言えることなのですが、私たちの常識は彼らにとっては非常識であったりしますし、文化や宗教によってもまったく違う考え方を押しつけてしまいがちですが、それでは真の自立など不可能だと思います。「こっちのほうが合理的だよ」は通用しないのです。ですから、結果を焦らずに悠久の時の流れに身をゆだねる訓練を私たち先進国の人間はしなければなりません。

私たちはテチョー村の診療室での歯磨き指導を徹底的に行い、さらには村の広場に出かけて行き歯磨き指導を行いました。また、各家を訪問し、家族単位での指導（巡回歯科保健）も始めました。小学校を訪問して歯科健康教育をも行いました。これらの活動の経験をもとに７次隊から虫歯予防のためのフッ素洗口など、フィールドワークを中心とした活動が徐々に村人の中に入り始めたのです。

現在では（19次隊）、その歯科健康教育も歯科のみにとどまらず、さらに１歩進んで広範な意味での健康教育（母子保健など）を目指して活動しています。このように予防歯科活動がうまく展開できたのは、隊員が日本での「常識」を捨て、現地に合った小さなことを１つ１つ積み重ねた結果だと思います。理論から始めなかったことがよかったのではないでしょうか。プロジェクトは自ら開発するものだと思います。

●自立型国際協力を目指して

村の先生が活動の中心となる予防歯科活動は、隊員の努力で

3～6次隊でほぼ軌道に乗りました。6次隊終了後の評価作業でこれまでの活動の主体は日本人隊員でしたが、国際協力とは途上国が貧困から脱出し自立できることを支えることが理念ですので、なんとか現地の人が中心となる活動に転換できないかと考え、7次隊から現地歯科保健専門家の養成プロジェクトを立ち上げました。

最初は村のヘルスポスト（保健所）の職員（ヘルスワーカー）を対象に始めましたが、これがうまくいきません。彼らは公務員で異動なども多く、村で落ち着いて保健活動を続けることが困難でした。しかも、モチベーションが低いのです。ボランティア参加であることを棚にあげ、日当を要求したり、遅刻や欠席が多くまともに受講できないのです。そこで、村のローカルリーダーである小学校の先生にボランティア参加を誘ったところ、私たちの活動の意義を認め「参加する」との返事をもらいました。8次隊以降は、小学校の先生を対象に歯科保健専門家の養成プロジェクトを始めると、今度はうまくいきました。

小学校の先生は村人から尊敬されており、先生方も教育に対する意識が非常に高く、地域に対する責任感が強いことがその背景にあります。1994年から隣村のダパケル村の小学校の先生も、この専門家養成プロジェクトに参画しました。いまではテチョー村とダパケル村、スナコシ村の全部の小学校で、養成プロジェクトを修了した先生が歯科健康教育とフッ素洗口を実施しています。7次隊から始めた自立型プロジェクトは順調に11年が経過し、活動の主体が日本人からネパール人に移行しつつあります。

●日本での組織づくり

私たちの活動は、ＮＧＯ（非政府組織）団体である「ネパール歯科医療協力会」が運営しています。設立されたのは、活動を開始して3年目です。私たちの活動は大学の山岳部のＯＢ

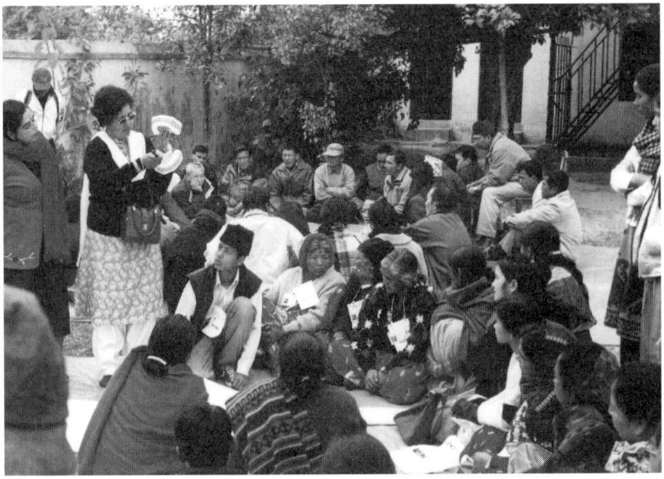

歯の正しい磨き方を練習する学校の先生たち。

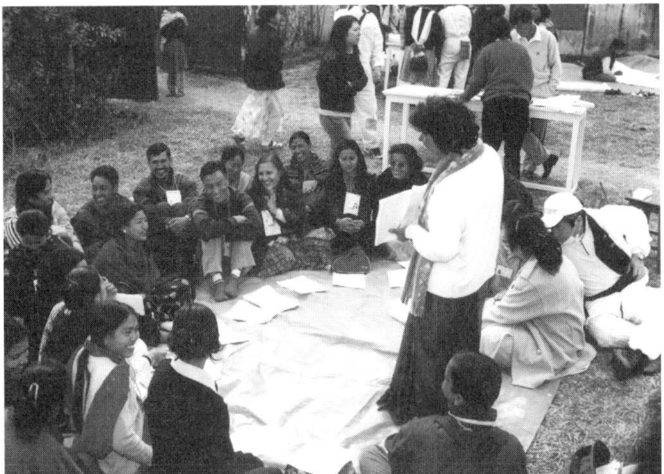

どのように健康教育をすればよいのか話し合う
学校の先生たち。表情は真剣そのもの。

が４人集まって「ヒマラヤで学術調査活動をやろう」と始めたのがきっかけとなっています。準備の段階で現地政府の要請で歯科診療班をくみ込みましたが、隊の主体は調査隊で、１次隊派遣後、２次隊を出す余裕や計画はもっていませんでした。「とにかくまず行こう」と出発したわけです。13人の隊員で、３か月間活動を行いました。帰国後データ整理をして学会に発表して、「楽しかったね」で終わりにするつもりでした。

しかし、現地から続けて来てほしいと強い要望があったこと、日本国内で思わぬ反応があり、次に派遣隊を出すときは「ぜひ参加したい」と言ってくれる歯科医師や歯科衛生士が現れました。また、現地に保管している診療機材を預けっぱなしにするのも無責任ですし、なによりも現地の歯科事情がある程度わかったので、もう少しまともな歯科診療をしたい、などの理由で２次隊を派遣することに決め隊員募集しました。１次隊から２次隊を派遣するまで15か月かかっています。

出発前は「村人ははたして受け入れてくれるのか」などと心配していましたが、村に入ると大歓迎を受け感動したことを覚えています。２次隊帰国後３次隊の派遣は自然に決まりました。３次隊の準備を始めたころ、応募する隊員が増えてきましたが、２次隊までと違って全国から知らない歯科医師や歯科衛生士さんが応募してきました。もちろん大歓迎です。

３次隊の準備段階で、現地のニーズが強く活動が継続的になりつつあること、参加者が全国規模になったことなど、私たちの活動が「社会性」をもつようになりつつあることから、組織化を図ろうと知人や先輩に相談し、「ネパール歯科医療協力会」を1991年11月に設立しました。会長には私たちの恩師で鹿児島大学歯学部長（当時）の浦郷篤史先生に就任していただきました。

組織化を図ったことで、隊員募集、学会発表、全国のＮＧＯグループとの連携、地域とのかかわり、ネパールの日本大使館との連絡などがやりやすくなりました。活動の「社会性」の獲得です。もちろん当初から組織化の話も出ていましたが、無理せずゆっくりと活動を展開したことが、自然な形での組織化が図れたのでないかと思います。

隊員は、全国各地で国際協力について講演活動を行えるようになりました。また、年度制を導入し、資金の予算、決算を総会に報告するようにしました。会計は、公認会計士の監査を受けています。このような組織的活動ができ、ネパールでの実績を積むことによって、外務省のＮＧＯ支援金や郵政省国際ボランティア貯金の援助金がいただけるようになりました。

活動を始めて18年、会ができてから16年が経過した現在、「ネパール歯科医療協力会」には475人の会員が登録されていて、物心両面にわたって協力をいただいています。また支部が北海道、東北、関東、信州、大阪、鳥取、山口、大分、長崎、鹿児島にでき、全国から参加する隊員の研修や地域の活動を行っています。

４ 自立型国際協力を目指して ②
―現地でのシステムづくり―

自立型国際協力のキーワードは現地スタッフの「自立」である。この「自立」の手伝いをするのが私たち支援側の活動にほかならないが、往々にしてこちら側の価値観を押しつけてしまいがちである。現地スタッフの歩む速度に合わせて私たちも進まなければならない。

●現地組織の協力が必要

国際協力を行うには、現地の協力者（カウンターパート）が必要です。知らない国で国際協力活動を立ち上げるには、場所の選定、活動内容に関する相手側との交渉、現地での会計管理、技術援助対象者の選定、宿泊や交通の手配、健康管理、活動の進捗状況の把握など、たくさんの事柄の処理が必要になります。
これらと同様の作業を、日本で展開すると自分たちで直接できますが、日本と遠く離れた開発途上国で準備を直接行うことは困難です。手紙とか電話が使えないことがあたりまえなのです。
日本は、島国で独自の文化を持っていますが、つい最近まで鎖国をしていました。明治以降日本の関心は欧米など先進国に向き、技術や文化を受け取ることにエネルギーを注いで世界の先端国になりましたが、開発途上国とのつきあいは欧米に比べ多くはありません。時には開発途上国を軽く見る傾向がないとは言えません。
開発途上国は確かに貧しいですが、それぞれ独立した伝統文化をもって、誇り高く生活を営んでいます。国際協力は、相手の異なった文化や価値観や生命観を知ることから始まります。いきなり相手の台所に踏み込んで日本の価値観を規範にあれこれ指導すると、村人はびっくくして文化的侵略者と見られる可能性があります。そこで、現場と私たちをつなぐ文化や事業の通訳でもあるカウンターパートが必要となります。

●カウンターパート選びには注意を

信頼できる質の良いカウンターパートを選ぶと、活動は目的に従って円滑に進みます。しかし、この質の良いカウンターパートを選ぶことが難しいのです。
途上国では、大学や高校を卒業しても就職が思うようにできません。そのため、欧米や日本のＮＧＯのお世話をするローカルＮＧＯがたくさんできています。ネ歯協が関係しているネパールでは、このローカルＮＧＯが 15,000 団体ほどあると言われています。ほとんどはまじめな団体と思うのですが、中には海外のＮＧＯとフィールドの間を上手に立ち回り、中間搾取を行うグループも少なくはありません。

筆者も、カトマンズで日本のＮＧＯの人から相談を受けたことがあります。空き缶回収をして援助資金を作り、学校建設費用をカウンターパートに渡した。約束の完成日になっても連絡がないので、心配になって来てみたら、工事現場は穴が掘ってあるだけだった。カウンターパートを探したが出てこない。どうしようかという相談でした。空き缶回収にボランティア参加した生徒たちに何と説明したらよいかわからないと悲嘆にくれていました。「どうしようもありませんね。多分だまされたのでしょう」と答えました。

しかし、これは、国際協力の現状をよく現しています。開発途上国が、貧困から脱出する過程を物心両面で支えることが国際協力の目的です。にもかかわらず、開発途上国では西洋型契約に基づいて合理的に約束を守ることや、物を安全に運んだり物資を公平に分けたりすることがちょっと難しいのです。これらのことができないのが、開発途上国の定義だという学者もいます。

特に日本人は、文化的軋轢に慣れていないので騙しやすいと思われているふしがあります。相手の立場に立って、少しドライに観察してつきあう必要があります。特に、資金をカウンターパートに渡してしまうことは避けなければなりません。カウンターパートを通して直接援助する側に渡すべきでしょう。

また、資金援助だけの国際協力はどうでしょう。資金や技術援助を通じて相手側と触れ合い、活動を一緒に進める顔の見える援助が必要ではないでしょうか。

1989 年に私たちは活動を始めましたが、ネパール在留邦人のお世話でカウンターパートにネパール結核予防会（ＮＡＴＡ）を紹介していただきました。

ＮＡＴＡは、ネパールで赤十字社に続く大きなボランティア組織であり、私たちの活動を全面的に支えてくれている頼もしい存在で、今でも最大のパートナーです。１～３次隊までは現地との交渉は、すべてをＮＡＴＡにお願いしていました。

●現地での組織づくり――組織は成長発展する

４次隊から学校歯科保健や巡回歯科保健を展開する中で、私たちもテチョー村で知り合いができてきました。しかも活動が地域歯科保健を行うようになって、村長や学校の先生やマザーボランティアグループとの交渉などが必要となりました。カウンターパートのＮＡＴＡだけの活動展開では間に合わなくなったのです。

そこで、準備を進め、７次隊でテチョー村ヘルスプロポーション委員会を設立しました。構成は、村長と９つのワード（区）の代表とマザーボランティアグループの代表で、これにカウンターパートのＮＡＴＡと私たち日本人隊員から構成しました。委員会では、私たちの活動を会議にかけて相互協力するようにしました。

いままでカウンターパートのＮＡＴＡと私たちの関係は私たちの活動を支援するためにあったのですが、ヘルスプロポーション委員会は村人が参加してプロジェクトを一緒に考え作ろうと、参加型組織に変化したわけです。１歩前進です。

会議では、いろいろなことを話し合いましたが、主人公が日本人からネパール人に移りつつあることを感じ、興奮したことを覚えています。また、ＮＡＴＡもヘルスプロポーション委員会を作ることに積極的に協力してくれました。

私たちのネパールでの活動の初期は歯科診療が中心でしたが、３次隊からヘルスプロポーションセンターで歯磨き指導を始めました。最初は、ネパール人にどのように指導したらよいか試行を重ね、方法論を確立しました。そして、巡回歯科保健や学校歯科保健などフィールドでの健康教育そ行うようになりました。また、1994年にテチョー村のギャンビカス小学校でフッ素洗口活動も始めました。

フッ素洗口にあたっては、ギャンビカス小学校のスバルナ先生と、ＮＡＴＡのヘルスワーカーのジョッシ君の２人にフッ素洗口液の調合や使用法について徹底的にトレーニングを行い、実行に移しました。フッ素洗口は、ネパール人によりプロジェクトを遂行することに意味がある自立型歯科保健です。ギャンビカス小学校の成果を待って、フッ素洗口は村中に広がり、今ではテチョー村とダパケル村とアネコット村、スナコシ村のすべての小学校でフッ素洗口がネパール人の手により行われています。

７次隊の1994年から、口腔保健専門家の養成プロジェクトを村の小学校の先生のボランティア参加のもとに開始しました。目的は自立型歯科保健の確立です。

活動は継続しており、現在テチョー村とダパケル村とアネコット村、スナコシ村のすべての小学校に口腔保健専門家コースを卒業した先生がいて、子供たちに健康教育を行っています。これらの先生方と私たち隊員との間には深い信頼関係があります。これらの先生方を組織して口腔保健専門家委員会（ＣＯＨW）を立ち上げました。これまで行った学校単位の保健活動を地域レベルでとらえようとする試みを始めています。ネパール人主体の自立型歯科保健活動の始まりです。このほか、村のマザーボランティアグループとの協同事業もあります。

このように私たちの活動は組織的に展開するようになりましたが、最初から組織を作ったのではありません。まず活動して実績を作り、それを育てたり継続してえ発展させる為に組織を作りました。自立型歯科保健活動につながればいいなと思っています。

組織は、プロジェクトの発展と共に成長発展することを実践の中で学びました。「医療は誰のものか、医者のものか、医者のものでも患者さんのものではなく、社会のものである」という理念に私たちは基づいています。

●現地スタッフの活動

まず、フッ素洗口委員会はテチョー村とダパケル村とアネコット村、スナコシ村で日常的にフッ素洗口業務を実施しています。調剤に当たっては台帳を作り、3か月おきに日本にレポートしています。口腔保健専門家の養成コースを卒業した学校の先生やヘルスポストの職員は、日常的に学校やヘルスポストで歯科の健康教育を行っています。

しかし、これらの活動は学校単位とかヘルスポストの単独の活動で、地域レベルでの活動にはなかなか広がりません。そこで、口腔保健専門家委員会を作り、地域レベルで口腔保健を展開するよう活動を始めたわけです。どのように育つか期待しています。

組織のメンバーのレベルアップを目的に、優秀な現地スタッフを日本に招聘し研修する活動を始めました。これまでに歯科医師のアミット先生、ＮＡＴＡのヘルスワーカーのサリタ女史、ジョッシ氏を招聘しました。研修は手作りで、日本人隊員が歯科保健や地域保険にたずさわっている姿を生で見てもらっています。どのような効果が出るかわかりませんが、友好と信頼関係は深まっていることだけは確かです。

以上、現地での組織作りについて説明しました。問題は、組織の主人公はネパールの人々であることを常に念頭におくことでした。しかし、任せすぎると、なかなか前に進みませんし、関与しすぎると一見動きますが、自主性が損なわれます。継続性と自立性をいかに確立するかが大切です。

5 母子保健活動を展開
—地域歯科健康プロジェクトを中心に—

「ネパール歯科医療協力会」の活動はメディカル・ケア（治療）からヘルス・

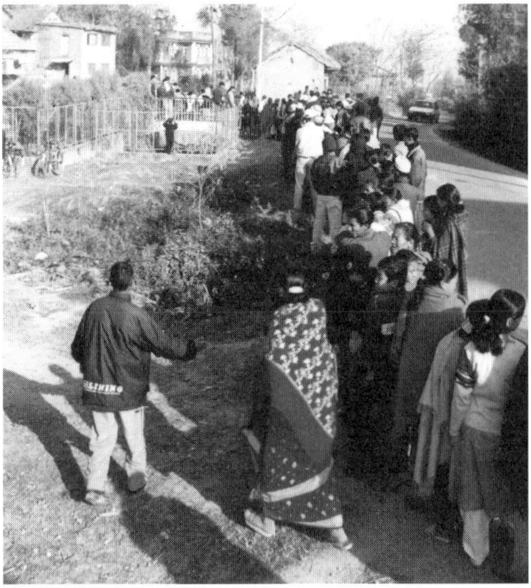

早朝からHPセンターの前に列をつくる村人たち。多いときで二〇〇人がならぶこともある。

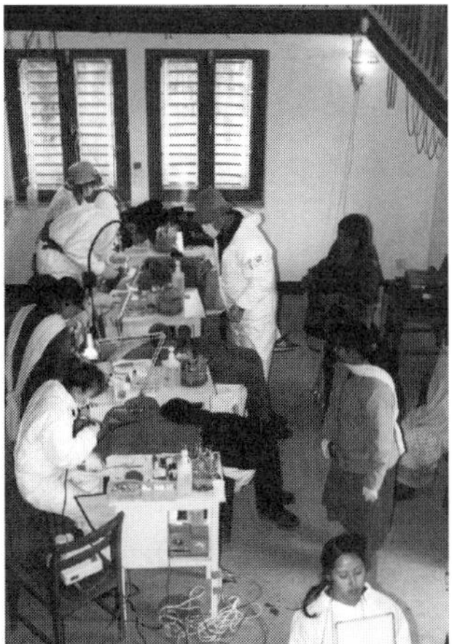

診療風景。

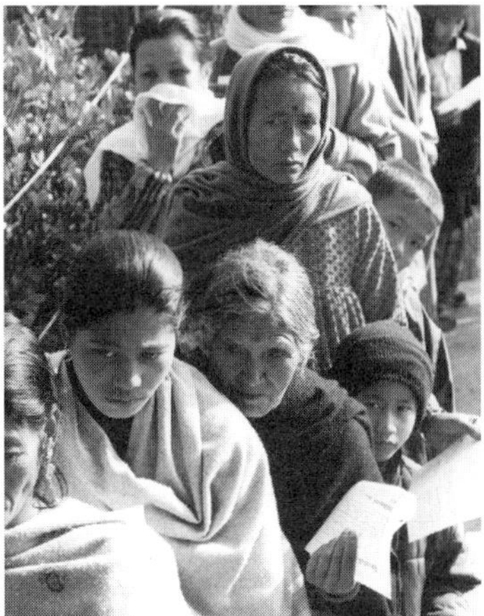

不安そうな表情の村人たち。

ケア（健康・予防）の段階に入りつつある。村人が自らの健康を自らが守る…ということ。これは我が国においても十分に行えていないのが実状。

●母子保健とマザーボランティアによる地域歯科健康プロジェクト

ネパールでの本会の歯科保健事業は、子供を対象とする場合、小学校からの展開になっていました。そこで母子保健とマザーボランティアグループの歯科保健プロジェクトの協同により、離乳期から乳幼児期を経て学童期にいたる、歯科保健の継続性を図ることになりました。

母子保健とマザーボランティアグループの活動は、15次隊までは別個に展開していましたが、16次隊（2002年12月2日～2003年1月3日）では運営上の問題と保健上の意義から2つのプロジェクトを融合して展開することになったのです。ネパールでの歯科保健でいま問題にしているのは、急激な砂糖の摂取増加です。これは近い将来、虫歯罹率が急激に増える可能性があります。

本会は、この問題に関してマザーボランティアグループにより解決を図ろうと活動してきました。一方、砂糖の摂取は離乳期に始まりますが、これは母子保健活動と重要にかかわってきます。そこで、母子保健調査および過去の栄養調査をベースとした離乳期から始まる食生活をターゲットに絞った活動を展開しています。母子保健は、夏隊と冬隊で展開し、マザーボランティアグループによる口腔保健の展開は冬隊で実施しています。

成人の健康教育は、発展途上国のみならず先進国でも困難です。大人の生活習慣を変えることは難しいのです。本会の活動も学校歯科健康プロジェクトを中心に発展してきましたが、成人の健康教育ははかどっていない状況にありました。

1999年テチョー村とダパケル村のマザーボランティアグループから自発的に歯科健康専門家の養成プロジェクトに参画

したいとの申し出があり、13、14 次隊で専門家教育を実施しました。

これらの成果をもとに、15 次隊ではマザーボランティアによる成人を対象とした歯科健康教育を展開しましたが、これを突破口に成人の歯科健康プロジェクトが進むと考えられます。

また、口腔保健専門家の養成初級コースと協同で開催するテチョー村とダパケル村での歯の保健大会は、ネパール人によるネパール人のための健康教育であり、口腔保健の啓発活動としての効果が期待できます。さらに、口腔保健専門家の養成初級コースのスタッフおよびマザーボランティアグループの資質の向上にも期待がもてます。

『ネパールでの母子保健活動』

●母子保健活動を立ち上げる

子供たちの健康を守ることは、保健行政の大きな柱です。ネパールでは、この活動を行政機関のヘルスポストが中心になって行っています。ダパケル村にも 1 か所設置されていて、医療と保健活動を行っています。日本では医療は病院、予防は保健センターと別れていますが、同じスタッフが医療も保健も手がけています。

スタッフは、医者としての活動内容に制限をつけた医師補、看護婦、コミュニティ・ヘルスワーカーなどが配置されています。看護婦の養成は、10 年間の学校教育の後に、3 年間の専門教育で行われています。多くの保健スタッフを育成することが急務ですので、まだまだ質より量という状況です。このことはネパールだけではなく、他の開発途上国にも見られる現状です。ヘルスポストの活動内容は、簡単な治療、予防接種、母子保健、家族計画、栄養改善、健康教育、学校教育などを行っていますが、積極的に何かを改善しようという使命感を持っている人は少なく、受身の活動が多いようです。

また、このヘルスポストの下部組織として、マザーボランティアが存在しています。彼女たちは各地域から選ばれた40〜50代の経験豊かな一般婦人です。ヘルスポストのスタッフから教育を受け、活動を行っています。例えば、妊娠したお母さんに、破傷風の予防接種を受けるように話したり、子供が生まれた家に家族計画について話しに行ったり、風邪を引いた村人に薬を提供したりといった、地域に密着した活動を展開しています。

ダバケル村のマザーボランティアさんにインタビューをしたところ、「地域住民の役に立っているというのは誇りに思うことで、みんなからありがとうといわれると、とてもうれしい気持ちになります。今後も続けたい活動です。でも最近ほんの少しの交通費も出なくなり､自腹での活動は結構大変です。また、家族計画の話を各家にしにいくと、子供を何人産むかは、家族の問題であなたには関係ないから帰れといわれることがあり、ちょっと悲しいです」と話してくれました。

活動を継続していくには、いろいろと困難なことがあるのですが、この地域のマザーボランティアさんたちはとても積極的でした。数年前から行っている私たちの歯科の教育プログラムへの参加を、自分たちから希望してきたグループです。こんな積極的なグループは希少価値があります。このグループと一緒に母子保健のことができたら楽しくて、きっとうまくいくだろうと感じました。

どんな活動を進めていくにも、知識や技術は必要です。そして態度（やってみたいという気持ちや、社会のために役立ちたいという気持ちなど）も大切な要素です。知識や技術は後から補うことができますが、態度の変容にかかわることは時間もかかり、年に１〜２回の訪問では、なかなか難しいものです。

活動を立ち上げるときは、成功を意識しなければなりません。失敗したらもう2度と、この活動を地域の住民は受け入れてくれないことが多いからです。

母子保健の対策として重要なこと、住民（この場合はお母さんたち）が望んでいること、そして成功することを満たす活動がどのような内容になるかを分析することを、2001年8月から開始しました。

●基礎調査

この地域の母子保健システムがどうなっているのか、既存の資料では母子保健の状況がどの程度などを知るために、ヘルスポストに出向き、現状の聞き取りを行いました。人口6,000人で、年間出生数130（この数字は、日本の昭和20年後半程度の出生率です）。予防接種の実施総数や治療に来た患者さんの疾病の数などは台帳があり、すぐにデータを提示してくれましたが、母親がどこで（家か病院か）出産をしているのかとか、子供の発育状態はどうか、死んだ赤ちゃんが何人いるのかといったことは、わかりませんでした。

そこで生後12か月未満の赤ちゃんを持つお母さんを対象に、約20項目の調査を行いました。調査は、家庭訪問の形態をとりました。マザーボランティアさんたちが、自分の受け持ち地域を案内してくれたことで、お母さんたちは安心して調査を受け入れてくれました。赤ちゃんの身長と体重を量り、聞き取りを行いました。そして最後に調査のお礼として、お母さんと赤ちゃんの写真をインスタントカメラで撮ったものに、日付と身長、体重を記入して渡しました。

その結果わかったことは、多くのお母さんが、妊娠中に検査を4回以上受けていました（ネパールでは「妊娠中に4回の検診を受けよう」がスローガンです）。設備が整っているということで約65%が病院でお産をしていました。お母さんたちの識字率は上がっており66％が教育を受けていました。今後も、この数値は上がることが予測されます。また、赤ちゃんの予防接種率も高く、90％以上の値でした。 赤ちゃんの発育では、約10％に栄養不良が見られました。 離乳食の与え方はやや不十分でした。このことから、妊娠中の行動や、出産に関しての行動はなかなかよい状況だとわかりました。しかし、出産後の子供の発育については、不十分な点があり、これらの改善が必要だろうと考えました。

●活動計画の話し合い

この結果を夏（2002年8月）に、村の開発委員会とマザーボランティアさんたちに提示しました。どうしたらよいかということになり、「地区で定期的に子供の体重測定を行うこと」という私たちの案を出しましたヘルスポストでも体重測定をしていますが、各家から遠いことや、意義がよくわからないためにあまり利用されていません。その結果、各地区で2か月に1回実施することとなりました。どんな形の体重計がよいのかについても、話し合いによって決定しました。

この冬には、体重計の取り扱い方法、体重の計測方法、体重グラフへの記入のしかた、栄養状態の悪い子供へのアドバイスの方法、離乳食の進め方などについて、3日間程度のトレーニングを行い、実践を各地区で行う予定です。その後は、マザーボランティアのみなさんが定着させてくることに期待をしています。

●活動の今後

この活動がある程度定着したところで、母親向けの情報誌と検診結果を記入できる「母子健康手帳」の作成と配布を考えています（18次隊で実施）。前述したように識字率が上がっている地域ですので、文字による情報の提示を進めることで、お母

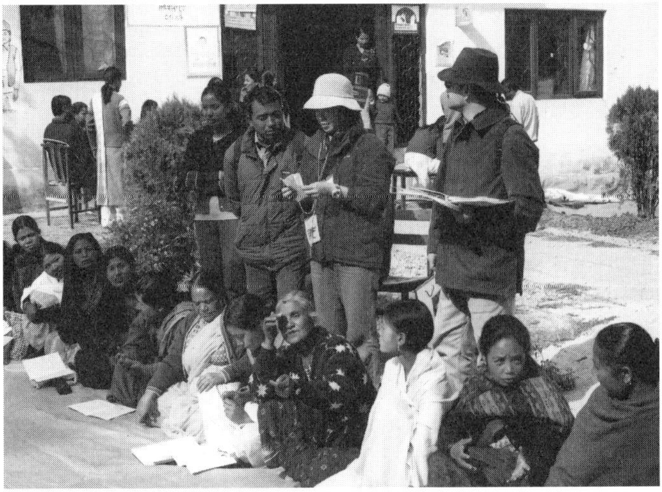

マザーボランティアと話し合う日本人スタッフ。大野先生も一見するときまじめにやっているかに見える…。

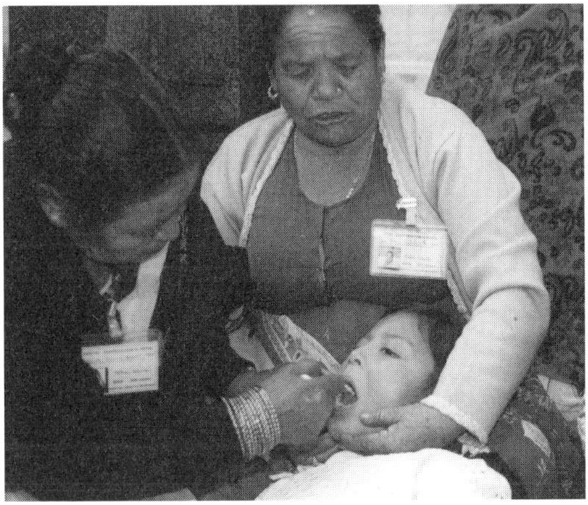

マザーボランティアが子供たちの口の中をチェックしている。これこそ自立型である。

さんたちが妊娠・出産・育児に関して自己管理できるようになることを期待できると考えています。

またこの活動を、この村だけにとどめないように、トレーニングを受け実践をしているマザーボランティアのみなさんが、他の村に行って講師になってくれることを期待しています。

6 国際協力活動と危機管理
―カトマンズ暴動を経験して―

国際テロが世界各地で引き起こされている。国際協力の活動、特に開発途上國で活動をする者にとってこれは無縁ではない。常に危機と隣り合わせと言ってもいい。ここで問われるのが「危機管理能力」である。我々が遭遇した暴動について述べてみたい。

●問われる「危機管理能力」

国際協力の活動を行う際、その国でどのような方法でどのような活動をするのか、ということがいかに大切なことなのかは、これまでの記述の中で繰り返し述べてきました。これらは、すべて活動の中身の問題でしたが、もう1つ非常に大切なことがあります。それは「危機管理」についてです。

2001年9月11日、ニューヨーク及びワシントンを襲った同時多発テロ。その後のアメリカ軍による報復攻撃、イラク戦争突入と、事件から1年以上経ったいまもバリ島での爆破テロなどの悲惨な事件が世界の各地で起こり、世界情勢は激しく揺れ動いています。

特に開発途上国では、民主化要求や民族独立闘争などが過激化し、死者を出すまでの暴動化現象を引き起こしています。私たちの国際協力活動も、これと無縁でいられるわけがありません。このような暴動が、いついつ起こるとわかっていれば事前に充分な対処法を講じることもできますが、すでに現地に入っていて突発的に起こってしまった場合に、どのように行動するのかが、「危機管理能力」として問われます。「危機管理能力」とは、言い換えれば「情報収集能力」と「情報分析能力」ということです。いかにして正しい情報をすばやく手にし、いかにしてその情報を分析し、その分析を基にしていかにすみやかに行動するかです。ここに紹介する事例は、私たち14次隊(2000年12月23日～2001年１月４日）がネパールで体験した「カトマンズ暴動」での記録（14次隊報告書）です。

●反インド暴動起こる

12月27日ＨＰ（ヘルスプロモーション）センターで９時から活動を開始。順調にプロジェクトが進行していた11時頃、ＮＡＴＡ（結核予防会）総裁のプラダンさんがテチョー村HPセンターに来訪した。

本来は、深井副隊長と懸案事項を打ち合わせする約束だったが、プラダン総裁が持ち込んだ情報によると、「今朝からカトマンズで学生が暴動を起こし、ゼネストに突入しつつある。危険なので、プロジェクトを中止し、カトマンズに避難した方がよい。明日も引き続きそうであり、プロジェクトの続行は困難である」と教えてくれた。

また、サンセットビューホテル（私たちの宿泊所）のマダム紘子からプラダン総裁に電話があり、「車の運用が困難なので昼食の運送ができない。またカトマンズも危険な状態にあるので、早めに帰ってきてほしい」との伝言があった。我々はもちろん日本大使館にも連絡を取り、情報を集めた。

暴動の原因は、インドの有名映画スターが12月14日にテレビのインタビューで「ネパール人は大嫌い」と語ったこと。これにネパール人の学生が怒って、インド映画を上映している映画館を襲ったり、インド人経営のホテルを襲ったりした。これを鎮圧しようとした警官隊と争いが起き、昨日学生が２名殺されたことなどが、ますます暴動を拡大している。

そう言えば昨日、筆者が日本大使館に出かけた折り、インド大使館付近でデモ隊が出ていることを目撃していた。

●緊急対策

各プロジェクトリーダーは、テチョー村とダパケル村で活動中で、サミットを開けないので、主だった幹部で検討し、基本的には安全確保を最優先に次の３つの緊急対策を決定した。

- 今日は午前中でプロジェクトを中止し、下山する。
- 明日（28 日）のプロジェクトを明後日（29 日）の休日と差し替える。
- カトマンズのホテルまで隊員およびネパールスタッフを安全に輸送する。

この方針を、各プロジェクト班に伝令した。しかし、情報が村に流れたのか、ＨＰセンターの外来には多くの患者が受診に訪れた。それは、我々が診療を中止することを恐れた結果である。

そこで、フィールドワークからＨＰセンターに戻った隊員を診療に導入し、ぎりぎりまで診療を行った結果、102 人の村人を診療することができた。また、小川調査班、奥野ひろみ班（母子保健）も下山ぎりぎりまで調査を続行した結果、両者とも予定の 80％の調査を実施できた。

読売新聞バンコック支局から 14 次隊の取材に来ている奥西義和記者の取材支援のため、徳永副隊長はビックホーンで奥西記者をギャンビカス小学校での学校検診の現場に案内した。

ヘルトレは午後の計画をキャンセルしたことをスタッフに連絡、学校訪問も午後の予定を中止する方針でスタッフに連絡を取った。ダパケル村で展開中の診療班には徳永副隊長と奥野真人隊員が連絡に赴き、午前の診療を終えた時点で直ちにＨＰセンターに戻るようお願いした。途中テチョー村をデモ中の学生を目撃した。

ダパケル村診療班は診療終了後、バスでＨＰセンターに帰還した。緊急に移動したため、診療機材をダパケル村の臨時診療所に置いてきた。機材回収のため、太田、西田、重田の３人は機材のピックアップのためダパケル村に向かった。

●カトマンズに避難

カトマンズへの移動は３班に分け、それぞれの班独自の責任で帰ることとした。これはあまりに多人数では目を引きやすいため、行動が迅速さを欠くためである。1班は蒲池隊員を責任者に大野副隊長が調整役で、26名とネパール人電気技師1名の27名乗車。2班は徳永副隊長を責任者とし、駒井をアシストに日本人15名、アミット、サリタ、サジャナなどネパールスタッフ８人が乗車。第３班を中村修一、深井穫博、太田信知、プラダン総裁でビッグホーンに乗車。それぞれ独自に下山することにした。

テチョー村からリングロード(国道)までは何ら問題はなかったが、リングロードに出た所のロータリーで学生たちはタイヤを焼いて通行を妨害していた。何とか３台とも通過できリングロードを進んだが、空港との２又路手前でホテルの従業員がオートバイで来ているのを発見。紘子さんのメッセージを受け取る。以降ホテルの従業員の誘導でホテルに向かう。

途中の関門で蒲池隊は警察の指示で車を捨て、徒歩にてホテルに向かった。しばらく進んだとき、徳永隊が先ほどの関門を車で突破して徒歩で移動中の蒲池隊に合流した。

ここで、徳永隊と蒲池隊は合同し、５人編成のチームを組み、集団でサンセットビューホテルに向け徒歩で移動する。途中道路の中央でくすぶりつづけるタイヤの跡が残っている。

長い坂道を上りきり、コンベンションホールの敷地の端に着いた頃、広い道路を横断してバリケードが築かれ、群衆が集まり我々の方に気勢を向けて走ってきた。
リーダーは危険と判断し、ゆっくり後退し始めると、群衆の中からリーダーらしき者が「インディアン・オンリー、ジャパニーズＯＫ」（反インド闘争であり、日本人は心配ない）の声が聞こえた。そこで、大野副隊長を先頭に適当に群衆と笑顔で握手をしながら、カトマンズポリスまで慎重に進み、ホテルの方向に左折した。
50 メートルほど進んだ頃、ヒューヒューという催涙弾の発射された音が聞こえ、群衆数百人が警官隊に追われて、隊員の方になだれ込んできた。付近の商店は、あわててシャッターを降ろし始めた。隊はどうすることもできず、商店側に寄り添うように避難した。
その時１人の女性隊員が路肩から転落したが、打撲程度で済んだ。催涙弾のガスの影響か目の粘膜を刺激され、異常な時間が過ぎた。群衆が去った後、急いで隊をまとめ、サンセットビューホテルに全員無事帰還した。

このように私たちが、突然に勃発した暴動に対して、前述のようにすみやかに行動できたのは、危険に際して情報を収集する態勢を常日頃から整えていたからにほかなりません。それは日本大使館のみならず、現地のカウンターパートやホテル経営者、さらには現地スタッフからの情報をより多く集め、その情報を冷静に分析し行動を決定し得たということです。
このことは、治安が不安定な開発途上国で国際協力を行う場合の最優先されるべき留意事項の１つです。現地の人たちはものごとを楽観的に判断しがちです。１つの情報ではなく、できるだけ多くの情報を集めることです。

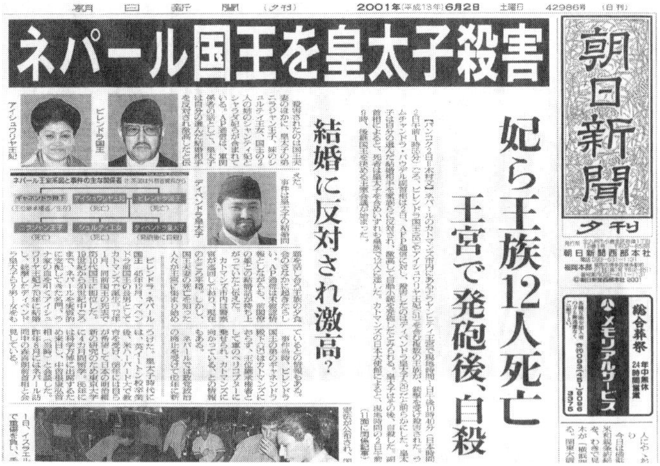
朝日新聞（夕刊） 2001年（平成13年）6月2日 土曜日 42986号 （日刊）

朝日新聞 夕刊

ネパール国王を皇太子殺害

妃ら王族12人死亡

王宮で発砲後、自殺

結婚に反対され激高？

▲政情不安定なネパール（二〇〇一年六月二日・朝日新聞から）

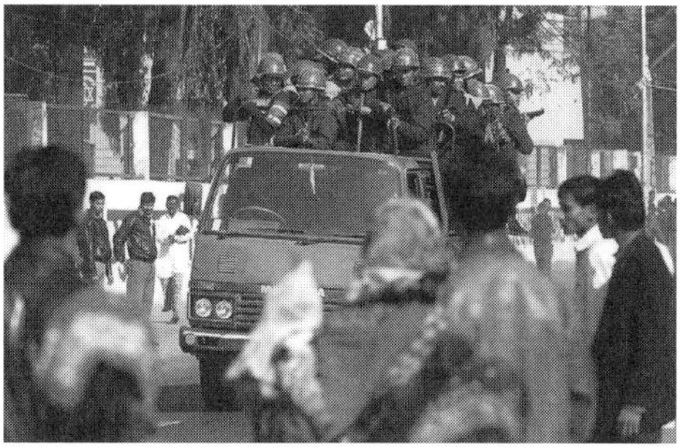
▶14次隊が遭遇した暴動（兵士を運ぶ軍用トラック）

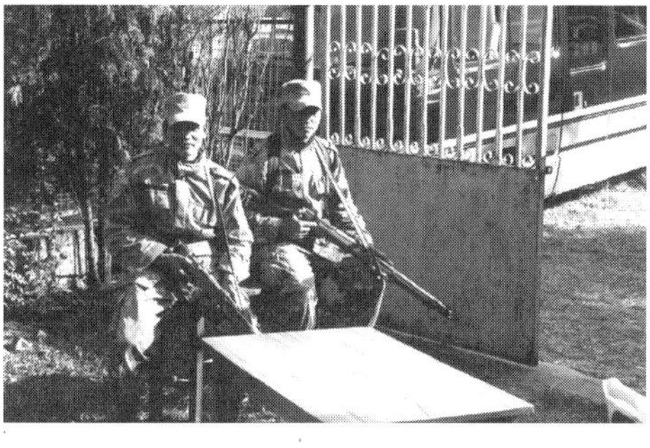
▶ＨＰセンター入口を警備する兵士。

7 国際協力活動に必要な「能力」とは

隊員１人１人がもっている「能力」をいかにして引き出せるかで、プロジェクトが成功したり失敗したりもする。ここでいう「能力」とは、「学ぶ力・意欲」のことである。「学ぶ力・意欲」が個々の隊員に自覚されたなら、そのプロジェクトは半分以上は成功と言える…。

●国際協力活動に必要な５つの「能力」

国際協力活動を進める上でもっとも重要なことは、参加隊員の「能力」をいかにして引き出すことができるかです。「能力」という言葉は、広範な意味で使われていますが、国際協力活動を実践する上で問われる「能力」とは、アメリカの教育心理学者トーマス・アームストロング氏の提唱するところの「マルチ能力」ではないでしょうか。

その「マルチ能力」を要約してみますと、言語能力（言葉を効果的に使いこなす力)、論理的—数学的能力（数学を有効に使えたり、何かを明快に論証できる力)、空間能力（視覚的・空間的に世界を正確に捉えたり、視覚的・空間的な認識を自由に転換させることができる力)、身体—運動能力（思考や感情を、自分の身体全体を使って表現できる専門的な技術や、ものを自分の手で作ったり、作り替えたりする力)、音感能力（多様な音楽の種類を認識したり識別できる力や、創り出したり表現したりする力)、人間関係形成能力（他人の気持ちや感情、モチベーションなどを見分ける力)、自己観察・管理能力（自己の認識と、それを踏まえて行動する力)、自然との共生能力(自分の周りにある植物や動物などを認識し、分類できる力)という８つの「能力」になります。

これら８つの「能力」の中で国際協力活動で特に必要となるのが、「言語能力」「論理的—数学的能力」「身体—運動能力」

「人間関係形成能力」「自己観察・管理能力」の５つです。

〔言語能力〕

相手とコミュニケーションを図る手段として言語がありますが、活動主体である自分が相手国の言語が理解できず、相手もこちらの言語が理解できない場合には、世界の共通語的な言語である英語を使うことになります。この英語が使えなければ国際協力活動はできないとは言いませんが、その活動内容は広がりをもつことは難しくなると思います（通訳のいる場合は別ですが）。

〔論理的ー数学的能力〕

これは活動内容を図式化・グラフ化し、ものごとの状況を簡便に理解させ、その活動の有効性を論証することができるかどうかです。百の言葉よりも１つの現実…とでも言いましょうか。この能力は、分類・推論・予測・一般化・仮説の検証などに役立ちます。

〔身体ー運動能力〕

この能力には、コーディネーション、バランス、手先の器用さなどをはじめ、肉体的・精神的な健康が問われます。開発途上国での国際協力活動では、物質的な物が極端に手に入りずらいため、１つのものを工夫して多様性をもたせなければやっていけないのが実状です。アイディアと創意工夫が必然的に問われます。

〔人間関係形成能力〕

国際協力活動を１人で行うことは例外と言えるでしょう。普通は数人、数十人の集団を形成して行われます。この場合、特に大切なことは「人間の和」。まず「相手を認める」という姿勢から出発することです。とは言っても国際協力活動という大きな目標を共有して集まっているのですから、個性は尊重されるべきですが「わがまま」は許されるものではありません。

〔自己観察・管理能力〕

人間には長所と短所があります。このことを個々が十分に、正確に把握しておくべきです。往々にして気分で動いたり、自分の願いや思いだけで動きがちになりやすいのですが、組織としての活動における自分の任務や位置を正確に認識して動くことが重要です。これは取りも直さず自分を律することができるかどうかということです。

●「認める・ほめる」ことの重要性

国際協力活動を円滑に進め、その目的をいかに達成するかは個々の隊員の活動姿勢にもよりますが、大きくはリーダーの統率能力にかかっているといっても過言ではありません。そのためには、リーダーたる者は絶えず隊員や周りの人間の言うことに耳を傾け（情報収集）、いま何をすることが正しいのかを考えながら行動する必要があります。

リーダーの仕事は、隊員が気持ちよく目的に向かって活動できる環境をつくることです。そのためには、常に「自分の判断は正しかっただろうか。この人間配置にまちがいはなかったろうか」と、自分自身に問い直す謙虚で柔軟な姿勢が必要となります。

もう１つリーダーの仕事として大切なことは、隊員の人事です。前述した５つの能力をすべてかねそなえた人間はまずいません。そこでリーダーは１人１人の隊員の特徴、資質をいち早く見抜いてあげることです。そして次にはその隊員に合った任務につかせること。あとは本人に一切任せることです。もちろん、アドバイスを求めてきた場合には相談にのるのは当然ですが。

しかし、これを実践するにはかなりの勇気が必要です。限られた時間の中で目標を達成しなければならないからです。そこでついつい口を出してしまうのですが、これでは若い隊員が育ちません。いつまでたってもリーダーに判断をあおぎ、失敗を恐れて自立した活動をしようとはしなくなる場合が多いのです。いわゆる「創造力の欠如」につながり、指示待ち人間となってしまう可能性が大なのです。多少時間はかかっても、失敗を経験させることです（失敗の度合いにもよりますが）。大切なことはその失敗を反省し、失敗の要因を知り、同じ失敗を繰り返さないということ。これをすることによって、失敗経験を新たな成長へと導くからです。

以上、「能力」について述べてきましたが、「能力」とは言い換えるならば「学ぶ力」とも言えるかもしれません。文部科学省は「学ぶ力」を4つの柱として指摘しています。 知るために学ぶ（知力)、 存在するために学ぶ（自己確認力)、 共に生きるために学ぶ（共生力)、 行うために学ぶ（行動力）です。これらのことを達成するために必要なことは「認める・ほめる」ということではないでしょうか。

いま「学力低下」をめぐる論議が盛んに行われていますが、私から見ればこれは少々的はずれの論議のようにしか移りません。いわゆる「森を見て木を見ず」です。『分数ができない大学生』という本が話題になっていますが、その分数ができない大学生を合格させた大学とは一体どんな入試基準を採っているのでしょうか。学力問題を述べるのが本稿の主旨ではないので筆をとめますが、要は、自分のいる立場・場所でどれだけ子供たち、学生たちに「学力」をつけるか（これも必要ではありますが）ではなく、いかに「学ぶ意欲」をもてるような教育をできるかではないかと思います。「学ぶ意欲」をもつことができたなら、何もしなくても「学力」は高まるはずです。

これは国際協力活動においても同じことが言えます。個々の隊員が「学ぶ力・意欲」を身につけたなら、ある意味においてその活動は成功したといえるでしょう。いま論議されている「学力」とは何点とったかという結果論のようです。真の「学力」とは「学ぶ力・意欲」をはじめとして「生きる力」までも含めたかなり広範囲な視点でとらえる必要があるのではないでしょうか。

8 「やってみんとわからん」精神で
―これまでの活動と今後の課題―

国際協力活動は生きものである。いかに理想的な計画を立てても、それを現地で実践することは難しい。そこで問われるのは、臨機応変に活動を行うことである。要は「やってみんとわからん」ということ。

●ネパールでの活動のまとめ

ネパールでの活動について稿を重ねてきましたが私たちの活動を振り返り、国際協力とは何かについて思うことをまとめ、最後に今後の活動の課題について考えてみたいと思います。

私たちのネパールでの歯科保健医療協力活動は1989年に始まり、17年間で19回のミッションを現地に派遣しました。その結果、66,938人の村人に歯科診療と健康教育を行いました。17年間にわたるネパールの活動で何を得たかと言うと、次のことをあげることができます。

まずすべてのプロジェクトが創造的であったことと、活動が異文化とのかかわりであり、すべてがエキサイティングであったことです。プロジェクトは最初は歯科診療だけで始めましたが、回を重ねるごとに予防歯科、巡回歯科保健、学校歯科保健、フッ素洗口、口腔保健専門家の養成、マザーボランティアグループ参画、トイレプロジェクト、砂糖摂取に関する栄養プロジェクト、母子保健プロジェクトなどたくさんの事業を展開してきました。これらの事業のプロジェクト内容は初期のメディカルケア（治療）中心の活動から、ヘルスケア（健康教育）中心の活動に変わりました。また活動の主体は私たち日本人隊員が中心となって援助を行う依存型から、口腔保健専門家の養成課程を卒業した現地のオーラルヘルスワーカー（口腔保健専門家）が中心となって保健活動を展開する自立型活動に移行しつつあります。

これらの結果は、最初から目標としたわけではありません。現場で１つ１つプロジェクトを展開していく中で、創造的に生まれてきました。プロジェクトの展開中に問題が起き解決が求められた結果であったり、住民のニーズやプロジェクト終了後の評価作業で生まれたものです。既成の概念にとらわれず自由な発想に基づいてプロジェクトを立ち上げました。教科書や文献を見て展開したり、国際保健医療の経験者から指導されていったわけではありません。ほぼすべてのプロジェクトが隊員がかかわった現場から生まれたものです。

創造的にプロジェクトを展開できた背景には、隊員が日本で培った歯科保健医療の技術がベースにあります。しかし、日本で展開している歯科医療や保健衛生システムをそのまま導入しても途上国では受け入れられません。生活環境や価値観など文化が異なるからです。日本での知識や技術をベースに、現地に適応できるプロジェクトを創造する楽しみが17年間の事業を支えたと思います。

隊員が勤務する日本の歯科保健医療の職場は厳しい状況にあり、経済の論理が優先され自由で創造的に仕事を行うことはほぼ不可能な状況にあります。しかし、ない物だらけのネパールでゼロからプロジェクトを創造的に立ち上げるプロセスは創造的であります。

幸い日本人もネパール人も口腔保健を確立したいという目標は共有していますので、悩んだり、ときにはぶつかったりしながら大きな問題を解決しました。現在振り返れば笑い話で済むくらい些細なことが、当時は大きな問題であったのです。文化の壁を乗り越えて相互理解できたときの喜びは、エキサイティングであり深い満足をもたらしてくれます。国際協力の魅力は創造性の中にあると言えるでしょう。

いま世界の人口は61億人で、このうち16％が先進国で84％が途上国です。しかし、人口16％の先進国が地球のＧＮＰの80％を占めていることが南北の問題の源です。

国際協力は、途上国の人々が貧困から立ち上がり自立することを支援するプロセス（開発）を指します。ですが、この開発が困難なのです。第二次世界大戦以降、先進国は約100兆円の資金を途上国に投入していますが、いまだ途上国の貧困は解決していません。むしろ貧富の差は開きつつあります。

先進国は開発理論を自分たちが成功した近代工業化に置き援助を進めましたが､戦略どおり展開できませんでした。そこで、最近は開発の戦略を「社会開発」や「人間開発」などに見直す動きが始まりました。地方を重視し、高度な技術を急速に導入するのではなく、中間技術による穏やかな開発を目指す傾向にあります。

●ネパール歯科医療協力会活動の今後の課題

私たちの活動の今後の課題は､ＣＯＨＷ（現地専門家委員会）による地域保健開発にかかっています。口腔保健専門家の養成コースを卒業したアクティブメンバーでＣＯＨＷを立ち上げました。そしてＣＯＨＷはネパール人だけで新しい地域で学校歯科保健を立ち上げました。日本人の手を得てないプロジェクトが何とかスタートしたのです。まだ当分は協力が必要ですが、自立するのを見守りたいと思っています。

これまで私たちの活動について紹介してきましたが、どれほどのことをみなさんにお伝えできたかを考えるとき、私の力量不足ということもあり､不十分な点が多々あったことでしょう。しかし、国際協力活動で大切なことは、まず「やってみんとわからん」精神だと私は思っています。

※本稿は2002年4月～2003年3月まで、『小6教育技術』（小学館）に連載したものに加筆・訂正を加えたものです。

（執筆／中村修一・奥野ひろみ・奥野真人）

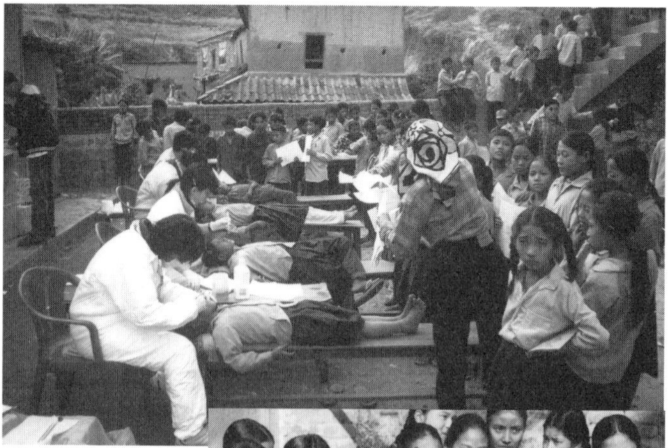

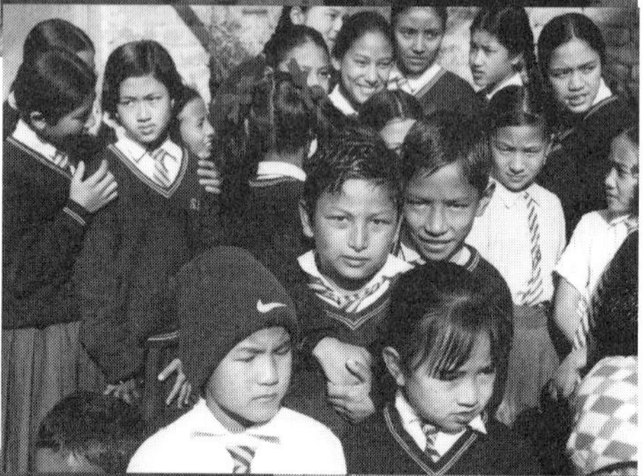

▲アネコット村での青空検診。

▶検診を待つ子供たち。

▼ダバケル村での青空診療。

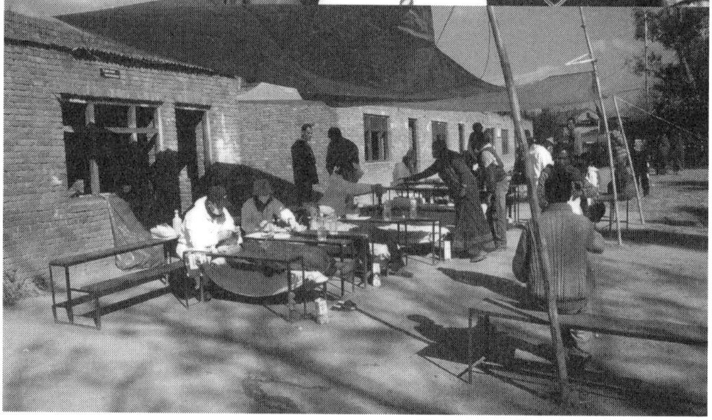

第３部
ネパールで何を学んだか
――活動（13～18次隊）に参加した隊員の感想――

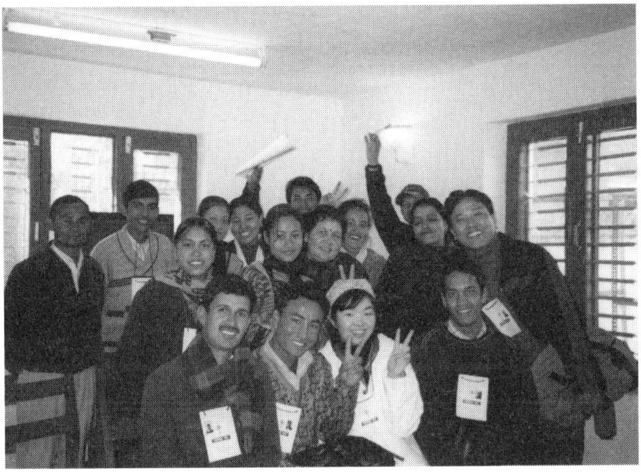

受講を終わって笑顔の学校教師

■ 13 次隊感想文■

(1999 年 12 月 22 日～ 2000 年 1 月 4 日)

感想文なんか大嫌い！

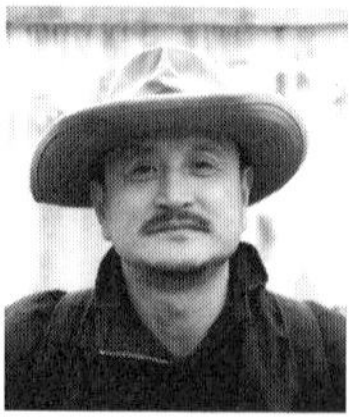

大野秀夫
(歯科医師)

梅雨でじめじめ嫌な季節だ！私は湿気の多いこの季節が大嫌い。私のネパール行きは1次隊から13次隊まで、なんと無遅刻、無欠勤（大野氏は19次隊まで連続参加)。

「なぜ参加するのか？」への答えは「人が好きだから」につきます。一番苦手なことは文を書くこと。事務局から「1回くらい感想文を……」という要請があるのですが、感想文なんか書いてやるもんかと思いながら、毎日仕事で子供に接していました。すると、先日「先生！欲ばりグレゴリーって知ってる？」患児から。聞いてみると絵本の話です。「ピーターパンに出てくるティンカーベルのような妖精が来て、枕の下に置いた歯を持っていくかわりにお金を置いていってくれる話で子供に自主性を持たせようとする教育童話」のようです。そして、その子は目を輝かせながら「自分の歯は自分で守らなくっちゃ！」23年間子供専門の歯科医をしていますが、またこの梅雨も子供に教えられた瞬間でした。

梅雨になると、いつも先の夏が来るのを考えながら、仕事していました。大人によくあることですが､今していることより、結果を考えて行動していたとつくづく思いました。その患児のように、目を輝かせながら、その瞬間を大事にしたいと思った1日でした。いい文章ですね。ヘヘヘッ……

「村が動き始めた」

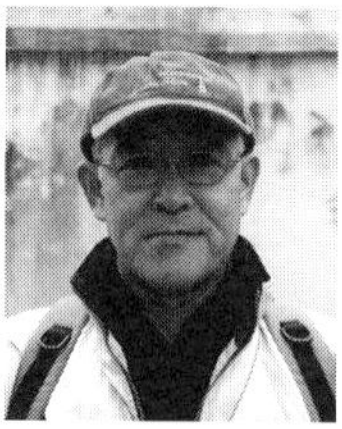

安部一紀
(西南女学院
大学教員
・栄養学)

ネパール行きの最初の数年間は「気をつけて。ごくろう様」であったのが、この頃になると「今年は行かないの？」と変に期待されるようになって、早や10年がたちました。最初の頃は『治療・調査』中心であった活動が『予防・教育』中心にその重点を移し、今では援助型から『自立・参加型』の活動に進展しています。

10年目の今年の《ダパケル村、テチョー村合同ＨＰ委員会》の中で、ドラマティックでエポックメイキングな出来事がありました。ミ−テイングは、例年のごとく、村長から「ところで、来年は何をしてくれる？」という話に移りかけました。そのまま話が進むと、委員会は『隊』への『おねだり会』になってしまうのですが、今年は少し話し合いの先が違いました。他のメンバ−たちがいろいろ発言しはじめ、結論は『住民主催の歯の健康大会』の開催と『住民向けの歯の健康増進と歯の病気予防のためのパンフレットを自分たちの手で作る』という２つの自分たちの行動目標を設定して終了したのです。

こんなことは、今まで、どんなに私たちが水を向けてもしようとしなかったことです。10年目にしてやっと『援助依存型』から『住民の自助努力による健康創出型』へ、村人たちはその第１歩を踏み出したのです！

この１歩は、援助型支援活動から見ると小さな１歩ですが、住民参加型・自立型を支援目標としているネ歯協の活動から見ると、奇蹟の１歩なのです。10年という時の間の、私たちの１つ１つの活動の積み重ねが、やっと、今まで動かなかった『村』という山を動かしたといえるでしょう。

第13次隊という10年の節目は、動かそうとしても動かなかった村が自らの意志で動き出した、新しい時の始まりなのです。そしてこの新しい動きは、ネパ−ル全体の歯の健康度ＵＰへの道の始まりでもあると信じています。

第13次隊の活動は、新しい時の幕開けとして、将来きっと、大きな道標となって残ってゆくことでしょう。中学２年生の今野有記さんも参加できる『隊』となったというすてきな記憶と共に…。

皆様、ありがとうございました。ナマステ。

過渡期を迎える!?

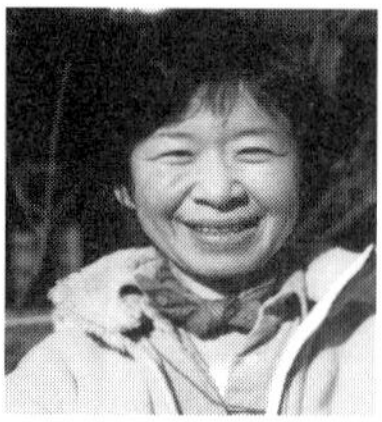

矢野裕子
(歯科医師)

13次隊の印象はとにかく慌ただしく、時間の経つのがとても早かったです。これはいろんな先生がおっしゃっていたようにプロジェクトが広がりすぎたために、人手不足が起こっていたこと、コーディネ–トが悪くこちらの意図が現地の人に正確に伝わらなかったことなどが原因に挙げられると思います。プロジェクトの拡大についてはそういう時期だと思いますし、もう少ししたらまた統合され、よりシンプルになるだろうと思います。今はその過渡期で、ちょっと大変だけどみんなでもう一頑張りといったところではないでしょうか？　コーディネ–トの不手際は、かかわった人間としては、反省するところ大であります。例えば、本来限られたマンパワ–と時間をより有効に使うために行ったはずの12、13歳児の検診にしても蓋を開けてみると、こんな小さな子供まで来てる!!　といった状態でした。アネコットの検診にしても、リクエストをしたにもかかわらず、子供に差をつけてはいけないといわれ、結局全員検診するはめになりました。より有効な診療、検診を目標とするというのが正論ならば、もう1つの問題として情緒というか理論では片づけられないものとして、日本人が口をチェックすることの意味あい、ありがたみというのがまだ求められていると思いました。これは以前から感じていたのですが、とても難しいことで、今後の活動を考えても、検診の意味、診療の意味を現地のリーダ–が理解できなければ、このような不満や問題はまだ続くような気がします。しかしテチョー村に関しては、何で全員検診してくれないとか、歯ブラシをくれないのかという声は、そろそろ出なくなってもいいと思うのですが。こちらの説明がまだまだ不足しているのかもしれません。相互理解というのは、現実としては難しいなと感じました。

隊員の中にも、どうしてこんなに検診しなくてはならないのかという声もあったと聞きます。何度も研修会や準備会を開いたにもかかわらず、そんな意見が出るというのは、個々の活動の説明に時間を費やして、大きな考え方が伝わってなかったのかなと、これも反省課題となりました。でも自分のことを考えると、少なくとも3回目までは、何もわからないけれど言われるがままに、はい、はいと考えずにやっていました。回を重ねるにつれ、先輩たちのおっしゃている意味がようやくぼんやりとわかるようになってきたように思います。相互理解とは言葉だけでなく時間、経験も必要なのかも…本当に難しい。

あと、少し悲しかったのが、新人の衛生士さんから、学校は楽しくなかったと言われたことです。本来ならいちばん衛生士さんの力が出せる場所なのに、突然学校に行くよと言われて、準備もそこそこで思ったように健康教育ができなかったのが、その理由のようです。メンバーの固定がいいかどうかは難しいところですが、もっと自由に楽しんで子供たちと触れ合えるようにセッティングできればよかったと後悔が残ります。上手に喋れなくても全然構わないのに、絶対いい経験になるので積極的に参加してほしかったと思いました。

日程については、サリタをはじめ現地のコーディネーターはとても忠実に先遣隊時の日程表に基づいて人事を含め、用意してくれていました。今回はいろいろ変更点が多く、大変な迷惑を現地の人にも隊員にもおかけしました。拡大したプロジェクトの詳細な点まで夏の時点で決定していることは不可能だと思いますが、途中でネパール側に連絡しておけばよかったと今回はつくづく思いました。これは大きな反省点です。

さて、私は6回目の参加にして初めてアネコット村へ行くことができました。

正直言って、それほど行きたいと思っていたわけでもなく、行ってものすごく感動したかといわれると困ってしまいます。本隊から離れて5人という編成で僻地へ赴くというのは、わくわくするものがありました。ただ、ネパールでの診療から3年近く離れており、診療が下手だというのが私自身の中で大きなコンプレックスとしてあったので、いちばんの不安は駒井先生に迷惑をかけてしまうのではということでした。が、始めるとそんなことを考える暇もなく、不安なことは駒井先生に聞き、とりあえず支障なく終えることができました。どんなに忙しくてもやさしく丁寧に答えてくれる駒井先生には感謝の気持ちでいっぱいです。ただ残念なことは、小学校の先生とあまりお話ができなかったことです。タマンさん経由でのお話がほとんどで、本当のところはどうなんだろう？と思ってしまいました。テチョ−村に戻っても、アネコットの先生とは、あまりよく話せませんでした。中断したフッ素洗口のことも気になります。来年の卒後研修に是非参加してほしいのですが。

いちばんアネコットでよかったことは、ささやかな明かりの下で、数人で食べた食事の時間でした。シンプルだけれどとてもおいしい料理で、とても贅沢で優雅な時間を持てたと思います。テレビもないし、電話もない、インタ−ネットもない世界、どこかで何かに繋がっていないと不安という現代人の生活の中にいると、たまのこんな時間はほっとするものがありました。でも現実として、私はここには住めないだろうなと感じました。

最後に、個人的にはどんどん仕事が少なく楽ちんをしている私ですが、そのせいか少しは視野が広く見えるようになったかなという気がします。飯田さんが、「皆さんの本当の姿が見えました」とおっしゃった時、正直ドキッとしました。彼女や坂本、原ナースが私たち歯科医療従事者をどんな目で見たかと考えると、今回は少し冷や汗ものです。プロジェクト半ばでは疲れもピ−クに達し、同じ言葉でも言い方がきつくなることが多々ありました。特に2、3回目の隊員は実働部隊として最前線で活動していましたから、疲れ方も人一倍だったと思います。そんなときにもう少しフォロ−ができていたならと後悔することしきりです。自分の2年前を振り返ると初めて学校歯科を任されて、もう目の前のことをこなすのが精一杯の状態でした。隊長はじめ、蒲地先生たちの手厚いフォロ−を受けながらもそれすらも気が付かない状態でした。そんなとき徳永先生が、「そんな姿は他人に不快な思いをさせるぞ」とおっしゃいました。その時は、こんなにがんばっているのにどうして叱られるの？　と悲しかったのですが、今になると、よくぞ言ってくれました徳ちゃん!!　です。あれがあったから、今のヘラヘラダラダラの私がある気がします。今回辛くて大変だった隊員の方々も、いつかそんな気になってくれるといいなと思います。

マザーボランティアのパワーを感じて

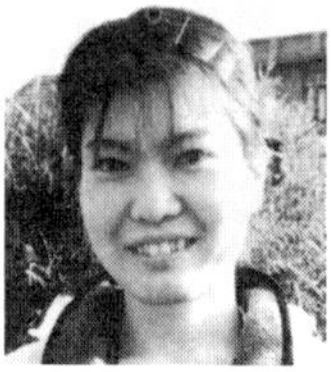

小西淳子
(歯科衛生士)

今回、いちばんパワーを感じたのはマザーボランティアの人たちでした。村のおばちゃんたちと聞いていたので、どんな人たちなんだろうと思っていましたが、話し始めると、とても積極的でビックリ。こちらに話をさせてくれないくらい、自分たちのことを話してくれました。こういう人たちが村の人たちを先導していくんだろうと思いました。

今まで、子供たちから大人への広がりということで、学校で健康教育をしてきて、大きい子が小さい子に教えてくれている場面を見た時すごくうれしかったことを思い出し、この人たちからも家族や村の人たちへと教えていけたらすごく素敵なことだと思いました。

ところが、そういう人たちの前で話す機会をいただいたのに、うまく考えをまとめて話すことができず、すごく後悔してしまいました。なぜ、あの時、事前に生活習慣などを調べ、それに基づいた話の構成を作っていなかったのかと。そして、つたない言葉で話そうとすればするほど、まとまらなくなっていきました。人との触れ合いはすごく大切です。笑顔でわかることもたくさんあります。しかし、何かを伝えようとすれば、言葉はとても大切です。以前、学校で話をしていた時、話し手が２人いると目線がばらついて集中してくれなかったことを思い出し、通訳を通してではなく、自分の口から知っている単語で伝えたいと思ったため、よけいうまくいかなかったように思います。

それでも、自分の言葉で話すことは、やはり大切だと思います。ただそのためには、何が大事なのかを考えて話せるように、言葉はもちろん、すべてにおいて学ぶことをしなければと痛感しました。あのおばちゃんたちに負けないように頑張りたいです。

成功のカギは、人の心と取り組み方

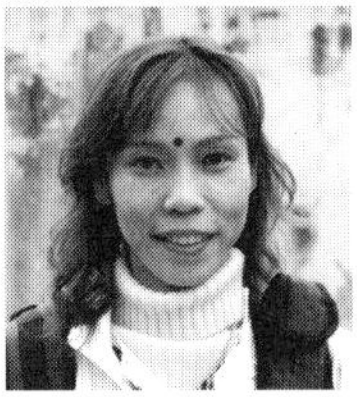

杉岡千津
（歯科衛生士）

私の担当は、ヘルストレーニングの巡回歯科保健で、このプロジェクトの目的は生活指導ができるネパール人の専門家を養成しネパール人の家庭を訪問させることです。また彼等自身で彼等の村の生活環境を向上させることです。

このプロジェクトは以前にヘルストレーニングを受けたことがある受講生がテチョー村、ダパケル村から各２〜３名参加する予定でした。しかし受講生はなかなか集まらない、来ても、ヘルストレーニングの経験者は１人もいない。この時、私はアネコット村に行っていましたので詳しいことは、わかりませんが、指導にあたっていた白田さんと山田さんはグッと肩を落としたようです。しかし、受講生にやる気がでるようにと白田さんと山田さんは大奮闘！　私がアネコット村から帰た時は、巡回歯科保健の理論編が終了し実践の初日でした。

次に新たな問題が発生。33歳女性の受講生が「歯ブラシをくれ！」とか「いくらかもらえるか？」とか物やお金を要求し受講態度がなってないのです。この人はテチョー村からの受講生がいなかったために、急遽NATAより要請された看護婦の教師でした。彼女は報酬無しでの労働は人生観にあわないようでした。そこで私たちはプロジェクトの目的を何度も繰り返し話し納得させようと努力しました。結局、彼女は納得せず、最終日の午後、怒って帰ってしまいました。私なりに努力したつもりでしたが自分自身の力不足に悔しさと、なさけなさを感じざるを得ませんでした。

一方でダパケル村の受講生は「そろいもそろってバカばっかり！」と思わせる第一印象の３人の青年。その時私はアネッコト村にいたのでその雰囲気はわかりませんが、白田さんと山田さんは彼らが前向きなのか後ろ向きなのかわからない態度に困ったようです。そこで「3バカトリオ」と命名しました。私は例の看護婦さんの対応に追われていたのであまりかかわってはいませんでしたが、「3バカトリオ」は徐々に前向きに変化。「凄いよ！やるじゃん！」と思わせるようになってきました。でも、やっぱりボケかましは健在でした。その後、一生懸命がんばる様子に、さわやかさを感じ嬉しくなりました。

私たちがネパールを発つ朝、「3バカトリオ」の1人から白田さんに1本の電話。「がんばります！」その時白田さんの指導の素晴らしさに彼らが心うたれたのだと思いました。また、何でも物事を行う時は、ヒトの心や取り組み方に左右されるのだと、つくづく感じた今回の私のプロジェクトでありました。

ネパールに歯科大学を

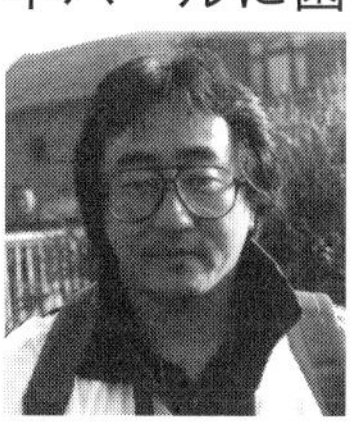

金子研一
（歯科医師）

ナマステ。13次隊の皆様、ご支援いただいているネ歯協の皆様、ネパール滞在中は大変お世話になりました。

私、10次、11次、飛んで13次隊と参加して、この2年間のブランクでいかにネパールが急激に進歩、変化しているかを目の当たりにし、文明の近代化の流入が押し寄せていることを実感しました。

村までの道路の舗装、携帯電話、衛星放送の普及、衣服までも変わってきました。

治療内容も、まだ2年目のダパケル村と違い、テチョー村では村人の要求が高度になっており、抜歯から保存へと移行しているようです。

ネ歯協の意向も、支援から自立支援へと移行してきており、安価な支援として治療より予防へと力を入れてきております。私の経験した4年間で約2,300万人のネパール王国で、歯科医師が30人から100人へと増えたようですが、首都圏に留まっており、まだまだ郊外への広がりは皆無に等しい現状のようです。ただ、年間約30名、国外の歯科大学に留学する程、国力ができつつあり、国内に歯科大学が設立されるのも時間の問題であろうと思われるくらいにはなったようです。

また、ネ歯協の13次にわた

る長期の支援も、設立への１つの布石になれたらばと思っております。

13次隊の経験が自信に

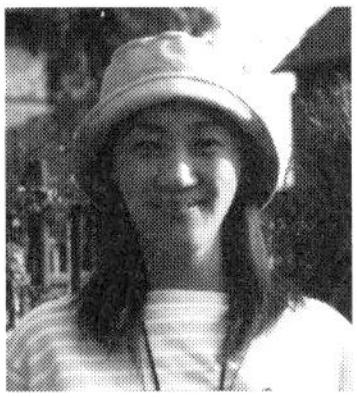

山田　愛
（歯科衛生士）

今回の参加は２回目ということもあり、ネパールで何をしてみたいのか、多少出発前に考えられるようになっての参加でした。その分、頭の中では新人の頃よりわかっていたつもりだったのですが、帰国してみれば、初めて行った時には味わうことができなかった大きな勉強をさせられました。

出発前の約半年前、中村隊長に「愛ちゃん、何でまた来る気になったのか？」と聞かれたことがありました。その時は、自分でもはっきりと答えることができませんでしたが、２年前、11次隊に参加した後の２年間に？度ドスンと壁にぶつかったことがありました。その時の私は、ネパールでの私からは想像もつかない程に食欲も失せ、ゲッソリと不健康にやつれていき、全く意味のない涙を流したりする日々で、自分でどうにかしたくてもどうしたらいいかわからず、ただ時間が過ぎてくれるのを願うという、私らしくない生活を送っていました。そんな中でも、いつの頃からか11次隊に参加していた頃の自分と、今の自分を比べ、早くあの頃に戻りたいと思い出すようになり、ネパールでの生活がなぜかなつかしく感じられるようになったのです。一緒に活動した隊員からの手紙には、ネパールでの写真が添えてあり、こんなふうにまた充実した自信に満ちた顔で笑いたいと思いました。これが、また参加しようと思った理由かもしれません。

ただ「ネパールってどんなところだろうか？　行きたいなぁ」と参加した頃とは違って、今回は仕事に対して明確に自分の役割りが与えられていました。プレッシャーもありましたが、いろんな意味で楽しみたいとも思っていました。ネパールに行ってみると、自分に受講生がつき、１週間の講義をし、実践で村の中に入って巡回に行きました。一緒に歩きながらいろんな話をし、受講生に自分が伝えたいことを話してきたつもりですが、私が受け持った受講生は簡単に巡回をこなしてくれ、歯式も理解し、私の変な英語もしっかりと頭で考えわかってくれる頭の良い人たちでしたので、これで十分だと感じてしまっていたところ、最終日、本来なら今までの実践が私たちの帰国後も続くようにと話をするつもりが、１週間かけてしっかり記録したノートも持たず、勝手に帰宅してしまったと聞かされました。理由は、「この活動をするとお金はもらえるのか」と尋ねてきた受講生を一喝したことでやる気を失ったのか、頭にきたのかで、その時私はいちばん大切なことを何も伝えることができてなかったのかと、初めて気づきました。悔しいのと、自分に対する情けなさでいっぱいになり、人前で泣き崩れてしまいました。それでも、活動が帰国後に続いてくれるかもしれないと、今までのカルテのデータをまとめ、受講生に届くように託して帰国しました。今回のことで、講議をどうしようかと考えている時に「言葉ではない、気持ちだ」と隊長に言われたことがあったのを思い出しました。それは、何もかもが終わり、泣きながらカルテ整理をしている時にやっと思い出し、身をもって、その言葉が理解できた気がします。大きな勉強になったと、帰国して改めて感じています。文化も、言葉も、生活環境も違うネパールで人に伝えることの難しさ、その中で何が大切かということを学べた13次隊でした。

隊員のいろんな人に支えられたことで、この経験が自信になったこと、感謝しています。ネパールで、もっともっと楽しめるコツがわかった気がするので、次に参加する時が少し楽しみになりました。本当にありがとうございました。

夢をじっくり考えたい

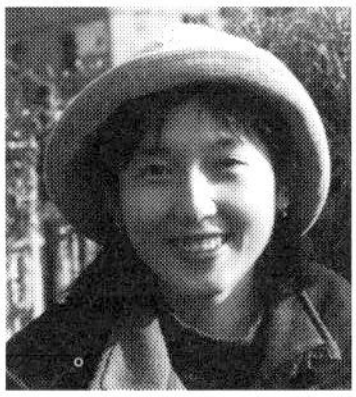

田部東子
（歯科医師）

今回の感想は「とても考えさせる13日間だった」の一言です。参加したプロジェクトは２つ、ヘルトレと学校保健。２回目であるとともに、１度目と違って『責任』という難しい課題もありました。今まで責任というものを感じたことが少なかった日々な分だけ「ズシーン」と重たいものがあったような気がします。

13次隊では、学校保健を中心で動いていた毎日でした。昨年は1度も学校保険に参加したことがなかったので、初めはとても緊張の連続でした。しかし、学校に行くと、先生や生徒たちが迎えてくれて、心が和みました。フッ素洗口やヘルスエデュケーションを真剣に取り組む姿勢は、私が、「どこかへ忘れたものをネパールで拾った」というくらいショックを受けました。また、反省そのものでした。違った意味では、私がいかに毎日を過ごしていたかを思い知らされました。何でも興味をもつ子供たち、将来の夢を語りかけてくる青年、今の日本のことを聞きたがる学校の先生や村の若者、驚くほどの考え方をもった人たちでいっぱいな村でした。それに比べ、私は……。

実際に、村の人々と話ができる、また、できた、というポジションにつかせてもらい、私自身、多大な影響を受けたことをうれしく思います。チャンスがあれば、いつか学校を訪れ、今回、話をした人たちともう1度話をして、どう考えが変わったかを聞いてみたいと思っています。その前に、まずは自分のやりたいことを、そして夢を、もう1度じっくり考えたいと思います。

13次隊に参加して、すばらしい経験をさせていただきました。機会があれば、またネパールへ行きたいと思っています。どうもありがとうございます。そして、お疲れさまでした。

何が大切なのか

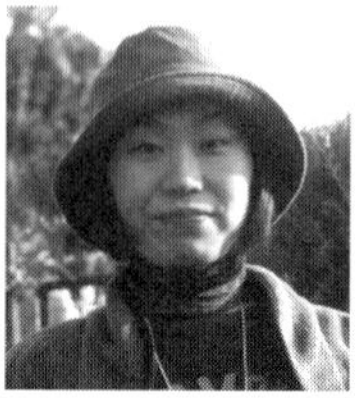

橋本直美
(歯科医師)

「いよいよ、明日出発…。どうしよう……」

これが、1999年12月22日の私。体調を崩し、他の人の迷惑にならないだろうか。2週間ブッ通しで団体行動できるのだろうか。私にできることなんてあるのだろうか。

このようなことを考えているうちに、テンションが下がって、ついに父親に「行きたくないよぉー」とまで言っていた。しかし、そんな心配をすることも忘れてしまう程、私のネパー

ルでの生活は、毎日が新鮮で、充実し、自分でも不思議なくらいハイテンションでした。(睡眠をとるのもおしいくらいでした)

今回、初めてこの活動に参加させていただき、私自身、このような活動自体全くの素人でしたが、あっという間に終わってしまった２週間で、私はボランティアするというよりも、さまざまな経験や勉強をさせていただいたというのが実感です。(ボランティアをされたという感じです)

隊員としての仕事（テチョー村とダパケル村での診療）では、初日、日本で私がやってきた診療との違いに戸惑い、「この先、どうなるの？」と少し落ち込んでしまいましたが、しだいにそのギャップを楽しめるようになったとともに、本当の医療というか、医療の原点を体で感じることができ、日本にいる時よりもはるかに充実感がありました。また、今回新しい自分も発見できました。自分が、あんなに涙もろい人間だったとは…。ネパールの景色に感動し、ホテルのバルコニーで１人こっそり涙を流したのをきっかけに、日本では（というより今まで）どうして感情を表に出さなかったのか、今思えば不思議なくらい、素直に感情を出せるようになっていました。

何といっても、ナガルコットで見た雄大なヒマラヤ山脈。見たくてもなかなか見れず、今年は天候の関係上（？）見れないだろうと言われ、半ば諦めかけていたところ、はっきりと自分の目で見ることができた時、しばらくの間、頭の中がカラッポになっていました。(気がつくと涙が出ていました)この時に、自分の今の感情がこんなに楽に体で表現できるということがわかったような気がします。

31 日のカウントダウンでの隊員の皆さんが、私たち新人にしてくださった心遣い。(あのお手紙の時は 29 歳の大人女性として恥ずかしいくらい号泣してしまいましたが…)

今、こうしてネパールでの生活を振り返ってみると、あのような体験は、隊長をはじめ、全隊員の皆さんと一緒にいれたからこそ得られたような気がします。「何が大切なのか」を教えてくれたネパール。ネパール歯科医療協力会に参加して得たものは私の宝物です。参加させていただいて、本当にありがとうございました。

隊員の皆さんの優しさに感激した日々

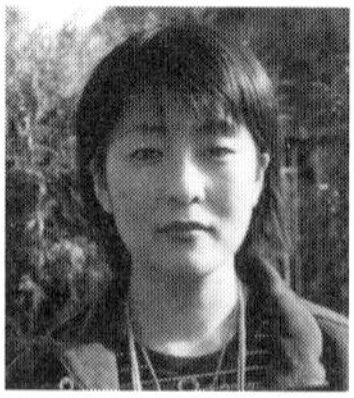

香月育子
(歯科衛生士)

ネパールでの2週間は私の宝物になりました。行く前は不安ばかりが大きくなり、眠れない夜もありましたが、今は心から「行って良かった〜。」と言う事ができます。それは隊員の皆さんのおかげだと思っています。

学校でうまく指導ができなくて落ち込んでいた私に、優しい言葉をかけてくれた先生方、「忘れちゃいなよ、次がんばればいいんだからさ」とチャキチャキの東京弁で声をかけてくれた先輩衛生士さんに、心のそこから感謝しています。ヒマラヤ山脈の美しさや寺院の神秘にも魅かれましたが、皆さんの優しさに一番感激した毎日でした。

日本からの手紙も私にいろんなことを気付かせてくれました。たくさんの人に優しく支えてもらったのだなあ〜と実感しました。私もたくさん恩返しをしていこうと思っています。

歯科衛生士としてのネパールですが、学校によって子供たちの口腔内が全く違う事におどろきました。フッ素洗口や丹念なブラッシングで左右されるということは、古代型のカリエスだけが見つかる口腔内の時代はネパールでももうないんだなーって思いました。そして改めてフッ素やブラッシングの大切さがよくわかりました。また隊員として参加できる時があればその時はもっとうまく伝えられるように考え、もっと臨機応変に柔軟な姿勢でやっていこうと思いました。そして日本でもカリエス予防のために何かしていきたいと思います。ネパールでの経験を毎日生かしていきたいです。というわけで、色々なことに感激し学んだ充実した2週間でした。今回得た宝物はこれからも大事にしていきたいと思います。ありがとうございました。

宝物を得ました

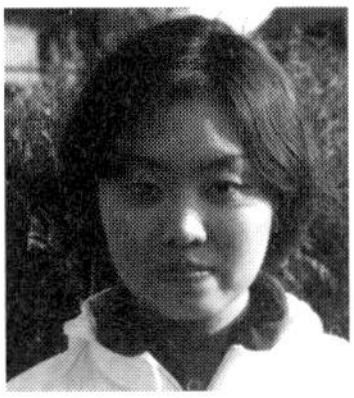

長谷川晃子
(歯科衛生士)

私の性格は、負けず嫌いで意地っ張り、要領よくやれば世の中それなりにうまく渡っていける的な考えで、今までやってきました。でも実際、ネパールへ来てみると、何をすればいいのかわからず、ただただ他の隊員の方の仕事っぷりに圧倒されるばかりの毎日で、撃沈の連続でした。何とか診療を終えたと思えば、今度は体調を崩しＳｔａｙの日々で、すっかりヘコんでしまいました。ダパケル、テチョー村での充実した診療の時とは正反対に、全く時間の過ぎない辛い２日間でした。

でも、重田先生が言われていました「Ｓｔａｙしたほうがいいんよ。いろいろ考えるから…」実際、本当に沢山考えました。それと同時に、ひっきりなしに隊員の皆さんが私の部屋へやって来て、私の痛いツボを知っているかのように優しい言葉のオンパレードで励ましてくれました。ほとんどの方が、今回初対面だったのに、親身になってくれたこと、本当に感激でした。

私は今まで、何でも自分の力でやってきたと思っていたけれど、たくさんの人に支えられ、励まされてきたんだと痛感しました。私はまだまだ小さく半人前なんだから、もっと素直になって人に甘えてみるのも必要かなと思います。きっと、こういうことに気づき、自分を見つめ直すのが、大野先生の言われていた『自己啓発』なのでしょう。

ネ歯協に参加し、皆様のおかげで普段できないようなドクター側の立場を経験したり、キラキラした目のネパールの子供たちを前に保健指導をしたり、何でも気兼ねなく話せる友人ができたり、まだまだ書き足りないくらい沢山の『宝物』を得ることができました。

そして、快くネパールへ送り出してくれた家族や病院のスタッフにも、感謝の気持ちでいっぱいです。ありがとうございました。ダンニャバード。

優しさをいっぱいもらって

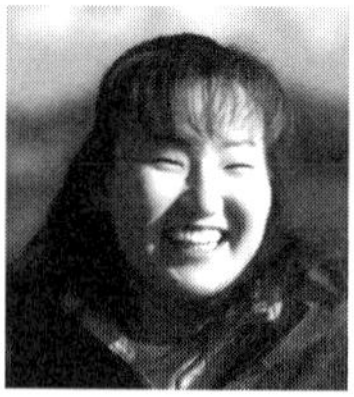

瀬戸涼子
(歯科衛生士)

12月22日から1月4日までの約2週間は、私にとって本当にアッという間でした。出発前に、期待と不安とで、鼻の穴を膨らませていた頃は、まさかこんなに短く感じるとは思ってもいませんでした。

でも、今思い返してみると、なんと密度の濃い毎日だったのでしょう。今まで、あんな日々を過ごしたことはありません。そして、私にとって無駄な日は、1日もありませんでした。初めての海外旅行で40人という集団行動の毎日、とにかく皆について行こうと思っていました。ですから、国際協力について、なんてことはすっかりどこかへ行って、何ひとつ思い浮かびません。

ところが、ネパールへ着いてからは、知らないうちにネパールの人のマネをしようとしていました。挨拶や笑顔、すごくシャイなところなど、私自身、すごく魅力的に感じていたからなのかもしれません。

私の活動としては、テチョー村での診療をさせていただいたのですが、すごくいい経験になりました。患者さんは1度しか治療を受けられないのなら、かまわないかもしれないけど、まず聞こうと思いました。そこで、日本語のできるネパール人をつかまえて、診療を始めました。要領は悪いけれど、確認しながら、先輩隊員に助けてもらいながらの仕事は、本当に楽しかったです。HPセンターで学校歯科検診もさせていただいたのですが、瞳のキラキラした子供たちは、これまた可愛いスペシャルスマイルを見せてくれました。私も照れながら「ナマステ」と言うと、子供たちも「ナマステ!!」と返してくれます。お互いの心が少し伝わった気になり、忙しさも忘れていました。いつか母が「ボランティアは自分のためにするものなのでは?」と言っていました。そのことをネパールで実感することができました。

最後に、途中2日間、体調を崩し、活動を休んでしまいました。隊員の方々に迷惑と心配をかけ、まだまだ自分を知らないんだとわかりました。それでも１度も「日本へ帰りたい」なんて考えなかったのは、優しさをいっぱいもらったからだと、今も思っています。ネパールで、楽しいことと苦しいことの両方を経験して、サリーを着させていただいたので、きっと普通に旅行して着るサリーと比べると、馴染んでいるんじゃないかなと思います。写真が楽しみです。

すべてのことに感謝します

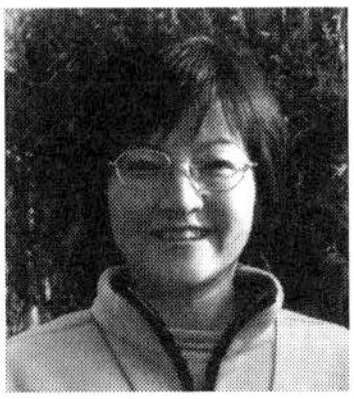

原さおり
（看護師）

ネパールに行っていたのが、遠い昔のように感じます。不安と期待いっぱいでネパールの地に降り立った時は、少し怖さと驚きを感じたのを覚えています。現地に着くと不思議なもので、自分は前から住んでいたかのように、毎日の治療や学校保健をして、ホテルが自分の家のように思えてきました。最初は、何をしたらいいのかわからずに、少し戸惑いました。自信、知識の不足を感じ、もっと勉強するべきだったと反省しました。しかし、診療する中で、少しずつ自信が持て、１つ１つ学んでいき、自分のできることを、精一杯心を込めてすることに意味があるんだろうと思いました。その人にとって、どうあることがベストなのかを、しっかり見つめていきたいです。

日本に戻り、ネパールのことを思い出す時、タメルやパタンで出会った人たちのことが頭から消えません。一見、華やかに見える町の中に、痩せ細った男性が這ってきたり、子供たちが物乞いをしていたりと、現実を目の当たりにしました。胸がキューッとなりました。村では、空気が暖やかに流れ、道の真ん中に牛がいるという光景が印象的でした。ナガルコットでのヒマラヤのすごさに感激しました。これからネパールは少しずつ発展していくんだろうなと思ったけれど、ヒマラヤは変わらないでほしいです。

この２週間、皆と出会えたこと、笑って泣いて、はしゃいで下痢して、全てのことに感謝です。生きていると感じました。また、ネパールへ行きます。あ

りがとうございました

自分自身のために

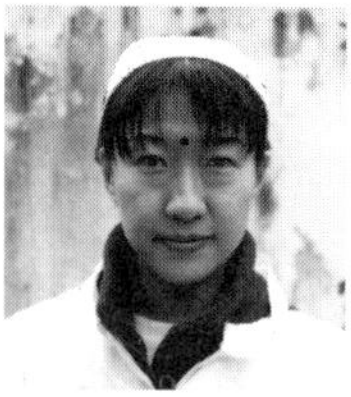

北　佳子
(歯科衛生士)

歯科衛生士になって６年。この仕事を始めていてよかったと、素直に思いました。

"国際ボランティア" 新人の私に何ができるのだろうか…。言葉のわからないネパールの人たちの役に立つのだろうか…。逆に、隊の方々に迷惑をかけるのではないだろうか…。出発前まで不安だらけでした。今、日本に帰ってきて、またいつもの職場に、生活に戻ると、いろいろと考えさせられた２週間だったと思います。決して、ネパールで歯科衛生士として立派に仕事ができたわけではありませんが、隊の方々の暖かさ、ネパールの子供たちの笑顔を思い出すと、人の出会いの大切さを感じました。隊長の話の中で「まず、自分たちが楽しく過ごすように頑張ろう」「自分自身のために頑張ろう」という言葉が、耳にしっかり残っております。私が毎日楽しく過ごせたのも、いろいろな経験をさせていただいたのも、10 年以上この隊をここまで築かれた方々のおかげだと、感謝しております。もし、私が歯科衛生士の仕事を始めていなかったら、きっと参加もしていなかったと思うし、診療所以外の場で自分自身に何ができるのだろうかと疑問に思うこともなかったでしょう。

次回は、今回満足に果たせなかった学校歯科保健指導を、もっと英語を勉強して果たしたいと思います。また新たな目的に向けて、今ある毎日を大切に頑張りたいです。また多くの出会いと発見ができればと願っております。

ボランティア、する人、される人

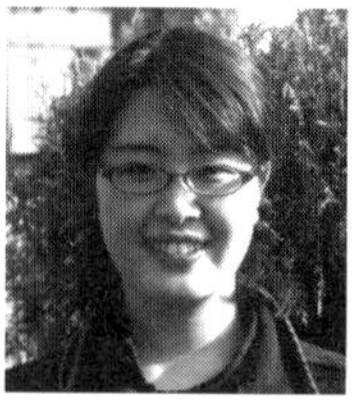

保科紀子
(歯科衛生士)

初めてネパールの話を聞いた時「その国はどこにあるの？」から始まり、貧しい国で埃っぽい、でも人々の目はキラキラしていて帰ってくると元気になれる、どちらがボランティアされているのかわからなくなるなど、いろいろなことを聞き、とても興味をもった。

即決して、本当に行動に移してしまった私だが、研修会の後は自分にできるのか自信がなくて、出発までは少し弱気になっていた。

ネパールに着いて、まず茶色!!　埃っぽいと思ったがそれはレンガと工事中だからだろうと思いながら外に出てみたら、本当に街中、人も建物も犬も牛も茶色なのでびっくりした。ここは日本とは違うと思った。

フィールドでの作業が始まり、慌ただしい中で、自分なりにがんばれたと思う。でも1度だけ、自分にもっと能力があれば、もっといろいろなことができたのにと思ってしまったこともあるが、それも経験だったのかなぁと思う。

ネパールの人々は、何となく寂しいように感じてしまっていた私だったが、実際に行ってみて、全然違う印象だった。確かに、物は乏しくて、汚かったりするが、食べる物や住む所に困っている感じではなかった。私がそう思ってしまったのは、日本に住んでいて、物は豊富にあり、欲しい物はすぐ手に入るような生活をしている自分が当たり前だと思っていたからだと思う。よく考えてみたら、私のほうがよっぽど寂しい人間だった。それがわかっただけでも、本当に良い体験だったと思う。

日本に帰ってきて、自分がいろいろなことに前向きになっていて、興味のあることが増えて、毎日が忙しいけどとても楽しく過ごせるようになった。これが、どちらがボランティアされているのかわからない、と言った知人の言葉の意味なんだなぁと思う。また、来年、再来年もずっと、ポジティブな自分でいたいので、この期待を忘れず、続けて参加していきたいと思っています。

異文化にふれて

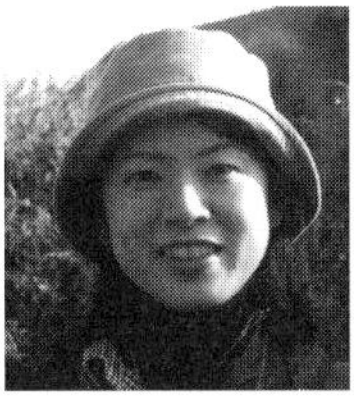

石井康子
(歯科衛生士)

今回、初めて参加したのですが、出発する前は行った人からの話や研修会でのスライド・説明などで、ある程度の雰囲気はつかむことができました。でも、実際行ってみないことにはわからないことだらけで、九州の皆さんとも仲良くやっていけるかどうかも心配でした。

ネパールに行く前から、25日は学校保健だという連絡があったので、紙芝居的な媒体を作ろうと思って下絵までを描いていたのですが、ネパールの生活環境を無視したものだったので、残念ながら、無駄になってしまいました。それから、香月さんと2人で、夜、頑張って媒体を作り直しました。他の新人の人に比べたら、前もって学校保健を行うことがわかっていたので、心の準備もできたし、急ぎで作ったのでザツではありましたが、自分のやりやすいように媒体を作って行うことができたので良かったです。

ネパールに行ったことがない者にとっては、ネパール人の生活環境を把握するのは難しいこと。本を読んでも、必要なことはなかなか書いてありません。そういう意味でも、実際、身近に接しているネ歯協の先生、衛生士の方の意見は貴重だと思いました。

14日間のネパールが終わり、簡単な感想としては、「忙しかったなぁ」ということ。昼間の仕事は別として、ホテルに帰ってきてからもチャートの整理、時にはミーティングなどもあり、驚きました。同時に、ベテラン隊員の方々は、役割りがたくさんあって大変。でも、私たちがやりやすいようにそれぞれの仕事ができるのも、ベテラン隊員の方々のおかげなんですよね。

今回、ネパールの人たちとたくさん話す機会がありました。観光では行けないようなところ(学校やネパール人の家など)にも行け、また、女性だけではちょっと怖いタクシーオートリクシャ、チープなお店などにも行けて、ネパールをたっぷり満喫できました。機会があったら、ぜひまたネパールへ行って仕事がしたいです。

最後に、改善したほうがいいと思うのは、DMFの集計です。私もよくわからず間違っていました。チャートの記入の仕方も人によって違っており、研修会の時では忘れてしまう恐れがあるので、ネパールに着いた初日にしっかりとみんなに覚えてもらい、統一していったほうが、後々楽になるのではないかと思います。

自分の夢を見つけ、向かっていくのは素敵

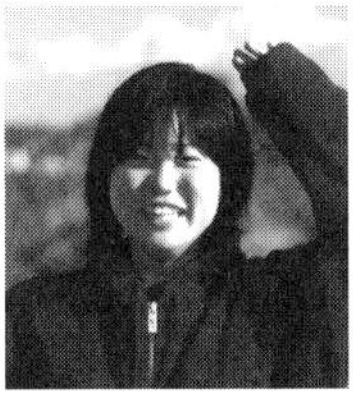

今野有記
(中学生)

私は冬休みの間、この『ネパール歯科医療協力会』にスタディツアーとして参加し、とても素晴らしい体験をしてきました。

私がこの活動に参加した動機は、小学校5年の時、おじさん（金子研一氏）にネパールの素晴らしさなどを聞き、この活動に興味をもったからです。去年の春、私が13次隊のスタディツアーとして参加できると聞いた時は、本当にうれしくて冬休みが待ち遠しかったです。それから、本を読んだり、おじさんの話を聞いたりして、ネパールのことを勉強したりしました。

実際に行ってみると、私の想像していたネパールと違いました。道はコンクリートでできていて、車やバイクもたくさん走っているし、夜は町中に灯がついていたり。都会だからということもあったのですが、予想以上に進んでいたので驚きました。しかしもっと驚いたことは、ネパールの子供たちや、私と同じくらいの年の子たちのことです。日本は、お金があれば何でも手に入れることができる国なので、子供たちはおもちゃをたくさん持っています。しかしネパールには、おもちゃはありません。では、子供たちはどうやって遊んでいるのかというと、自分たちでゲームを作ったり、そこら辺に落ちているような物を何でも遊び道具にしてしまうのです。日本では、今使っている物に飽きたら新しい物を買って、いらなくなった物は捨てる、という人が増えています。私もそういう場面がよくあるので、ネパールの子供たちを見て、物を大切にするということを学びました。

また、私と同じ年くらいの女の子たちと話したのですが、同じ年とは思えないほどとてもしっかりしていました。ある女の子は「将来、外国へ留学したい」と言っていました。みんなそれぞれ目標があり、目が輝いていましら。私は時々、自分は何のために勉強しているんだろう？と疑問に思ったり、やりたいことが見つからなくてむしゃくしゃしたりすることがよくあ

ります。彼女たちを見て、自分の夢を見つけて、それに向かって努力することは素敵なことだと思いました。私も彼女たちを見習って、目標をもって勉強していきたいです。

このように私にとってネパールでの生活は、見る物、聞く物、触れる物、全てが初めてのことばかりで、毎日毎日感動していました。中学生という時期に、このような活動に参加できたことを中村隊長、隊員の皆様、その他協力してくださった皆様に感謝致します。

〈有記さんへ〉

人生の中で、いちばん多感な時期に、有さんはヒマラヤの山々の中にいる。

澄んだ大気の中に昇る朝陽を見ただろうか。

ほおに当たるヒマラヤの風の香りを感じたであろうか。

夜空の無数の星たちを見ただろうか。

鳥たちの鳴き声、草花たちの香り、ヒマラヤの山々から湧きでる水の音。

恵まれた物質の中で生活していた有さんにとって、ネパールの人々の生活が、どの様に眼に写ったのであろうか。中村隊長はじめ、皆さんの協力のもと、与えられた大切な時間の中で、胸が切なくなる程の感動を味わってほしい。

ガンバレ有さん！おとうさんより

（年越しパーティでのメッセージから掲載)

■14次隊感想文■

(2000年12月23日～2001年1月4日)

何事も「やってみにゃ、わからん」のです……

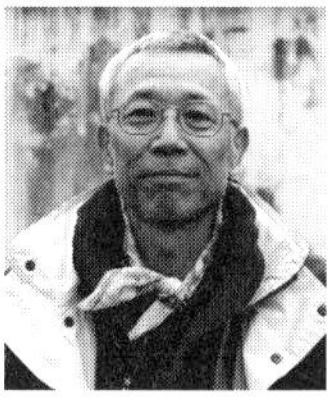

蒲池世史郎
(歯科医師)

当初、medical careが中心であった私たちのネパール歯科医療協力活動は、現在ではhealth care主体となってきており、日本人中心の活動から現地のネパールの人々と共に活動する参加型へと変化してきました。ネパールの人々にとってこれまでの依存の体質から脱却し、更に自立しようとする兆しが見えてきています。

学校の先生を中心としたヘルトレ卒業生（現地口腔保健専門家）のグループが確実に実力をつけてきています。今回のヘルトレは、彼等が講師として、ネパールの受講生にたいして講義を行うという、まさに自立への大きな歩みを始めようとしています。

「ＮＥＰＡＬ　ＴＯ　ＮＥＰＡＬ」の実現のために、私たちは活動しようとしています。彼等を支援する隊員の応募にたいし、多くの隊員からの参加表明をいただきました。感謝いたします。

山登りをする方々は勿論そうでない人たちも「雪よ岩よわれらが宿り」で始まる雪山賛歌は御存じでしょう。この作詞者の西堀栄三郎氏は第１回南極越冬隊長として活躍され、先日のＮＨＫ特集プロジェクトＸでその時の様子が報道されていた。氏が出された小冊子『石橋を叩けば渡れない』これは西堀流創造的生き方のお話です、と副題が付いている。

その第１項に―若いころの夢はいつか実現する―白瀬中尉の南極の活動からの感動が夢となり、志となって今の自分が有ると言っておられる。こうした志というか、願いと言うか、夢と言うか、そういうものをもっていると、いつか実現の道が開けてくる。生きていくうちに必ずどこか分かれ道に行き当たるものです。そのとき夢とか志がものをいうのです。

そしてこの本の表題にある―石橋を叩けば渡れない―

「石橋を叩いて渡る」とか「渡らん」とかいうけれども、石橋を完全に叩いてから、渡るか渡らんか決心しようと思っていたらおそらく永久に石橋は渡れん事になるでしょうと。この本が出された昭和 47 年はちょうど中村隊長ら当時の山仲間たちとアフガニスタンのヒンズークシュ山脈で山歩きをしていました。その山旅の会話の中にいつかネパールでとの思いがあった。その思いが今のネパール歯科医療協力活動につながっています。

まず志をもち、どうなるとは思考の対象とせず、どうするという意外に思案はないぞ、との漢の生き方を守り、次の 15 次隊もやはりネ歯協は「見てみにゃわからん、してみにゃわからん」で行きまっしょうや。

一歩前へ

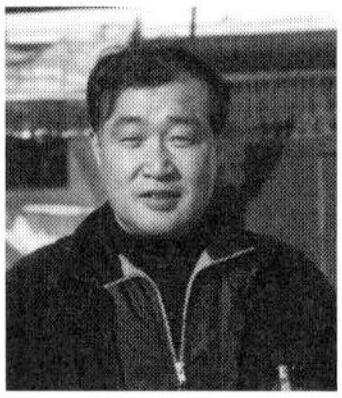

生　卓見
（歯科医師）

4 日の午後から診療を開始しています。鼻をぐしゅんぐしゅんしながらすっかり日常にもどっています。14 次隊参加の皆様お疲れさまでしたね。まず 46 名の大所帯で人間関係でもぎくしゃくすることもなく、また暴動騒ぎがあったにもかかわらずプロジェクトもほぼ予定通り終了して、本当によかったと思います。それは隊員 1 人 1 人がこの隊の目的を理解し、集合体の 1 つとしてその役割を果たしてくれた結果だと思います。特に特記すべきは 2、3 年目の隊員の活躍が目立ったことです。その任された任務をきちんとこなしてくれたことが、この隊を支える力になったように思えます。田部隊員、松岡隊員、駒井隊員、西田隊員、桑原隊員、重松隊員、満田隊員、沼口隊員、小宮隊員、梁瀬隊員、澤熊隊員など素晴らしい可能性を秘めた中堅隊員お疲れさまでした。田部隊員は急成長、松岡隊員はアネコット頑張りましたね。駒井隊員は満田隊員、坪田隊員を育てながら、素晴らしいフットワークを示してくれました。西田隊員、桑原隊員は私が帰国直前に風邪をこじらせた時、そっとトローチやタオルをくれましたね。重松隊員は本当にマザーボランテアーで良い体験をしましたね。また輸送は満田隊員、頑張ったね。いつか安達太良山を見せてくれ。沼口隊員は第２の白田さんになりつつあると噂されています。徹夜作業の毎日の中で娘に手紙を書いてくれた小宮隊員、ありがとうございます。梁瀬隊員はまさに元気印で、隊を元気づけてくれました。文平はよく満田を支えていたよね。今後は大学で足場を固めて下さい。また21名の新人隊員は新人としてなすべき仕事を理解して、診療室を支えてくれた姿は、真剣でそして助け合う姿は凛々しくもありました。歯科医師として参加された今後の指針になったようですし、看護師として参加された渡辺愛子、亀川隊員には驚きました。献身的に隊員の健康管理ありがとうござました。特に207室３名と西田隊員深く感謝申し上げます。衛生士として参加された小田、郷丸隊員は大変だったと思います。郷丸隊員はみんなで祝った誕生日を思い出しますし、小田隊員は中村隊長の前で泣いた涙が印象的でした。お父さんの元で頑張っている湯原、高森隊員もあらためて親のありがたみを感じてくれたみたいで、嬉しく思います。特に高森は暴動の時に尻を打ったり、帰りにはカートに体を挟まれたり、話題に事欠かない隊員でした。脇をしっかり固めてくれたはみ出し新人隊員の面々の皆様も忘れられない人々でした。なぜか男の渋さを感じさせる小山さん、「ナマステパトラ」(現地で発行した日刊紙）に命をかけた奥野さん、辛口意見を述べる牧野さん、皆さん個性的でした。また、隊における奥野さんとひろみさんとの夫婦の距離も素敵でした。私自身は総務のコントロールセンターに配属、空港でいえば管制塔ですが、皆さんの素晴らしい離着陸にもう指示を出すこともなく、過ごすことができました。しかし大野副隊長には今度は本当に迷惑かけたと思っています。本来彼を楽にしてあげねばならないのに、足を引っ張ってばかりでした。彼は今回は病院の移転で忙しい状態でしたが、最後はしっかり総務計画書ができていましたし、かれの隊員に対する配慮は、随所に見られました。また今回はいろいろと総務のあり方にもご批判を頂戴しましたが、今後の指針とさせていただきます。ベテラン隊員、喉を痛めながらも、常に人間としての生き方についてメッセージをくれた隊長、そしてプロジェクト全体を動かした深井先生、ヘルトレの重鎮蒲池先生、隊員を和ましてくれた徳永先生には私事のことでどれほどご心配をかけたかわかりません。診療を引っ張った大田先生、いつもネパール人に心が向いている安部先生、縁の下で支える小川先生、いつも温厚な澤熊先生など素晴らしい先輩たち。今回の隊であらためて人は人から1番学ぶことができるということがわかりました。心に残る言葉では「自立」。深井先生の「無関心な人からは自立はない」、そして小山さんの「人前で話しができる人」ということが印象的でした。そして野堀さんの「日本でしぼばないように」が痛烈な言葉でした。中村さんもとても紳士な方でした。新人隊員の皆さん、1歩前を歩きましょう。私自身を含めてそう思います。207号室はいつも汚く、整理がされていません。今年も誰が反省すべきかわからないままに終了しました。麻生、生、重田がかもしだした匂いは今年もルームメイドさんを悩ましたことでしょう。でも麻生、重田の名前を聞いただけで感謝の涙がしばらく出る日が続くと思います。大野、麻生、重田は神の国から抜け出したひょうきんな天使なのかもしれません。最近真剣にそう思います。14次隊の皆さん、たくさんの喜びをありがとうございます。

あそちゃんです

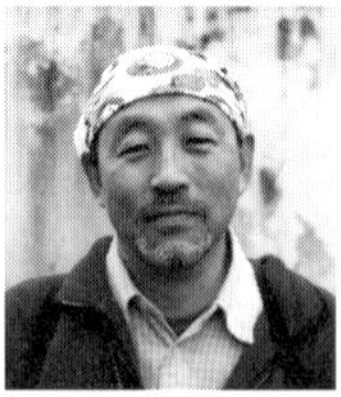

麻生　弘
(歯科医師)

あそちゃんです。

皆さん、お元気ですか。ネパールでは色々と本当にありがとうございました。今年の新人さんたちはすごい人ばかりでした。行動力があって、物怖じせず、堂々としていました。見栄を張ることもなく、素直な人ばかりだったと思います。既に古参隊員となっているはずの私ですが、数回目の隊員たちのリードにも驚かされました。どうやら、すごい人たちが育っているようで、私の出番は、少しずつなくなっているようでもあります。

さて、帰ってみると回りが突然変わっているのかというと、そう物事は単純ではないはずです。がまんすることや、頑張ること、人との付き合い方などが少しずつ変化しているのを、実感できるはずです。人によっては、回りから「お前、変わったな。」と言われることもあるでしょう。でもどうなんでしょう。人間の本質はそう変わるものではありません。やはり、本人の自覚と、じっくりとあの活動は何であったのかを考えてみることが必要なのでしょう。自己満足で終わってしまっては、意味がないと思います。日本人隊員同士の繋がりももちろん大事ですが、それ以上に私たちがネパールの人たちに対して、何をやってきたのかを考えてみる必要がありそうです。

ネパールにもう7回も行ってしまいましたが、まだ何も見えてきません。それどころか見えないものが、どんどんと溜まってきます。訪れる度に、カトマンズには車が増え、人が増え、建物が増え、ネオンが、信号が……これを発展と呼べるのなら、望ましいはずですが、空気は悪くなり、治安も悪くなり、人の心もすさんでいくのでは、何のための発展でしょうか？私たちは毎日、電化製品に囲まれ、腹一杯の御飯を食べ、エネルギーを消費して便利に暮らしています。この暮らしを、捨て去ることはもう出来ないでしょう。複雑な思いで、少し後ろめたさを感じながらも、日々便利に暮らしている今の私です。

健康第１

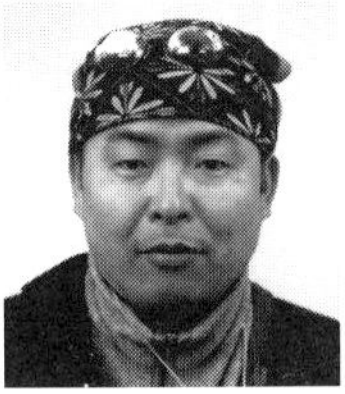

重田幸司郎
（歯科医師）

今回で６回目の参加になります。今振り返って見るといろいろな思い出がありますが、いつも思い出されるのは、隊長の「この隊員が、集まるのは、おそらくこれが最後でしょう」と最後の日に言う一言です。

私は、ネパールに行きはじめて「健康」・「幸せ」という言葉を時々考えるようになりました。好きな人たちと一緒に居れるこれも幸せの１つだとそう思える14次隊でした。

ネ歯協は宝石箱

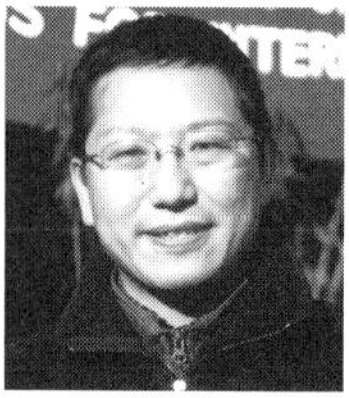

駒井伸也
（東北大学
歯学部教員）

ネパ-ルから帰国後、玄関先に重なっていた新聞を読むと読書欄に次のようの記事がありました。

「これは日本の東北地方の某村に開業している1老医師の手記であるという1行で始まる小説の1部である。吹雪の夜、難破して、やっと岸にたどりついた水夫が、灯台を見つける。やれ、うれしや、助けを求めて叫ぼうとして、窓の内を見るとつつましくも仕合せな夕食の最中である。ああ、いけねえ、助けを求める自分の凄惨な一声で、この団欒がメチャクチャになる。水夫は、ほんの一瞬、ためらった。そこへたちまち、ざぶりと大波が押し寄せ、水夫を一呑みにしてしまう。もはや助かるはずがない。この水夫の美しい行為を誰が見ていたのだろう。灯台守の一家は何も知らずに一家団欒をつづけていたにちがいないし、水夫は波に呑まれて、ひとりで死んでいったのだ。月も星も、それを見ていなかった。しかし、その美しい行為は厳然たる事実である。このような、誰にも目撃されていない人生の片隅において行われている事実にこそ、高貴な賓玉が光っている場合が多いのです。それを天賦の不思議な触覚で探し出すのが文藝なのだ。つまり、芸術家というものは、人間のこころの中から、小さな、燦然ときらめく宝石を取り出そうと苦心している人たちのことで、読者はその宝石の鑑賞者であり、またじつはそれぞれが、小さな宝物の所有者でもある。」

最後のくだりを私は次のように読みました。ネ歯協はネパールの人々の心の中から、小さな、燦然ときらめく宝石を取り出そうと苦心している人たちのことで、ネ歯協の隊員や会員はその宝石の鑑賞者であり、また実はそれぞれが、小さな宝物の所有者でもある。

不思議なほど素朴なというか素な気持ちの自分がいます。これは14日間行動を共にしたネ歯協14次隊の影響です。特に、新人隊員への手紙は胸を打ちました。今回も数々の宝石に出会い体験し刺激を受けました。この気持ちを大切にしたいとまじめに思います。隊長はじめ隊員の皆さんありがとうございました。感謝します。そして、これからもよろしくお願いします。

自己啓発

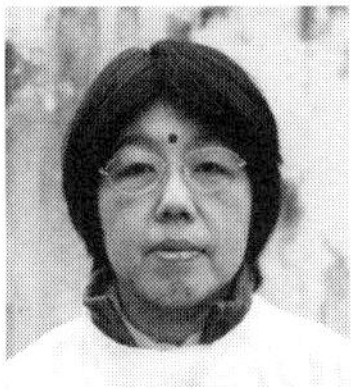

松岡奈保子
(歯科医師)

大変楽しく、心が温まる14次隊であったと思います。今回の隊でよく言われた言葉は「自立と自己啓発」という言葉ではなかったでしょうか？自立については昨年の感想でも書いたので、今年は自己啓発について少し考えています。

自己啓発というのはなんだろうと自問しています。私にとって、自己啓発とは、心が自由になることです。自由になるということは、多分大野先生のおっしゃるいろんな見方が出来るようなるということかもしれません。こういう見方もあるし、こういう考え方も出来る。こうした方がいい場合もあるし、別の方法がうまくいく場合もある。物事にはいろんな側面、考え方、状況があるとわかると、これしかないという枠から自由になれるような気がします。そう気がつくと、人のせい、何かのせいにしての言い訳がなくなってくるように思います。そして、多方面の考え方、見方は、いろんな人との対話（会話ではなく）から生まれてくるような気がします。３人寄れば文殊の知恵のように、対話を重ねることで、何かを打開する、或いは今を、自分を越えた事ができるのではないかと思います。自分を越えた事が出来るのを実感したとき、私は自己啓発という言葉を思い出します。そして、そのときこの自己啓発をさせてくれた他者に感謝することが出来るように思います。それは多分他者受容ということかもしれませんし、他者との関係性の確立とかいうものかもしれません。自立から自律へ。他者を認めたときに、自己規制もまたできるように思いますし、自分が今、ここで何が出来るかということを考え、何が出来ないかを考えられるのではないかとも思います。

私に自己啓発をさせてくれるネ歯協、ネパールで私がしたいことは、一体なんだろうということも考えます。私はネパールでは、買い物にも、食べ物にも、ネパールの現地の人との素朴なコミュニケーションにも、また雄大なヒマラヤの写真にもあまり興味はありません。(3度とも自分でカメラを携行しませんでした。皆様から頂く分で十分でした) 私にとって1番大切だったのは、参加したという事実。14次隊に私がいて、仲間と一緒の時間を共有し、一緒にプロジェクトに参加したという私の実感が私にとっては、なにより大切でした。私の居場所のあることが。昨年1年は、13次隊を踏まえて(みんなの感想と想い)、14次隊の計画の出来るプロセスを少し体験させていただきました。(健康教育学会のとき、カラオケハウスでのミーティングに参加出来なかったことはいまでも残念ですが) 想いが形になっていくその生成の過程を少し体験できて、プロジェクトを私なりに俯瞰まではいかないまでも、納得のできる形で感じることが出来たことは大きな喜びです。ようやく私とネ歯協が私の中で合体出来たような気がしています。7月の学生研修、14次隊の終了した今、ようやく、ネ歯協の松岡(ハマの方が馴染みますよね) ですと名乗れるような気がしています。ネパールに行こうが行くまいが、ネ歯協のことであれば同じ気持ちでかかわれるような気がしています。この私のいるネ歯協というのが私のしたいことであり、私のネ歯協のかかわりの原点だと感じています。

ただあまりいい加減に、もしくは自然になったせいか、今回は緊張したのが、自分に結果の降りかかってくるフッ素関係の時だけで、後は、みんながやってくれるとばかり、生活部の仕事はほとんど気を使わず、体も動かさず、太って帰国するハメになってしまいました。今度ネパールに行ったら、もう少し緊張して太らないようにしておきたいと思っています。今回の反省です。

ハラハラドキドキ

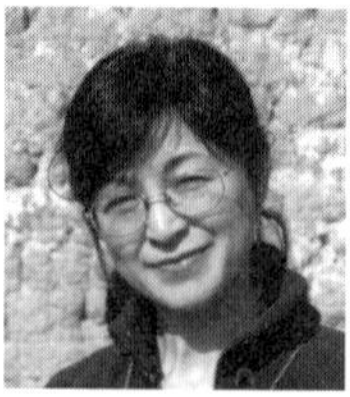

沼口麗子
(歯科医師)

14次隊は暴動やストがありハラハラドキドキしながら国際協力の難しさを実感した活動でした。

感謝の会のパーティの時、ポストコース受講生のキランライさんは訴えていました。「私は北方のライ族という小民族です。とても貧しく教育もありません。私の村にきてこの活動をして下さい。カトマンズ周辺の村にではなく。そして短期間でなくもっと長くネパールにいてあちこちでこの活動をしてほしい。私たちは正直者で勤勉です。ブラーマン、チェトリ、ネワールとは全然ちがいます。それなのにカーストが低いのでいい会社に勤める事ができず、いいサラリーももらえない。ネパール政府はなにもやってくれない。日本政府にもっともっと支援をお願いしたい。」

いつもは紳士的な彼がお酒のせいでしょうか？興奮気味に話していました。彼がブラーマン、チェトリ、ネワールの事にふれたときのまるでおぞましい、という顔の表情が忘れられません。私たち日本人には到底はかり知れないカーストの壁を感じました。カーストについて中村隊長や小山先生が「それはあなた自身の問題というよりネパールの国の問題なので時間をかけて変えていくより仕方ないと思う」と何度話しても納得いかず、日本は何もしてくれないのか、と怒っていました。

また、ポストコース最後のミーティングの時、受講生は治療がしたいので器械、器具が欲しいと口々に訴えていました。虫歯をチェックしてその後どうしたらいいのか？と彼等なりの理由なのですが。

キランさんも他の受講生も同じと思いました。自分たち自身の問題なのに日本人頼りなのです。支援が足りない、もっともっと、というのです。自立支援のはずなのに。支援は必要だと思うのですが、支援が始まると同時に　アイデアの貧困、想像力の貧困、が始まるらしいのです。国際協力って難しいと思いました。

この隊が目指すもの、ネパール人が望むもの、両者には隔たりがあると思いました。今後はこのことを念頭において隔たりをうめていける活動にできればいいなと思います。

今回、小山先生と奥野ひろみさんに国際協力についてたくさんの貴重な体験談やご意見を聞く事ができました。聞けば聞く程わからない世界で難しい世界だなあと思いますが、興味のつきない世界でもあると思います。今後も意見や批判よろしくお願いします。本当にありがとうございました。

◇◇◇◇◇◇◇◇◇◇◇◇◇◇◇◇◇◇◇◇◇◇◇◇◇◇◇◇◇◇◇◇

ボダイ樹の思い出

アネコット村には　大きな大きなボダイ樹があります。
樹齢千年以上でしょうか。
ゆるやかに曲がりくねった根っこが四方八方に伸び　幹も何重にもなり　人間でいえば元気な長老といった感じです。
幼い子どもたちが木のまわりで遊び　おかあさんは根にこしかけくつろぎ　ヤギは角をこすりつけ　イヌは根の横で寝ころんでいます。
ゆったりとした時間が流れています。
人間なんてちっぽけなんだよと言われている様です。
親しみがあるのに　風格を感じさせるボダイ樹です。
ブッダの様に悟りを開くことはできませんが　サラサラと風にゆれる葉っぱの下でちょっとだけ瞑想にふけってしまいました。
ヒマラヤの山々を背景に　ボダイ樹のまわりで遊ぶ幼い子どもたちのシルエットが目に焼きついています。

タンポポの綿帽子のように

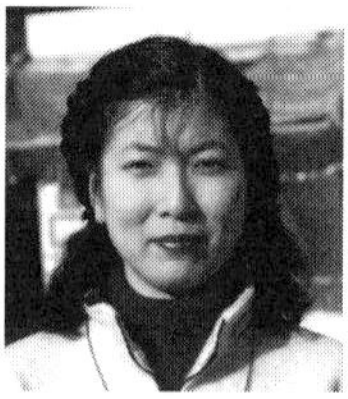

小宮愛恵
（歯科医師）

14次隊での私の目標は、ネパールの人とじっくり話すということでした。1回目の参加では診療にパニクり、2回目の参加ではヘルトレ講師として手探りで準備をし、講義をするというだけで一杯一杯でした。14次隊では今までの学校歯科保健、ヘルトレ、フッ素洗口、地域歯科保健が統合され、プロジェクトの3本柱の1つに自立型歯科保健があり、私はその中のヘルトレポストの担当でした。しかし、自立型歯科保健にかかわる予定の自分が、ネパールの人が何をどのように考えているかわからないということにフッと気づいたのです。というのは、今までの2回の参加はこちらからの発信のみで、相手の意見を聞く時間的余裕そして心の余裕がなかったのです。そこで今回はじっくり相手の話を聞きたいと思ったのでした。

ヘルトレポストは私の望み通り（?）、特にミーティングの多いプロジェクトでした。たしかに受講生と話す機会はたくさんあったのですが、全てが順調に進んだわけではありません。25日午後の最初のヘルトレポスト全体ミーティングは、深井先生にこのミーティングがうまくいくかどうかで14次隊のヘルトレポストのプロジェクトが成功するかどうか決まるというお言葉を事前に頂きながら、ボロボロの結果でした。受講生の意見を聞くことさえままならず、ただ、今年1年学校でどのようなことをして何が問題であったかという事を受講生に発表して貰うだけで終わってしまいました。受講生から「今年は検診プロジェクトをしたくない」「忙しいので検診のリーダーをしたくない」という意見が出た時には「学校の先生に歯科検診は難しいのだろうか？」とちょっと肩を落としたりしていました。ホテルに戻り蒲池先生、深井先生と反省会をしているとき中村先生が特別参加され、「こっちがnegativeになると相手もnegativeになり、こっちがpositiveになると相手もpositiveになる」とご意見を頂きました。このミーティングで受講生の1年間の行動について、特にこちらから良いとか悪いという評価はあえて行わなかったのですが、結果的にはnegativeな雰囲気を作ってしまったのだと反省しました。

Positiveに考えるように心がけると、受講生が本当に「検診をしたくない」とか「めんどくさい」などと思っていると心配していたことは、実はそうではありませんでした。26日午前中の検診テストの後半と午後の検診の実習では、昨年検診コースを受講した受講生が昨年検診コースを受けていない受講生に検診の手本を見せ、指導するという方法をとり、こちらからpositiveな考えで受講生にアプローチすると、いつのまにかどんどん受講生が活気づいてきていました。昨年の受講生は目をキラキラさせながら指導をし、昨年受講していない人は自分もやりたい、もっとやりたいと楽しそうでした。なんかその姿がとっても嬉しくて、午後の検診の実習で少し時間が余ったので、昨日のミーティングの反省をふまえ、聞けなかったことやみんなの意見などをもっと聞くため、集まってもらいました。

まず始めに「検診楽しい？」と聞いたら、みんな「楽しい」と笑顔で答えていました。昨日「今年は検診のプロジェクトをしたくない」といっていたあの受講生も満面の笑みを浮かべ「楽しい」と答えている！昨日とは全く違う受講生の表情に内心わくわくしながら、「この検診を学校でもしたいと思う？」と尋ねたら、みんな大きく頷きながら「したい」と答えている。その後は、みんなに「検診は重要だと思うか？」などの質問を問いかけながら、検診を通して自分はもちろん学校の子供たち、さらには地域のみ人々の口や健康に関心を持ち、そして考えたり予防できることが大切だと思う、などと言うことを話したら、みんな大きく頷いていました。

さらに、「昨日いろいろな問題点があがったと思うがどうすれば解決できると？」と尋ねてみると1人1人が考え、昨日全く発言しなかった人も積極的に発言し、しばらく大盛り上がりで話し合った結果、この方法だったら自分たちはできるという1つの意見を出してきました。みんなそれだったら出来るとまたもや大きく頷いている！以前、ある隊員が、受講生は口腔保健活動を自分たちがしたいというよりどうもやらされている感じがすると言っていたのを聞いたことがあります。たしかにまだまだネ歯協にどうにかしてくれと依存しているところもあります。しかし、今回のミーティングでは受講生のやる気や熱意、さらには自分たちで問題を解決しようという姿勢が見受けられたことに、私は感動し、それをサポートできる体制づくりが出来るといいなと思いました。

ここで、もう1人の青年Dipakについても付け加えたいと思います。今回彼はヘルトレポストの受講予定でしたが初日から欠席でした。26日にはジェネラルコースの講師をする予定でしたが、その日の朝も姿を見かけることができず、「来ないのかな？」と気にかけていると、少し遅れてノートを片手に歩いてきていました。そのノート(その日の講義の内容をびっしり書いていたらしい）を片手に熱の入った講義をしたよと後で聞きました。ジェネラルコースが終わり、しばらくすると彼はつかつかと私のところに向かって歩いてきました。何かを訴える目である！　彼の口からでた言葉は「自分はポストコースを受けたいと思っている。学校でも口腔保健活動をしたいと思っている。しかし、学校の校長先生が僕がコースに参加する事に反対なんだ。学校で口腔保健活動をする事に反対なんだ。」でした。来たくても来れないということをその時始めて知り、そのような現実に驚きを隠せませんでした。

しかし、Dipak の反対されても口腔保健活動をしたいという気持ちに触れ、またもや涙が出そうになりました。そしてこの状況を何とか出来ないかと考え、「蒲池先生に相談してみるね」と言うと「絶対言ってくれ！」と何度も何度も念を押されました。さらに Dipak は「でももしかしたら転勤するかもしれない」と言うことを告げてきました。それを聞いた瞬間、とても楽観的な私はいつのまにか「Dipak！　たとえ転勤してもその学校であなたが中心になって口腔保健活動を始めて！　口の中の健康やその予防について考える大切さをあなたが周りの人に教えて！　あなたになら出来る！」と力説していました。彼は「そうするつもり！」と答えてくれました。

今までは学校の先生が転勤することにより口腔保健活動が途切れてしまうと negative に考えていましたが、そうでもないことがわかりました。ネ歯協が７次隊から始めたヘルストレーニングを受けた受講生は、もうすでに口腔保健という花の種になっていて、（たとえが悪いかもしれませんが）タンポポの綿帽子のようにたとえ風に吹かれ他のところに着いたとしても芽が出る可能性をいくらでも秘めている！　ということがわかりました。

現実は学校内の問題だけではなく民族の問題などまだまだ乗り越えなければならない問題はたくさんあります。しかし、ネ歯協が 12 年続けてきた活動はきちんとネパールという大地に根付いていることを感じた瞬間でもありました。

今回受講生との会話を通し、少しではありますが受講生が考えていること、口腔保健活動についてどのように考えているかなどを知ることができました。この経験をもとに彼らが口腔保健のみならず健康という花を咲かす協力をしていきたいと思いました。

学生からの脱皮

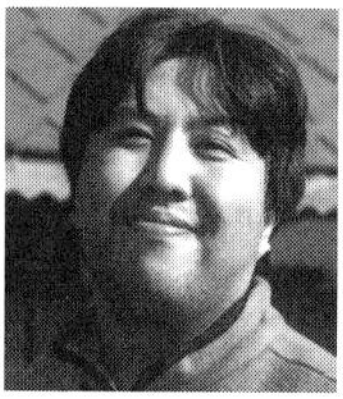

澤熊文平
(歯科医師)

今回で3回目の参加です。3年振りにネパールの大地を踏みしめて「あ〜帰ってきたんだなぁ……」と感慨深くなったのが最初の印象でしょうか。出発前は前回は学生だったせいなのでしょう。気持ちばかり高ぶっていましたが、今回は研究の多忙さゆえに「ネパールに行ってなにすんの？」「Dr．になった自分は果たして何ができるのか？」「臨床を経験してないのに役に立つのか？」と自問自答を繰り返す毎日……。はっきり言って前回、前々回よりも不安でいっぱいでした。で、そんな気持ちのまま出発したんですが……。しかし、いざ現地に着くとそんなことは忘れてしまいました。HPセンターでの診療初日、いきなりC3の抜歯をやることになってしまったんですが学生時代の臨床実習で学んだ少ない知識と先輩ドクターのサポートのおかげで無事に処置することができました。その後もセメント充填や除石、そして模型実習でしか経験したこと無いアマルガム充填までこなせるようになりました。でも、どれも自分だけの力じゃなく先輩ドクターの方たちの助言や衛生士さん、学生さん、その他の方たちのサポートのおかげで出来たんだと思いました。そして自分の無力さも思い知らされました。学生時代に「歯科医師は生涯勉強するものだ」という言葉をよく耳にしました。国家試験に合格してドクターになってネパールに来て診療してやっとその言葉の意味に気がつきました。じゃ、これからなにをすべきか……。これから大学院、そして何処かで臨床を学ぶと思います。とにかくいろんなコトを経験しいろんなヒトから学びいろんなモノを吸収するもんでしょう！ただひたすらに、そして謙虚に……。いつの日か皆の前で胸を張りそれでも前向きな僕がいることを願いたいものです。最後になりますが今回参加して「あ〜、よかったなぁ！」と思ったことはダパケル村で『青空診療』を経験したことです。これも1つのイイ経験でした！では、18次隊あたりでお会いしましょう。

いつも笑顔で

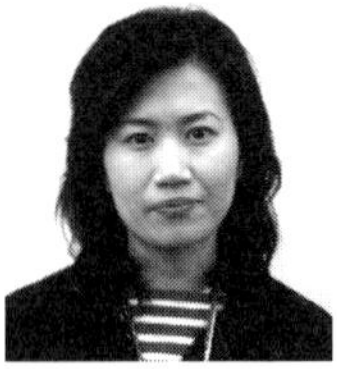

重松知子
（歯科衛生士）

私が、初めてネパールを訪れたのは、３年前でした。その時は、ヒマラヤを見ては感激し、村の子供たちの笑顔に感激し、とても楽しい思い出ばかりでした。今回は、２回目ということで、出発前からかなりドキドキしていました。ＨＰＣの診療ではなく、アネコット村、ダパケル村での屋外での診療、そしてヘルトレ、マザーボランティア、全く知らない事ばかりで、でも新人じゃないし……と、色々な葛藤がありましたが、報告書を読んだり、隊員ニュース、メールのやり取り等でプレッシャーを出来るだけ減らして、「あとは、なる様になるさー。」の精神で出発しました。テチョー村への道のりを進むにつれ、あれほど悩んでいたのが、子供たちの笑顔を見た瞬間どこかへ消えてなくなりました。私は、ネパールへ行く前に、病院のスタッフや、家族に「眉間に皺がよってるよー、怖い顔してるよ。」等、よく言われていて、しかも自分でも全然気がつかないくらい当たり前になっていました。それが、ネパールで活動していくにつれ日本での仕事のイライラをすっかり忘れ、毎日笑って活動している自分に気がつきました。子供たちに笑顔をもらったり、診療で携わった人たち、マザーボランティアのパワフルさに感激したりと、とにかく毎日刺激されっぱなしでした。３年前に訪れたときと同じようにまたまた自分が気がつかない間に、ボランティアされてしまいました。

今は、まだ１度も「眉間に皺！」とは誰からも指摘されていません。改めてネパールに来れたことに感謝しつつ、笑顔の大切さに気がつきました。

これからは、笑顔を絶やさず毎日頑張って行きます。ありがとうございました。

山のあなたの空遠く

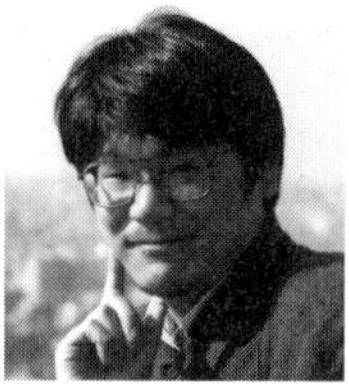

満田隆之
(歯科医師)

あれは2年前に遡る。記憶の彼方へ葬り去ろうとしても、脳裏に焼き付いて離れない。僕にとって忘れようにも、忘れることができないことがあった。

暮れも押し迫った12月末、初参加だったネ歯協12次隊の成田集合前日、僕はまだ見ぬ世界を想い巡らせながら次の日に備えて姉妹の住むアパートまで向かっていた。東京駅に着いた新幹線から東海道線の在来線に乗り換え、電車は東京の夜をかすめながら進んでゆく。ドアにもたれかかりながら流れゆく東京の街を眺めていた。しばらくすると電車は新橋駅構内で急停車した。家路を急ぐ乗客であふれていた列車は、何が起きたかもわからぬ乗客を乗せたまま所定の停車位置よりずっと手前で停まったまま動かない。しばらくすると、けたたましいサイレン音があたりにこだました。救急車が到着するやいなや数名のレスキュー隊員が列車の下に潜り込んで行くのが見えた。ここでようやく、車掌のアナウンスが聞こえてきた。飛び込みの人身事故だった。東京では、この手のことはよくあることらしい。夜も更け、閉じ込められたまま身動きできない乗客の一部から、ちらりほらりといろいろな言葉が口を衝いて出てくる。生きているのか死んでいるのかもわからぬ人への罵声にも似た言葉が僕を横切っていった。またある者は、いたずらに靴で電車のドアを蹴り始めた。じっと窓に写る自分を見ながら、切ないくらいの寂しさや悲しみに似た感情が僕におそってきた。20分ほど経った頃だろうか、僕らは車掌室の脇にある非常口から1人1人ホームに降り立った。東京の夜空を仰ぎながらリックを背負い直し、別の電車に乗り換えるためにゆっくりと歩き始めながら涙がこぼれてきた。

僕の愛するこの国は、きっとどこか病んでいるのではないか。それはほんの一握りの人のだけなのかもしれないけれど、自分もその国の1人であることに違いはなかった。世界に誇るような都市空間の中で、何故にあんな言葉を耳にしてしまったのか。僕らはこれほどまでに物質的な豊かさだけは手にしてきたというのに。

そんなことを考えながら参加したネパールでの活動は、僕にとってかけがえのないものとなった。それは、今回の活動でも同じだった。自分の知らない世界・ネパールで多くの素敵な隊員や現地の人々に出逢えたこと、ネパールの人々に医療を通して接することができたこと、本当の幸せや豊かさについて考える機会がもてたことなどなど、挙げていったらキリがない。ただ、この活動を通して感じとったり、学んだりしたことを自分のものにしきれずに今に至っているのも確かだ。完成した形など有り得ないことなのだろうけれども。ただこの２年間、少しづつだけれど自分の価値観とその広がりに、ネ歯協での活動が影響してくれているのにも気付いている。

今回もまた、ネ歯協を通じて多くの皆さんに会えたことに感謝しています。１人１人が個性的な自分の世界をもっている隊員ばかりでした。１人１人に"ありがとう"と言いたいです。

"私たちの幸せのためにネパールへ行ってきた"

今回もまた、少しだけでも幸せな気持ちで日本に帰ってきました。中村隊長のメッセージを咀嚼・反芻を繰り返しながら自分の毎日に少しづつでも活かしていきたいと思っています。

14次隊の皆さんと、再び笑顔で会いたいです。本当に本当にありがとうございました。デレデレダンニャバード。雪の中の仙台にて

視点を変えてみたら

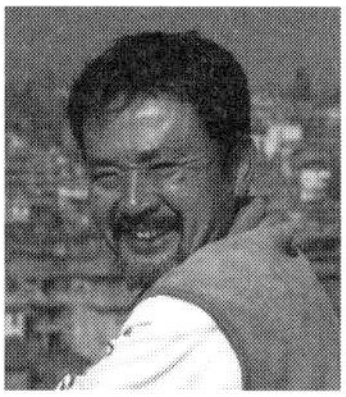

桑原孝史
（歯科医師）

ネパールから帰って、はや２週間。メーリングリストが無かったら、もう忘れてしまいそうな忙しい現実に舞い戻ってきている。昨年と比べ、疲れが少ない。反インド暴動のおかげ？で、行動範囲が狭まり、それがかえっていい休養になったようである。行動範囲もさることながら、「しゃべくり」のほうも少なめで、もっぱらよく人の話を聞けたようにも思う。１度も言葉を交わすこともなく、ネ

パールでお会いして、お別れした人もいる。九州大学の倉谷さんとは、バンコクで別れる時、「1度も話さなかったね。またいつかどこかでお会いしましょう。」と、初めて話した。彼女も、一言返してくれた。「はい。」奥野（夫）さんには何度となく話しかけられたが、1度もまじめに会話を交わさなかった。徳永先生には、「桑原、何しよるか、このばかたれ！」というフレーズを何度もすれ違いざまに浴びせかけられ、いつも会話が成立したことはなかった。

しかし、話さなかったが故に、とても印象に残っていたり、悪ふざけばかりし合ったが故に、その裏には別のメッセージが潜んでいるのではないかと考えたり、乱暴な言葉づかいが故に、かえって親近感や優しさを感じたりすることもある。

12月26日、ジェネラルコースで講師をお願いしているRam Krishna Bohara先生と、翌日（12/27）の講義の打ち合わせをする為に、彼が校長を務めるKalyan Bording Schoolに出かけた。彼の第一声は、「忙しいから、明日は行けない。」であった。まさに、「青天の霹靂」である。そこから、満田先生と私で粘りに粘った。今回の講義のテーマはネパール人からネパール人なのだ。少しだけでも来てはもらえないか。プラークの為害性とプラークコントロールの必要性についてだけでもネパール人受講生に伝えて欲しい。今のネパールの歯科事情の中では、私たちが行う歯科治療だけでは問題の解決にはつながらないのだ。Health EducationやHealth Trainingが、大きな意味を持つのだ。「あなたにその担い手になって欲しい」と、私たちは考えているのだ。そして、この歯科的問題は、私たちではなくあなたたちの村や子供たちの中で起きていることなのだ。2時間にわたり、Broken Englishで、説明をした。「わかった。9時から11時までなら、HPセンターに行って、講義をすることができるだろう。」と、返事をもらった。私たちの説得に応じたのか、長い時間粘る私たちが面倒くさくなったのか、彼の真意はわからない。

しかし、あとから考えてみるに、27日の講義の目的は、前日の打ち合わせの時点でほぼ達していたのではないだろうか。

日本語を流暢に操るネパール

人が、ジェネラルコースの受講生の中にいた。「皆はどんなことを考えているのか？」「私は、こんなことを考えているから、伝えて欲しい」と､彼を介して、他のネパールの人たちとコミュニケーションを取った。大変有用だった。講義の後、その彼と雑談を交わした。彼の興味は、日本語やその有効な（彼にとって）活用にあって、歯科的な問題には何の関心も持っていない感じがした。

この人を今後も活用したら、「言葉の一人歩き」が起きてしまうと危惧した。どのように理解されたか、どのように感じたかを歯科的問題に興味のない人のフィルターを通して知ったり伝えたりすることは大変危険だと、今思っている。Broken English でも筆談でもよいから、相手の目を見て、切々と問いかけ、「繋がればもうけもの」ぐらいでアタックするほうが長い目で見ると効果的な気がする。

1月1日、自由行動の許可がでた｡ハマちゃん(松岡先生)と、ホテルからパタンに続く道ではなく、少し外れた路地裏を散歩した。そこはまさに、ごみとウンコの道だった。「よくまあこんなところにできるものだ」「ちょっと想像の域を、越えてるなあ」「とてつもなく､でかく、りっぱだなあ」などと話しながら歩いた。

日本に帰ってきて、白ちゃん（白田千代子さん）と電話をした時、その件が出て、いろいろと盛り上がった。「栄養指導なんて、"コーラック"を飲んでる日本人が、ネパール人に受けなきゃね!?　いいもの見たじゃん！」ということになった。30分も40分も楽しそうに電話しているので、隣で「お父さん、白ちゃんてどんな人なのよ？」と、愛妻がいぶかるおまけまでついた。

最終締め切りの当日の朝、早起きをして、パソコンに向かっている。書き始めるといろんなことを思い出し、現像した写真まで取り出し、BGMにはTypical Nepali Folk Song が流れている。今、私の書斎は、ネパールそのものである。

最後になるが、大野先生を中心として、駒井ちゃん、満ちゃんそして、小宮さんと、本部で夜遅くまで飲んだ時、福山君の戻ってこない302号室で寝る前に､メモしたことを付記する。

「視点を変える」

First Step

まじめに取り組む→のめり込む

Second Step

視点を変える→揺れてみる→幅が広くなる

Third Step

どんな状況でも楽しむ→結果的に、いろんな人を巻き込むことができる→自分の幅がもっと広くなる

「いいかげん」とは、「良い加減」とも書く。

「追記」

ネパールは、まだまだ「かくあらねばならない」と思い込む私を解放してくれているようにも思う。

続けることの偉力

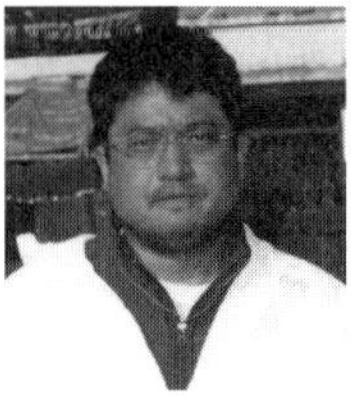

西田裕光
(歯科医師)

14次隊の同士諸君、お元気ですか。21世紀へのカウントダウンを共有した皆さんを私は生涯の友、そして財産として大事にしていきたいと思っています。私は徳之島で開業して16年になりますが、その間いろんな方と知り合いになり、交流を深めてまいりました。ここ数年は自己の生活がマンネリ化傾向にあり、自分の人間としての器がそろそろ限界域に近づいてきたのかな、と危惧を持っていましたが、13次、14次隊と2度参加してまだまだ未熟で、ネパールと同じで発展途上の段階と同じレベルで、器もこれからまだまだ大きくなっていく可能性を秘めていると自覚し、目から大量のうろこが落ちたのを記憶しています。そのせいか私が宿泊した個室(隔離部屋)の105号室はうろこだらけでした。ちなみに隣の104号室は新人隊員の毎夜の酒盛りで盛り上がっていて、その歓声は喘息で苦しんで点滴している私にとりましては叱咤激励の神の啓示に近い肉声だった事をご報告しておきます。

2度目のダパケル村、私は自然に周囲に群がった子供たちを見渡しました。昨年私から片時も離れようとしないジュウディッヒとロビンの姿を見つける為でした。14次隊の隊員の中では最も端正な顔立ちの私を2人は真っ先に見つけてくれて私の所へ駆け寄ってくれました。その時感動したのは開口一

番、な、なんと私の名前を憶えていてくれて、NISHIDA と呼んでくれたのです。来て良かった！　本当に心からそう思いました。

ダパケル村での始めての健康祭り、これも感動もんでした。前日打ち合わせをした宿題をしっかりとこなし、地元ユースクラブとマザーボランティアの連携した頑張りは見る人にとても深い感動を与えてくれました。まさに安部先生が言う所の" 村が動いた " 感じでした。

『10 年偉大なり。20 年恐るべし。30 年にして歴史となる』

これは誰の言葉かわかりませんが、昔からある言葉です……ネ歯協の活動が、歴史そして、伝説になっていくまでかかわっていきたいと思っています。

タイム・ラグ

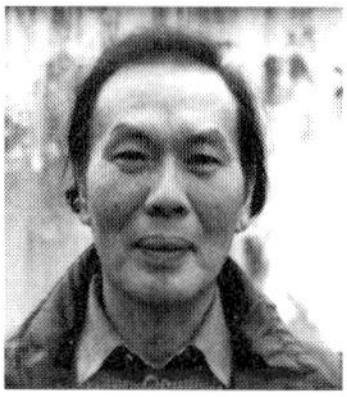

牧野和彦
（医歯薬出版編集者）

ネパールで西暦 2001 年の元旦、21 世紀の始めを素晴らしい 14 次隊の仲間と一緒に迎えられたことは、一生の思い出になりました．しかし、今年はネパール歴では 2057 年に当たり、新年は 1 月ではなく 4 月ということで、何か根源的に自己存在の不安さ・ゆるぎを意識させられました。

タイムラグ time-lag とは、一般的に " 時間的ずれ "、または " 文化的な遅れ " を意味しますが、ネパールに滞在中はこのことは全くと言ってよいほど意識しませんでした。せいぜい 3 時間 15 分という日本との時差を 2、3 日感じた程度です。それは、今回が昨年の 13 次隊にひき続いて 2 度目の参加ということで、観光気分もなくなり、少し気持ちに余裕が持てたことによると思います。

また、ネパールでの生活がほとんど日本での日常生活の連続性の繰り返しであるからです。歯科診療・歯科検診がネパールでの活動の大半を占めており、私が出版社に勤めていることもあり、その内容が非常に身近に感じられるものだからです。さらに、食事もご飯・みそ汁・お新香、そしてコーヒー・お酒と日本での生活パターンと何ら変わりません。

しかし一方、自分が異次元の世界に存在している様な不可思議な気分にとらわれていることに気が付きます。太古は湖であったという神話的雰囲気を今ももっているカトマンズに滞在しているせいでしょうか。ヒンズー教およびチベット仏教の文化的な香りを醸し出す独特な街の風景、そして近代化しつつある街の中の喧騒、あるいはネパールの人々のカースト制度を根っことした厭世観によるものなのでしょうか。

日常生活の連続性と非連続性の中に何か答えがあるような気がします。ネパールでの生活で何が欠けていたのかと考えてみると、ネパールの人々とのコミュニケーションです。日本での生活の延長に浸り過ぎ、ネパール語での対話を全く意図しない自分を当たり前と思うことに愕然とします。ネパール語は、日本での生活においては英語と違い非日常性そのものです。つまりそれは自分の日常生活において、感性的にも観念的にも非連続性の最たるものです。

「言葉」は人と人とのコミュニケーションの源もとです。「ナマステ」は初対面の人々の心をつなげる素晴らしい言葉ですが、それだけではネパールの人々の心、そして文化はほとんど理解できないと思います。

タイム・ラグとは、「自己の意識のずれ」、「コミュニケーションの欠如」の裏返しの様な気がします。その意味で、ネパールでの「住民の自立支援」が本当に達成されるためには、私たちの「自立」と同時に、ネパールの人々との「双方向のコミュニケーションの確立」が前提となります。それにはネパール語のマスターが必要です。ネパールの人々の素顔に触れ、その文化の独自性・価値を本当に知るために、そしてネ歯協の活動をさらに実りあるものにするために、一緒にネパール語の勉強を始めませんか。

13日間

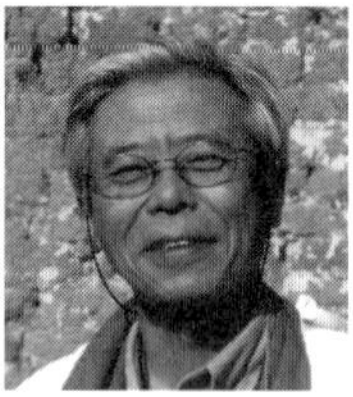

小山　修
（研究者）

1. ベトナム上空：緑多い山中の所々にクレータのような穴が見えた。そこだけ土が剥き出しだ。奥野夫氏曰く、ベトナム戦争の空爆痕だと。3度目の上空だが考えてもみなかった。胸中合掌。

2. 祈り：バンコックのホテル近くの仏像詣は、ミニ浅草寺のよう。神とか、仏とか実体のない空に祈る心根は何処からきているのか。祈りの心を失った日本人は、精神の拠り所を何に求めるのだろうか。
3. バングラ上空：緑が見えない荒涼とした平野の中に集落とおぼしきものが見えた。初めて訪れたインドネシアの眼下の景色は緑に囲まれ、この国の民は生かされていると思ったものだが、あの集落の家族は果たしてどうなのだろうか。
4. 挨拶：サワディーカー、ナマステともに合掌しながら微笑んでくれる。"私はあなたを心から歓迎します。ようこそおいでくださいました"、と伝わってくる。大した文化だ。ぺこぺこと頭を下げる日本式より心のバリヤーがフーとなくなる。これは調査依頼をする時に大いに役立った。正しい挨拶の仕方は、まずキチンと両足を揃え合掌し微笑みながらナマステと言い、心持ち頭を下げる。頭を上げても微笑みを続け、それから本題に入る。
5. 埃：カトマンズは乾季のせいで埃ぽい。屋根も車も街路樹も白い。水が貴重品ということだろうが、逆に呼吸器系や眼疾患が気になる。インタビューをしてくれたリンダ嬢が時々咳をするので尋ねたら、気管支がどうのこうのと言っていた。まさか結核ではなかろうと１人気をもむ。結婚してくれとは言わなかった。
6. 交通：ネパール人はよく歩く。一体何処へ行くのだろう。交通手段から見た途上国分析は、まず徒歩、それから自転車、50cc バイク、そして３輪車などの乗合ミニバス、最後が乗用車となるのだが。カトマンズで今回見た限りでは、何でもありということになる。しかしよく観察すれば普通の人々にとっては徒歩が主流で、自転車以上は商売がらみかもしれない。バイク、乗用車は限りなく優等財なのだ。
7. ゼネスト：プロジェクトの計画変更などさんざん迷惑をかけられたが、５人組単位の行進は思い出深いものになった。ホテルまで十数メートルのところで学生たちが急に走り出したあたりは昔のゼンキョウトウ（全共闘）時代を彷彿させた。
8. ウンチ：プロジェクト最終日テチョ−村へ訪問調査に出かけた。調査が一段落したのでスケッチでもと思い立って、見晴らしのよさそうな村外れへ。眼下に畑、向かい側も畑、民家、遠くに山並みとかなり絵になりそうなシチュエーションだ。が、しかし足元を見渡して愕然、驚愕、恐怖。ウ、ウンチの行列がぁ……。鮮度の新しいものから古いものまで道端に整然と並んでいる。スケッチなどと風流はやめてUターンした。しかしこの風景は、少年時代に田舎で見たのと同じだ。お兄さんたちが道路から外れた畑や茂みの中で致した作品。あれから40年経ったのかと変な感慨にふけった。

9. 村人：年中行事とは言え、宇宙服のような防塵服を着た我々を村人はどう見ていたのだろうか。挨拶をしたとは言え、家庭の中に入り写真を撮ったり寝床を見たり、母親の行水まで見てしまったけど……。正しい家庭訪問の仕方のマニュアルが必要かもしれない。

10. 子供：何処にも子供がいた。好奇の眼差しで我々を見ている。少年時代に初めて見た青い目のガイジンを見た時と同じだ。ＩＭＲ（乳児死亡率）70から100を潜り抜けた子供たちと思うと急にいとおしくなる。弟をおんぶした女の子もいた。ＴＦＲ（合計特殊出生率）1.34の日本ではもはや見ることはできない。

トリブバアン国際空港前にはストリートチュルドレンが大勢いてチップをねだっていた。近代化が農村人口を吸収し、拝金主義が進んでいる証左だろう。開発の目的は影の部分をなくすことであり、傷つきやすい子供には何の罪もない。途上国でいつも感じる矛盾である。開発イコール経済優先の近代化というパラダイムを変える必要がある。開発協力を拒否して鎖国を決定したブータンの王様は偉い。

11. 母親：綿から毛絲をつぐんだり、むしろづくり、洗濯、家畜の世話、畑仕事など女性の働く姿を多く目にした。平均余命が男性より低く、年齢の割に老けて見えるのは労働のせいだろう。

母親3人対象にグループインタビューをした時"あなたはこれまで最も辛かったこと、悲しかったことは？"と60歳後半の母親に尋ねたら、"息子の嫁が家の下敷きになって亡くなったことだ"といいながら泣き出され、インタビューを中断して慰める場面があった。一般に年配の母親たちの結婚年齢は若く、子供数が多い、というのが調査の印象だ。嫁と何年暮らしたかは知る由もないが、婆抜きなどとほざく某先進国女性とこの家族の絆の差は時間の重さと長さなのだと思える。自分が死んだ後、泣く泣く別れていまだ独身を続けている昔の女性の他に、果たして何人が泣いてくれるだろうか。

12. 隊員：だんご状態の毎日、よくぞまとまった行動が出来たと感心する。いろいろな隊員がいて当たり前、疲れて当たり前だが、若手隊員のメンバーシップに拍手を送りたい。ミスの少なさは感心。長年のノウハウとサミットメンバーのコントロールがよく機能していたと思う。ネ歯協は現代版 " 若者宿 " のようなもの、群れの掟を社会化させている場であると。人間性の " 地 " は疲れた時、忙しい時こそ出てくるもの。そういう時こそ微笑みと挨拶が大切だ。名前は挙げないが、笑いをくれた隊員、元気をくれた隊員、明るく号令をかけてくれた隊員、黙って重いものを運んでいた隊員等など、腰の重いオジさん隊員を気遣ってくれて感謝。

13. プロジェクト：最後の１日を除いたら全て調査に終始した。よくいえば調査に集中、悪く言えば他のプロジェクトは何もわからん、となる。

最後に、次のミッションに調査して欲しいことをメモして稿を結ぶ。

①村長：選出方法と役割、村の意思決定方法の把握、②行政組織：埼玉県の資料では、保健省 - 地域保健局 - 郡保健事務所 - ＰＨＣセンター（選挙区単位）- ヘルスポスト（イラカレベル）- サブヘルスポスト（村落開発委員会）- ワード - 住民、となっている。③マザーボランティア:選出方法と役割、研修実態。ワード単位に女性地域保健ボランティア（ＦＣＨＶ）があり研修を実施しているはず。ジェンダー、母子保健など将来彼女たちの果たす役割が大きい。④ＴＢＡの把握：奥野ひろみさんとプロジェクト最終日に気づいた訪問してみたい対象。⑤ヘルスポストの機能、人材、運営等など。

一生の宝物

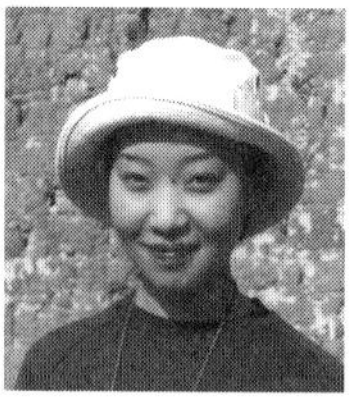

湯原千陽
（歯科医師）

今回初めて参加させていただきましたが、正直な感想としてネパールの人たちのためというよりも、自分のためというだけであっという間に終わってしまったように感じています。

中村隊長をはじめベテラン隊員の先生方、クールにみえてすごく細やかな気配りをしてくださった太田先生、早朝のパタン散歩に連れていってくださった麻生先生、私の悩みを聞こうとしてくださった重田先生。この出会いは、わたしの一生の宝物です。

プロジェクトが始まって２～３日目、幸せだなあと感じた瞬間がありました。HPセンターでの診療を終えて帰りのバスに揺られていると、誰からともなく「ふるさと」の合唱がはじまり、それをぼんやり聞きながら窓の外を流れる光景を見ていた時です。ネパールでは、時間の流れ方が日本と全然違います。家の前で楽しそうに遊んでいる子供たち、何をするでもなくじっと椅子に座っている老人、何か糸を紡いでいる女の人。貧しいけれど、彼らはとても幸せそうです。ぼんやり眺めているうちに彼らと同じ世界にいるような錯覚が起きたのでしょうか、あのように感じたのは、生まれて初めてです。幸せとは一体何なのか、はっきりとした答えはわからないけれど、ネパールがそのヒントをくれるように思います。重田先生に「何がコンプレックスか？」と聞かれた時ちゃんと答えることができませんでしたが、帰国してから色々考えて、それは父の存在が１番大きいという答えに行き着きました。気難しくてこの隊への参加にもあまり理解を示してくれず、わたしはいつも距離をおいて逃げてばかりいました。でも、これからはきちんと向き合って、ネパールでのすばらしい経験を伝えたいという気持ちです。わたしにいろいろ考えるきっかけを作ってくださった隊員のみなさんやネパールの人たちには、感謝してもしきれない思いです。いつか恩返しをすべく参加することができたならば、こんなわたしでもどうか使っていただけたらと思います。みなさん、ありがとうございました。

行ってよかった

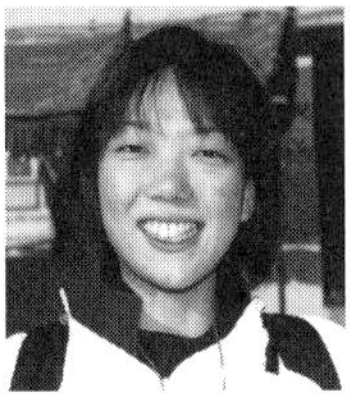

小田裕子
(歯科衛生士)

ネパールに行ってよかった、これが今の私の１番の感想です。連れていっていただき感謝の気持ちでいっぱいです。ネパールに行くことに協力し認めてくれた家族と病院のスタッフにも感謝！です。１４次隊に参加し、ネパールで初めての経験をたくさんすることができました。隊員の皆さんとも仲良くなることができ、毎日がとても充実していました。デモというアクシデントもありましたが、それもある意味貴重な体験で忘れられない思い出となりました。(泣きそうな程怖かったけれど。）出発前は長いと思っていましたが、13日間あっという間でした。そして想像以上に楽しかった〜。支えてくれた先生方や友達がいたからこそだと思います。ネパールでの体験を通して、やはり何事も自分で実際に体験することが大事だと思いました。

ネパールでは、たくさんのネパール人と出会いました。特に、私はマザーボランティアの人たちとたくさん話をすることができました。マザーたちと話している時に、マザーたちのことをもっと知りたい、ネパール語をもっと知りたいと思いました。マザーに教えてもらったネパール語は、きっとずっと覚えているだろうと思います。マザーたちに出会えて良かったです。また、学校訪問や学校検診では、子供たちと一緒にボール遊びをして楽しかったことや、子供たちの笑顔がかわいかったことなど良い思い出がたくさんできました。

14次隊は47人という大人数で、まとめる先生方は大変だっただろうと思います。でも、私にとってそれほど多くの人にかかわれるチャンスは滅多にないので、47名もの方々と知り合い共にネパールで生活することができたことを幸せに思います。普段話す機会のない遠方の方、いろいろな年代の方とも知り合うことができました。仲間といったら先生方に失礼かもしれませんが、この13日間で素敵な仲間ができたと思います。そんなわけで、日本に到着しいよいよ解散の時、涙が止まらず皆さんにご迷惑をおかけしました。出発する時は、こんなに別れが辛いとは思ってもいませんでした。この辛さを乗り切るのも人生なのね、と今思いました。ほんつ？（Dr伊吹語）

13日間、体調を崩すこともなく、思いっきりネパール（と、おいしいお酒）を楽しめました。隊長をはじめ、隊員の皆さん、それから忘れちゃいけない健康管理班のおかげだと心から思います。ありがとうございました。これからも、この出会いを大切にし14次隊で出会った人々とかかわっていたいです。お世話になりました。ナマステ。

何か変わったような

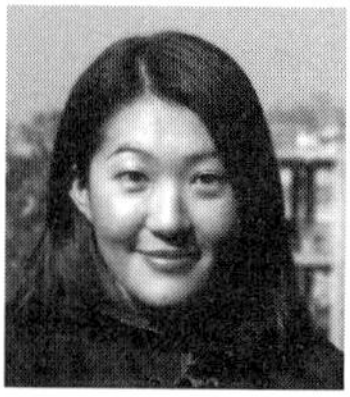

高森由佳
（歯科医師）

「大丈夫？そんなんでネパール行けるの？」と周りの人が口をそろえて言うぐらいに、私は12月にはいって体調を崩し、病院通いの毎日でした。

異国の地ネパールへの出発日が近くなるにつれ、団体生活にたえられるだろうかとか、皆とうまくやっていけるのだろうかとか、寝込むことになって皆の足手まといにならないかとか、不安ばかり。頭の中がネパールのことでいっぱいになり、蕁麻疹も毎日のように顔を出していました。前日の22日には本気で行きたくないと思い、ほとんど眠れないまま福岡空港に向かいました。

バンコクに着陸する時、飛行機が揺れて酔い止めを飲んでいたにもかかわらず、ぐったりなってしまい、班長だったのに、結局副班長の裕子ちゃんにまかせっきり。周りの皆にたくさんの迷惑をかけ、やっぱ2週間も無理かもなあ……って自己嫌悪に陥っていました。でも、ネパールに着いたら体調も回復し、自分でもびっくりするぐらい元気でハイテンションな毎日を過ごす事ができました。これも、14次隊の皆さんの暖かい心使いのおかげです。

ネパールでの診療も、想像していたより楽しくやることができました。抜歯がうまくいかなくて、落ち込んだこともあったけど、ちゃんと太田先生や徳永先生がフォローしてくれてあっという間に治療完了。やっぱすごいなあって圧倒されました。

今回、ダパケル村の学校にも健康教育で行かせてもらいましたが、皆歯磨きが上手で驚きました。そして、何より、子供たちの澄んだ瞳を見た時、「あー本当にネパールまで来た甲斐があったなあ」ととても嬉しくなり、自分のよどみきった心が洗われるようでした。現に、日本ではあまり泣かない私ですが、ネパールでは感情のままにたくさん泣き、たくさん笑わせて頂きました。日本に帰ってから、さっそくスタッフの女の子たちに、「何か優しくなりましたね」って言われちゃいました。自分では気がつかなかったけれど、ほんの少し変われたのかもしれません。

14次隊に参加させていただいてほんとうにありがとうございました。感謝しています。たくさんの貴重な体験をさせていただきました。12月31日の家族からの手紙にはほんと感激しました。手配してくださった先生方、どうもありがとうございます。また、かけがえのない友人もできました。ぜひ、機会があればまた参加したいと思っています。14次隊の皆様、心から愛しています。

ネパールで感じたこと

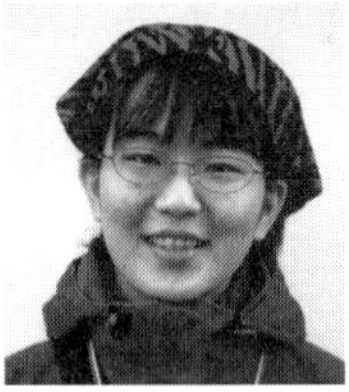

加藤由記
（九州歯科大学歯科学生）

今回参加してみて、いつも団体行動だったので私にとっては大変でした。しかし、今までの中で1番良い経験のできた海外だったと思います。まず、「やってみなわからん」を身をもって体験できたことでした。大学入試で自分の思い通りに結果がならなかったことから、いつからか、最小限の努力で留年しない成績をいつも頭の中で計算するようになりました。いつも「どうしょう」が口癖でした。結果に対する打算が入っていたからだと思います。しかし、先生方の姿勢を見ていて「どうしていくか」が大切なことを実感しました。「結果が大切なのではなく、結果の後どうしていくか」この価値観が今までの自分には欠如していたように思います。医学部に入って国際医療をするのが小さい頃からの夢でした。だから、余りやりたいことではないし歯科ではできないだろうから大学では、留年しない程度に適当に勉強すれば良いと考えていました。しかし、私が思っていた国際医療の概念が違うことに気づきました。私の根本であると思っていた国際医療から揺らいだことで、自分にとってもっともらしい理由をつけて勉強から逃げていた事を知りました。正しい国際医療が何かはわかりません。でも、焦ることなく時間をかけて見つけていくものなのかなぁと感じています。ある先生から食事中「自分たちのやっていることは正しいのかな」と質問されたことがあります。その時は、どう答えてよいかわからなかったので「正しいと思います。」と言いました。私から見れば、14年間すごいことをやってきた先生と見ていたので、質問自体に驚きました。その一方で安心もしました。14年間という歳月をかけても結論づけることが難しいことがあるのだと。「自分がわからない」と悩むこともあるけれど、当然とことだと納得させられました。このように色々気づかされたのは、隊員皆さんのおかげと感謝しています。

今、私は、14次隊のカルテなどからどのような結論が導き出され、15次隊のプロジェクトがどのように進んでいくのかすごく楽しみです。ネパールの人たちだけで自助、互助ができるようになると良いなぁと思いつつ……。これからもよろしくお願いいたします。

これからの私へ

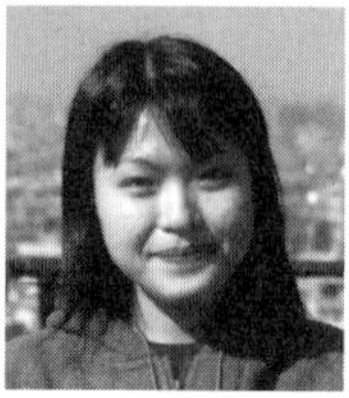

山本レイ
（九州歯科大学歯科学生）

帰って来た今でも、ネパールに居る気がします。ずーと心が開けたような、幸せな感じがまだ残っています。

私がネパールに行った目的は、自分自身のためというのが1番の目的でした。ネパールに行って、日本に帰って来て何が変わったか自分ではまだわかりません。他の人から見ると、変わっていないかもしれません。でも、心の中が軽くなった気分です。今までは、自分を守ろうとばかり思っていました、でも今は自分のことを大切にしたいと思っています。そして、周りの人も大切に思えるようになりました。まだ変化していく自分に対応しきれなくて、また元の鞘へ居心地いいと戻っていくかもしれません。これから自分がどうなっていくのか、見当がつきません。でも、今感じている思いを忘れていきたくないと思っています。

今回の活動である、ネパールの人たちへの診療には私個人に、足らないところが多すぎで、もっと勉強すべきであったと反省の連続でした。でも、そんな私に色々教えてくださった先生方に、本当に感謝します。そして私に抜歯されたことでかなり痛い思いをされたに違いないネパールの方、私が乳歯と永久歯の区別がつけられないために長時間口を開けていた子供たち、みんな終わった後は『変だ。』と言う顔をしながらも笑顔で「ナマステ」と言ってくれたのには、後ろめたさを感じながらも嬉しかったです。

14次隊の方々、出会ったすべの人々から優しさを貰いました。日本に戻ってきて、起こる出来事、出会う人々全てが大切に感じられます。忘れられない大切な思い出が出来ました。

心を開くことの大切さ

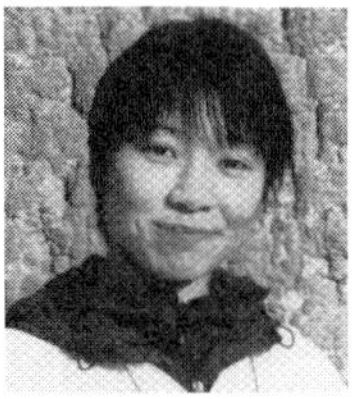

倉谷顕子
（九州大学
歯科学生）

ネパールから帰ってきてからまだ1週間しかたっていないのに、もうずいぶん前のことのような気がしています。今思えば本当にあっという間の2週間でした。

まだ学生の私は当然患者さんにさわったこともなかったし、研修などには参加したもののネパールにおける活動のすべてが想像の世界だったので、出発前はこんな私が行ってちゃんと仕事ができるだろうかと不安でした。しかし、ネパールに着いたらすぐにプラダンさんと話をしたりNATAとのミーティングに同席したりと忙しく、不安なんてどっかに行ってしまいました。次の日からの診療も学校訪問も、とにかくすべてのことが新鮮で楽しくて、1日1日がものすごいスピードで過ぎていったように思います。こんなに働き、笑い、ついでに高熱まで出した充実した2週間は初めてです。14次隊に参加しなければ知り合うこともなかったすばらしい人たちと出会い、たくさんのことを学ぶことができました。

国際協力ということについても考えました。本当の国際協力とは何なのか、幸せとは何なのか、実際にネパールに行ってネパール人やネパールという国と接してみて少しずつ自分の考えがまとまりつつあるような、よけいにわからなくなったような複雑な感じがします。実際に活動に参加してみて私が1番重要だと感じたことは、出発前に太田先生がおっしゃっていた『心を開く』ということです。今までの私にはこの『心を開く』ということが足りなかったような気がします。今でもやっぱり少し苦手です。でも、こちらから心を開かなければ本当のコミュニケーションは図れないということがよくわかりました。このことはこれからの私の課題とすることにして、この経験をこれからに生かしたいと思います。

もし私が歯学部に入学していなければネパール歯科医療協力会を知ることもなく、国際協力についてじっくり考えることもなかったかもしれません。14次隊に参加して、歯科医師となることを選んで本当によかったと思うことができるようになりました。言葉ではとても言い表せないくらいすばらしい経験をさせてくれた14次隊の隊員およびその関係者の皆さん、そして私をネパールに送り出してくれた私の家族や周りの人たちに心から感謝します。本当にありがとうございました。

ネパールへ飛んで

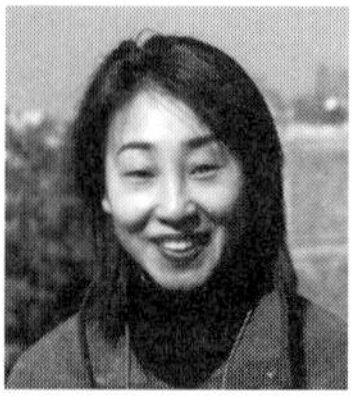

平本　恵
(歯科医師)

「やってみなきゃ、 わからん。食ってみなきゃ、わからん」ネ歯協に代々伝わる言葉の1つですね。この言葉に共感したとともに、隊に対する安心感を抱き、そして隊に参加する決意を固めました。何もわからず、ネパールへ飛び立ちました。ネパールでは、その言葉どうり「とにかく、やってみなさい。行ってきなさい」と、脅える新人隊員を、色々なことへ参加させ、多くのことを体験するチャンスを与えて下さいました。予備知識なんていらない、真っ白な心でぶつかってみなさい、といったふうに……。しかし、それがまた、すごく難しいことであることも学びました。

私はとにかく、その時、その時、目の前にある仕事に取り組むのみでした。特に診療に関しては、なるほど難しく、考えさせられました。想像していたよりもずっと、ずっとネパールの人も自分の歯のことを気にしているし、悩んでいることを知りました。真剣に悩みを訴え、必死に治療に堪えている姿をみて、私はどういう気持ちでここにきて、どういった診療をしたらいいのだろうか、と考えさせられました。優越感にひたり、好き勝手な治療をするのではなく、やはり、ここでも人と人とのふれあい、患者の訴えることを真剣に受け止め、できるだけ解決に努める。ネパールであろうと、日本であろうと、本質は変わらないことを感じました。しかし、時間もない、器具も十分でない、言葉も通じない、歯科医師としても未熟な私は、ただただ必死にその場、その場をやり過ごすのみでした。ネパールで診療するのに、それほど言葉はいらないだろうと思っていましたが、しかし、人と人とのふれあいであり、納得させたり、安心させたりするには、気持ちや態度に加えて、言葉も非常に大切だと思いました。通訳の人がいてくださり、かなり助かりましたが、それでも自分から直接、言葉をかけてあげられたら、どんなにいいだろうかと何度も思う時がありました。

しかし、こんな言葉も通じない状況であっても、多くの村人が「歯をみてくれ」とやって来る。逃げ出したいであろう気持ちもおさえて、私たちの言いなりになっているネパールの人をみて、それだけ信頼されているのだと感じました。これはネ歯協の長い活動から勝ち得たものなのだと思いました。凄いです。

診療でのもどかしさと疲れを感じていた私に元気を取り戻してくれたのは、学校訪問で出会った子供たちでした。「この人、次は何をするのだろう。何を話すのだろう。」といった様子で、私の行動から一瞬たりとも目を離さず、ずっと見つめるたくさんのキラキラした目、素晴らしかった。話しかけても、意外と恥ずかしがって隠れてしまう子が多かったけれど、あの、はにかんだ笑顔と、キラキラしたきれいな目は一生忘れないでしょう。

そこで見た子供たちの口の中は、思っていた以上にきれいであり、歯みがきも上手だったことに驚きました。ここでも、ネ歯協の影響力と、活動の偉大さを感じました。

やはり、勝手に想像をしてたネパールとは、全く違う色々な発見がありました。来てみてよかった、やってみてよかった、と思います。しかしネパールでの活動は、私にとってあまりにもあっという間の出来事でした。ネパールのこと、ネ歯協の活動のこと、まだまだ何もわかりません。時間をかけて、もっと色々な事を知り、色々な発見ができたらと思います。

ネパールに行ってもう1つ発見したことは、毎日心から笑い、楽しんでいる私がいることでした。ネパールという異国の地で、私の心は日を重ねるごとに元気になっていく感じでした。それは、毎朝の青空の下でのラジオ体操、おいしい食事、そして何より隊員皆さんのやさしさのお陰だと思っています。特に新人隊員に対する気遣いは心にしみました。どんなに疲れていても、どんな状況においても、まず新人隊員や弱者のことを気にしてくださいました。すばらしい人たちの愛情あふれる隊でした。このような愛情を感じることができたことを、とても幸せに思います。

共同生活を通して

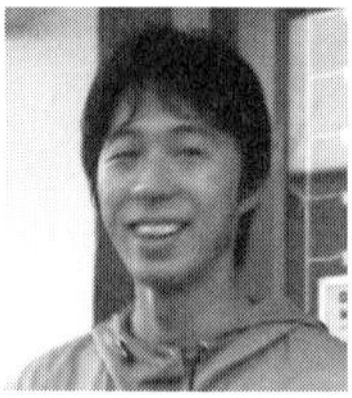

福山房之助
(九州大学
歯科学生)

本当に楽しかった2週間でした。初めて参加させていただいて、ベテランの先生の お心配り、また、新人の先生方との励まし合い(藤田先生も若手です)……、多く の方々の支えによって、貴重な体験をすることができました。特に、健康管理班の渡辺さん、亀川さん、非常にお世話になりました。ありがとうございます。

2週間とは非常に短かったのですが、その背景にある1年間がふと頭によぎってきて、思わず、目頭が熱くなることもあります。研修会（学生、九州・中国地区等）や 準備会、梱包作業などなど、2週間の為に、一生懸命がんばっていたなあと。

でも、ベテランの先生方は会の企画等、もっと大変な思いをされていたのでしょうね。さらには、過去の数年間を通して2週間を考える事ができるのでしょうね。今度、じっくりとお話を伺ってみたいと思います。

思い出せば、中村先生の特別講義で、ネパール歯科医療協力隊の存在を知りました。たった1時間の講義で、僕はこの貴重な体験を得ました。「一期一会」特に、この頃そう思います。ネパールの人たちに診療室でできるのも1回きりの治療で、この46人が共有できる時間も1度きり、なんですね。ポジティブに考えて、1度きりだからこそ、僕はそれを楽しみたいと思うし、大切にしようと思います。「自立支援型プロジェクト」の心を自分なりに触れた気がしました。多くのことを勉強しました。皆様、ありがとうございました。心より、感謝の気持ちを伝えたいと思います。

気づいたこと

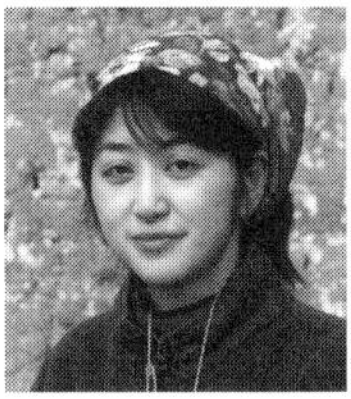

渡辺愛子
(看護師)

ネ歯協14次隊に参加させていただき、現地での活動から社会、宗教、人々の生活(居・食・住)その他様々なものを学ぶことができました。そしてその中で1番心にひかかったものは宗教です。

ストライキからも宗教的なことがわかったのですが、知り合ったネパールの子供たちからも自分の信仰している宗教は何かとすぐに聞かれ、ちょっととまどってしまいました。人と同じ宗教であれ、違う宗教であれ、神様は宗教的トラブルを好んではいないと思います。その人の考えや、長所・短所を認めるように、お互いを認められればいいのにと思いました。

そのお手本が、ネ歯協です。利害関係なしに、お互いに、「心の扉」を開いて認め合い、協力し合うことが大切だということを実感しました。

同じ部屋の方たち、ベテラン

隊員方、一緒に感激を味わった新人同期、そして1番の心の友、亀川志津香！　私はこのみんなの温かい言葉や、笑顔に心の底から支えられました。自分のいい所も、悪い所も受け止めてもらいました。その優しさに応えてがんばりたいと思いました。

相手を非難することは簡単なことです。自分の都合でするこ とですから。でも相手のよい所を探すことはまず、相手を知らなければなりません。国同士ならなおさらです。様々な国の人々が、もっともっとかかわっていけたら争い事はなくなるのになあと思わせられる13日間でした。皆さん本当にありがとうございました。

協働と自立

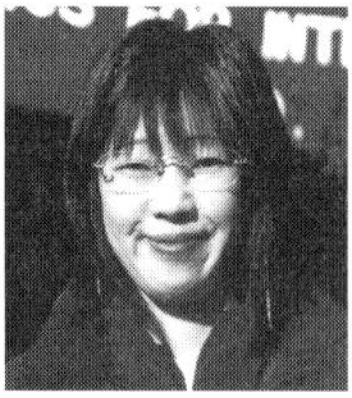

奥野ひろみ
（静岡県立大学教員
看護学）

1つのことをみんなで一緒にすることは、とても大変なことです。想像をしているだけでは、先に進みません。こんなふうにしたいと、わいわいがやがややっていく中で、始めることを決意すると、歯車が回りだします。大変さから、やるぞという動機が生まれます。活動が開始されると、やりがいが実感として加わります。そして活動をうまく進めるためにお楽しみも加わります。自分たちに充実感が生まれます。協働の楽しさが芽生えます。1人ではできない広がりを感じます。そして、もっと良くするために、ああでもない、こうでもないと知恵を絞り、理想を現実にする作業を繰り返します。この繰り返しのバランスの良さが、ネ歯協がここまで続いた理由なのでしょう。このような活動の本質を貫いたことが、ネパール人の手でできるようになること。多分それが、国際協力なのでしょう。後発開発途上国の悩みを、一気に解決することは難しいことです。どこからどのように手をつけていけばいいのか……と悩みます。ネ歯協は、歯の問題を糸口にしました。4年前から進められた自立歯科保健は、今回（14回目）初参加のミッションで、「自立」とは何かという奥深い問題を、私につきつけました。経験により見えてきた問題を、現場のネパール人とどう共有していくのか。どう、ネパール人と一緒に解決していくのか。最終的に行き着くゴールはどんなものなのか。最終ヴィジョンを語れる人の存在とそこに到達するための手法は、必需品なのでしょう。そして、個人でなく集団組織をどう動かせるのか、このノウハウもとても大切です。これは、ネパールだけの問題でなく、日本の地域保健も抱えている問題なのです。この共通点を、現場の人間が乗り越えられるように、考え実践することを続けていくことができればと思います。この機会を与えてくださった皆様に感謝。

ネパールに行って

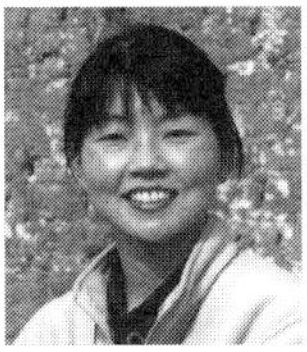

郷丸三穂
（歯科衛生学生）

今日、ネパールからのエアメールが届きました。「今、芸術の夕べの前に書いています」あの時のあの時間がギュッと詰まったハガキです。たくさんの方々からいただいたメッセージと思い出されるネパールでの出来事に、胸が熱くなりました。私が感想文をまとめきれないでいるうちに、ネパールからの便りの方が先に届いてしまいました。

ネパールに行っての１番の感想は、参加できて本当によかったということです。14 次隊のそしてネパールのたくさんの方々と出会うことができ、共に笑い、仕事をし、色々なお話をお聞かせいただけたことは、これからの私の人生の財産です。まだまだ未消化なこともありますが、これから時間をかけてじっくりと自分のものとして吸収していきたいと思います。

反省点もあります。とりわけ、このプロジェクトや国際保健についてほんの表層しか理解せぬままに参加してしまったことは大きな反省点です。最初のうちは、とにかく楽しくて充実感があって、と、そればかりでした。けれど途中から、その思いは複雑になりました。自分の理解の浅さに気がついたからです。ぼんやりとした参加の仕方をしてしまったことに気づき、一体自分は何をしようとして来たのだろうかと考えるようになりました。もちろん毎日は楽しくて充実しているのですが、ただそうとばかりは思っていられなくなりました。行ったことで、確かに私は幸せを感じています。また、診療を受けに来られた患者さんたちも喜んで帰っておられるし、地元の先生方もボランテイアの方々も育っておられます。しかし、何か大きな地図のようなものを、目指す目標に対し今どこにいるのか何が課題になっているのかといったことを、理解しないままに参加してしまった私は、迷い子になってしまいました。ですから、今度参加できるチャンスがあった際には、プロジェクトについて、そして国際保健のありかたについて、ちゃんと理解を深め、そして自分なりの目標ももった上で、参加したいと思います。

最後になりましたが、14次隊でご一緒させていただいた皆様、サポートしてくださいました皆様、本当にありがとうございました。心から感謝しています。またいつの日か、ヒマラヤの空の下にご一緒に立てることを願っています。

参加できてよかった

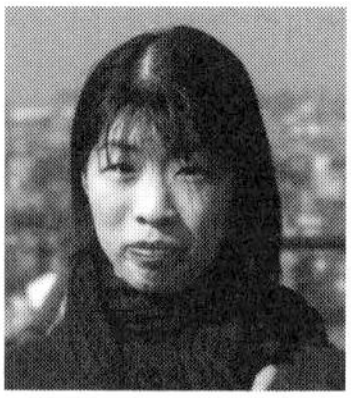

亀川志津香
（看護師）

「ネパール行きは今回あきらめて……」

出発の1か月前に婦長さんから言われた言葉でした。半年以上前から渡辺愛子さんと準備を進め、私の心は既にネパールに飛んでいました。ぜったいにネパールに行きたい！行かないと自分自身きっと後悔する。行って、その国の現状を自分の目で見て、耳で聞いて、肌で感じたい。そう思ってた私は、1度や2度言われたくらいじゃあきらめきれず、ねばりにねばって『ネパール行き』を手に入れたのでした。

私は46名の隊員の健康管理を主な仕事として行ったのですが、実際みなさん1人1人の自己管理、自己申告がよく出来ていたのでとても助かりました。看護師2人共が初参加だったため、初めは戸惑うことも多く手探り状態でした。ですが、健康管理班のメンバーや他の隊員の方々によく声を掛けていただき励まされながら12日間乗り越えられたと思ってます。

日本とは環境が異なるネパールでは、過労、下痢、発熱、はたまた二日酔いが主症状として現れてきました。普段、設備の整った病院の中で働いている私は新鮮でもあり、困難なことにぶつかることも多くありました。

どれも私にとってはとてもよい体験となり、両親・職場の方々・ネ歯協を支えてくれている方々に感謝の気持ちでいっぱいです。特に私を心身共に支えてくれたのは愛ちゃん、あなたでした。ネ歯協に参加するまで顔も名前も存在すら知らなかった2人が出会い、同じ目標に向かって進んでいくにつれ心が1つになっていきました。嬉しいとき、楽しいとき、悲しいとき、つらいとき、いつも愛ちゃんが側にいてくれて一緒に笑ったり、泣いたり、悩んだりしてくれました。本当にありがとう。

今回、みなさんとのよき出会い一生ものだと思ってます。

最後に、テチョー村にとり残された事件は、きっと話し継がれていくのでしょう。それが2度とこのような事件が起きないための予防策となればいいのですが……。

50年前と同じ

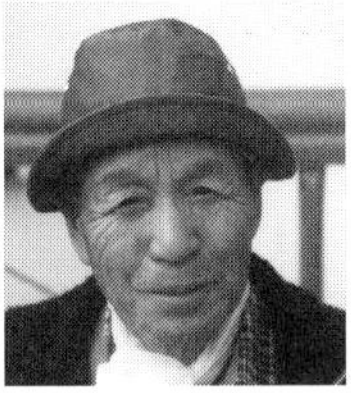

野堀豊定
(元つくば市助役)

歯科医療協力14次隊の皆様ご苦労さんでした。

私は皆さんにご迷惑をかけるおじいさんになっていた様な気がします。

皆様の嬉々とした行動、自分の責任を全うしているお姿を拝見して、私も50年前、日本農村の代表として米国、加州に農業実習に行ったこと等を思い出し、「新しいことにチャレンジしたい」ということは今も昔も同じだなあと感じ、これから身近な若い方々に参加を勧めたいと思いました。

又この活動が14年間も続いている実績は何か……中村隊長さんはじめ幹部の皆さんの熱意と周到な企画の中での努力の賜物と感激いたしました。

それは健康大会で、ネパールの青年たちが企画し、ママさんボランティアの方々が、歯磨きの方法や、食生活改善の説明を熱心にしているお姿を拝見し、1,000人余の治療よりも予防医学の重要さを認識させたヘルトレ、ミーティングの成果の表れと感じました。

特に中村隊長さんが終了式のごあいさつの中で「テチョーと、ダパケルの皆さんが歯の健康法について、自分の歯は自分たちで守ってゆくという気持ちになった事はほんとうに嬉しい、ネパールの平均寿命は50何歳と聞いているが私は57歳、死んでも満足だ……」とおっしゃられたことが強く脳裏に焼きつけられました。

これからも私はネパール歯科医療協力会を支援いたします。

最後になりましたが第14次隊の皆様のご健勝と、さらなるご活躍をお祈りいたします。

テチョー村やダパケル
ル全国に

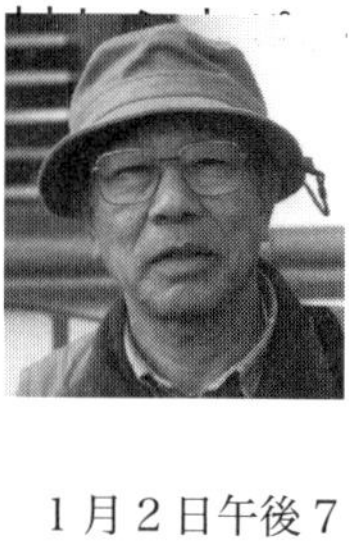

中村　脩
（元公務員）

1月2日午後7時過ぎ無事に成田に到着いたしました。このたび第14次ネパール歯科診療協力隊では一方ならぬお世話になりました。我が儘ばかりいたしまして申し訳ありませんでした。

熱心に活動される隊員を見ておりますと、全く敬服の至りです。その46人を統率する、中村隊長の手腕には、ただただ頭が下がるのみです。

現地の人たちとのコミュニケーションも充分図られていて、大変喜ばれている様子が肌で感じられました。閉会式のときに隊長が申されました、言葉が私の頭に焼きついております。「僕たちは、もう君たちの治療はしない。もう君たちはマザーボランティア、青年ボランティア等歯科診療の知識は十分だ。その知識をテチョー村やダパケル村からネパール全国に広めることが大切だ。これからこの国にも大学の歯学部や医学部ができるだろう。医療の充実したネパール国になることを期待する。」

この力強い言葉には現地の人たちにとって、大きな励みの言葉になったことと思います。

1次隊から14次隊までいろいろとご苦労があったでしょう

が、その成果が実りつつあることを感じました。
　大変お世話になりました。ありがとうございました。今回の経験を、我々の地域でも生かしていきたいと考えております。

■15次隊感想文■

(2001年12月23日～2002年1月5日)

村人の自立を願って

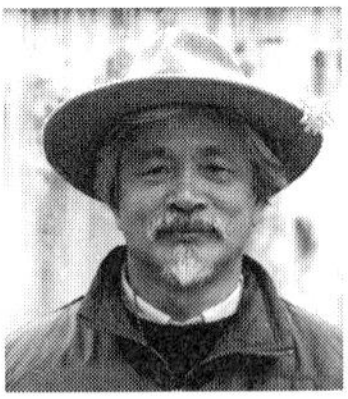

徳永一充
(歯科医師)

「貧しい国の豊かさ、豊かな国の貧しさ」。ネパールは、世界の最貧国と言われています。宗教心篤いヒンズー教の国ネパールから帰ってきて、日本の新聞紙上を賑わせているいろいろな事件、出来事を見ると、豊かな国の貧しさを表していると言えます。ネパールの子供たちの貧しいけれど好奇心旺盛なキラキラした目を見ると、日本の子供より幸せなのでは……と思われます。
　私たち日本人は何か大切なものを犠牲にして富や、便利さを手に入れている気がしてなりません。日本人が本来持っていた心の豊かさ、やさしさを取り戻すことができたなら、次の世代に誇れるすばらしい国になれるのにというのが、この活動を通じてまず感じたことです。
　ネパールとのかかわりは、13年前、私の恩師の浦郷先生の影響で、ヒマラヤを見たい、写真を撮りたいという、軽い気持ちで応募したのが始まりでした。永く続いた理由は、まずネパールの歯科医療環境が、当時人口約2,000万人に歯科医が23人しかいないという日本では考えられないほどひどかったので、何とかしてあげたいという気持ちになりました。
　初めて行った頃の現地の生活は、ホテルといっても、お風呂はお湯が出なく、冬なのに冷たいシャワーを浴び、朝ご飯は自炊でした。そして村での活動は忙しく、特に診療は薬、診療器具が足りなく大変でしたが、活動のあと治療のお礼にと村長の家に招かれて食事をごちそうになったり、子供たちの写真を撮ったりする中で、日常の苦労や疲れはどこかに吹っ飛んでいきました。隊員は少人数でしたが、過酷な環境の中で助け合い、心からこの活動を楽しむことができました。国際協力活動をするということもありますが、楽しいから、いい仲間がいるからネパールへ行くということです。
　次にネパール歯科医療協力隊に関しては、これまでに15回のミッションをこなす中で何度か軌道修正をしましたが、いい方向で活動が行われています。今後の活動の課題としては、主に次の3点を指摘したいと思います。
①将来中核になる若い隊員を育てる必要がある。
②我々の活動で歯科領域の調査分析と歯科診療は大切ですが、もう1歩進めて、村の衛生健康問題を考える必要があると思います。それには水の問題、トイレの問題をきちんととらえ、解決することを考えていかなければなりません。
③長年同じメンバーで活動をしていると、改革の努力や、発想の転換で、プロジェクトを見直そうとしているつもりでも、同じ殻の中で空回りをしている可能性があります。まして歯科などの事業はよけい陥りやすいので、我々の隊は違う職種の方の参加を受け入れています。今まで新聞記者、ジャーナリスト、公認会計士、行政に携わった人、専業農業の人、保健師、看護師、など多くの方に参加していただきました。それぞれの立場から村での我々の活動、プロジェクトを評価批判してもらい、活動

の軌道修正に役立てています。

最後に、我々の活動もいつか終わらなくてはなりません。村人が自立し、彼らだけで衛生、健康管理ができる日がくるよう願っています。

人と人との触れ合いの大切さ……

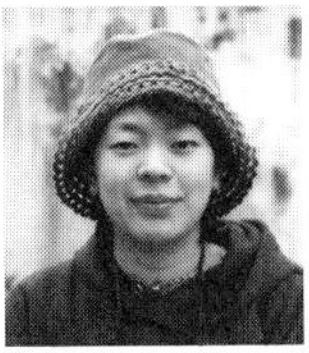

田島路代
（歯科衛生士）

今回私は15次隊として初めて参加しました。ネパールで2週間過ごした日々から1週間が経ちましたが、今でもネパールでの出来事が頭から離れず、いろいろな事を思い出しています。

村の小学校訪問。元気な子供たちが一斉に集まり不思議そうに私を見ていたあの光景。グラウンドに全員集合しフッ素洗口やブラッシングを一生懸命している無邪気な子供たちの姿。今でも忘れられません。少し登った村ではテントを張り、そこが診療室。日差しがときにはまぶしすぎたり、でも日差しがなければ口腔内が見えにくい状態の中での治療。患者さんとお互い笑顔であいさつ、笑顔でさよなら。それだけで自然と心が豊かになり、求めるものなど何もありませんでした。その中で家族に連れられて来た小さな子供たちを集め、青空の下でブラッシング指導。子供たちは私を見て同じように口を開け、歯ブラシを持っている手を同じように動かしながら私のまねをしてくれます。私が言っている言葉なんて全くわからないのに、私のまねをすればいいと理解してくれた子供たち。とてもうれしかったです。

かわいいネパールの子供たちと、たくさんのネパールの方と触れ合うことで新しい自分を発見することができました。そして何よりも15次隊47名の皆様と出会えたことでたくさんのことを学びました。皆様と楽しく迎えた新年、すばらしいヒマラヤを見て感動を味わったこと、そして皆様と1つのことをやりとげたこと。私は皆様から大きな自信をもらいました。中村隊長をはじめ15次隊の皆様、また日本で暖かく見守っていてくれた家族に心から感謝の気持ちでいっぱいです。皆様と出会えたこと、ネパールでの経験は決して忘れません。本当にありがとうございました。

何を感じ、どう変わったのか

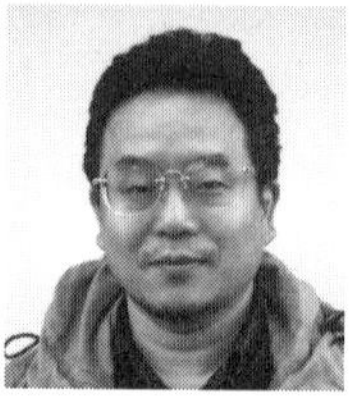

福光保之
（歯科医師）

1）何を感じたか

◎信頼関係

最初に、治安上の安全面で非常に緊張を強いられる厳しい状況の中、貴重な体験をさせていただいた中村隊長はじめ隊員各位、会員ならびに支援者の方々、NATA関係者、現地スタッフならびにボランティア、SSVスタッフの皆様に感謝いたします。長い間に築きあげられたネパール側との信頼関係を感じました。

◎予防の重要性

商店には砂糖の入った甘いものが売られており、子供たちは伝統食より工業製品を好むということも聞きました。予防に関する知識や技術は重要と感じました。

◎準備不足

ヘルトレ上級で、歯科保健概論を担当しましたが、難しかったです。英語の能力とともに、何をすべきなのかについての準備不足を痛感しました。

2）何が印象に残ったか

◎ダパケル

ヘルトレで知り合ったタパ先生が、ダパケル村での診療終了後自宅を見せてくださいました。シンプルで整頓された生活スタイルとダパケル村のさわやかな風、そしてタパ先生がとても印象に残りました。

◎ゴミと排気ガス、野焼きの臭い

カトマンズ中いたる所にゴミが散乱していることに強烈なインパクトを受けました。早朝、霧に包まれたホテルのベランダでも野焼きの臭いがするのに驚きました。排気ガスとともに、健康にかかわる大きな問題として印象に残りました。

◎未明のパタン

続々と参詣に訪れる人々の流れに従っていくと、ゴールデンテンプルで、その賑わいは頂点に達しました。日本では大晦日から元日にしか見られないような賑わいが日常なのだということが印象に残りました。

3）自分自身どう変わったか

正直に言ってよくわかりません。時間がたって自分がどう変わるのか楽しみです。行ってみて、やってみなければわからないというのは実感ですが、まだまだわからないことが多いです。ネパールに対して以前とは違った親近感を非常に感じるようになりました。マオイスト問題が落ち着いて、安全になったら田舎を旅行してみたいと思います。

ありがとう15次隊

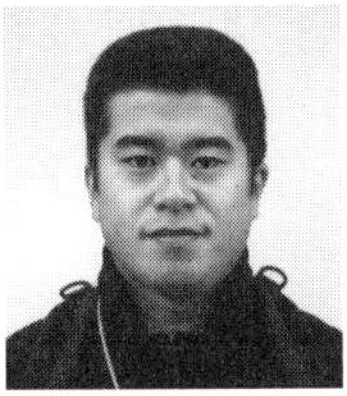

青木光徳
（歯科医師）

僕が、ネパールに行こうと思ったのは皆さんもご存知の通り、勤務している病院の桑原孝史院長の影響です。13次、14次隊の話を聞いて、「自分も行ってみたい」と思ったのです。できるかどうかなどは二の次で志願しました。院長は快くOKしてくれました。しかし、ネパールに行くのが近づくにつれ緊張と不安でいっぱいになり、毎日そんなことばかり考えていました。最初、飛行機の中では鼻血が止まらなかったり、熱が下がらなかったりということもありましたが、最後になるにつれ体力・気力ともに最高潮、もう１度行けそうなくらいでした。自分は診療のみだったのですが、その中で初めて経験したダパケル村での青空診療。こんなことは日本ではできないことだろうし、テチョー村やダパケル村の診療を通じて１回限りの診療で、どれだけのことができ患者に満足してもらえるか。助けてくれた回りの先生方。そこで教えてもらったことは答えは１つではないということ、いろいろな考え方があるんだということ。本当にこれでいいと言う答えはない。これは日本でも言えることだと思いました。

今回参加をして人と人とのつながり、隊だけではなくネパールのボランティアなども含め、みんなの助けがあったからこそ自分が今回何とか達成できたのだと思いました。今、日本に帰ってきて自分がどう変わったのかはまだわかりません。なんとなく言えるのは小さなことであまり悩まなくなったなぁということと、人と話すことが好きになったことです。これは皆さんと接することができたからだと思っています。また続けて参加したいです。

印象的だった子供たちの笑顔

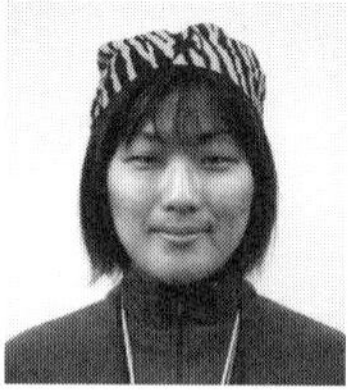

立山加代
（九州歯科大学歯科学生）

よく覚えていないけど、たぶん１年生の学年末試験のとき、由記ちゃんと近くの図書館にお勉強に行きました（あの頃は真面目だった……）そこに置いてあったパンフレットの中にネ歯協のパンフレットがあり、自分が入った大学にこのような活動をされている先生がいらっしゃることを初めて知りました。それから半年後、中村先生の生理学の授業のとき、ネパールでの活動についてのお話を聞く機会があり、スライドの子供たちの笑顔がステキだな〜と思ってそのお話を聞いていました。そして今回、15次隊員としてネパールに行くことができました。

ネパールに着いて飛行場から出るとき銃口を向けられて、とっても怖かったです。非常事態宣言が出されていることは聞いていたけど、どんなものか全然わからなかったし、家族や友達が心配していたほど私はあんまり気にしていなかったから、かなりビックリ…。ネパールに来て自分が平和ボケしていることに、気づかされたような気がしました。

でも、村の中では子供たちは生き生きとしていて、非常事態宣言が出されていることを忘れてしまうほど、楽しい時間が過ごせました。サミットの先生方のおかげで、いろいろな活動に参加させて頂けて、毎日が新鮮で充実していました。診療も学校訪問も本当に楽しくて、えっ？もう１日が過ぎたの？っといった感じでした。診療の際は多くの隊員の方に、患者さんの口腔内の状態を説明して頂いたり、抜歯やスケーリングの方法を教えて頂いたり、とっても勉強になりました。隊員の皆さま、本当にありがとうございました。

ネパールから帰ってきて、出発前に私の何倍も心配してくれた友人に、「お帰り。楽しかったんでしょ。」って言われて、ネパールでのことがパーッと思い出されて、泣いてしまいました。本当にあっという間の14日間でした。ホテルの本部で夜更かししたのも、押さえつけられてフェイスペイントされたのも、なんか遠い昔のような気がします。まだまだ整理できていないことが多いけど、日常の忙しさで大切なものを忘れてしまうことが無いように、これからゆっくり時間をかけて、自分の中で整理していきたいと思います。

最後になりましたが、15 次隊員の皆さま、その他いろいろサポートしてくださった皆さま、本当にありがとうございました。またいつか、皆さまと楽しい時間が過ごせることを楽しみにしています。

これからの自分の道を見つけるきっかけとなった

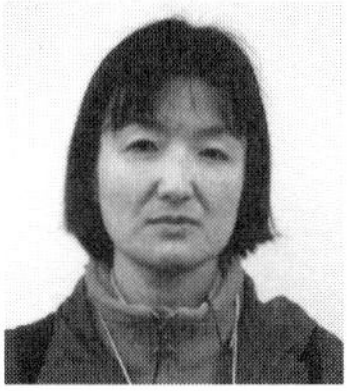

久田由紀子
（歯科衛生士）

私は、読売新聞の「ボランティア 2000 年」という記事を見てネ歯協のことを知りました。大きな顎模型を持ち、ネパールで、歯磨き指導をしている写真を見て、私も是非参加してみたいと思いました。準備会などで 14 次隊の報告書をもとに説明を聞きながらも、熟読しないままに出発の日が来てしまいました。新人は体調にだけ気をつけて、隊の足でまといにならないようにという教えをただひたすら守ろうと、早寝早起きに徹したアッという間の 14 日間でした。

私は、この 2、3 年この年齢にして歯科衛生士というスペシャリストとしての道を長く続けられるものか迷っていました。やりがいと働く場所 etc. 自分の思いどおりにならないことばかり。答えはまだ見つかったわけではないけれど、この隊に参加して、これから自分なりにやらなければならないことがたくさんでてきました。また、たくさんの人との出会いを通して、人としての未熟さを改めて考えさせられました。

2001 年、私事ですが父を亡くし、すぐその後、母の乳がんが見つかり、身近な愛する人との別れで非常に悲しい思いをしました。この年の最後に皆さんに出会えて心温まる大切なものを得られたような気がします。ありがとうございます。また、心新たにがんばれそうです。

この体験を日本での自分の原点に

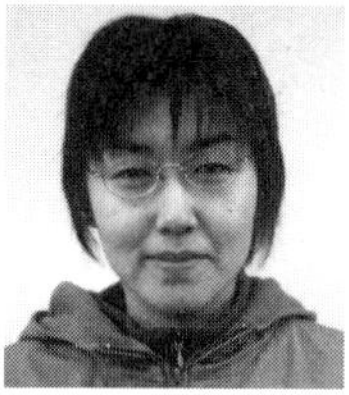

芝原伸恵
（保健師）

私が九重町役場の保健師として働き始めて３年になる。仕事を通じて地元の開業歯科医の麻生先生が、ネパール歯科医療協力会の話を熱く語ってくださったのが15次隊参加のきっかけである。

自治体に働く保健師の仕事は、住民の生活の場において個人として尊重される最低限度の権利として位置づけられている「健康で生きる・人らしく生きる（自己実現）権利の実現」と、「公衆衛生活動の向上及び増進に努めなければならないこと」などであるが、これは日本国憲法にもうたわれている。住民の「生」と向き合う保健師として、私は、あらゆることに興味を持ち、いろんな知識を生き生きと学ぶ姿勢が求められていると感じていた。いろんなことに興味を持つ中で、現場的な「感覚」を大事にするということ、さらに、「感性」を摩滅させないような、自分自身の積極的な姿勢・取り組みが重要だと考えていた。

五官を充分に使って何かをしたいという欲求が、参加の背景にあった。ネパールでの活動を体験する中で、まず「継続の力」に感動した。

私が活動の中で最も印象に残っている場面は、マザーボランティアグループの話し合いの場面である。この話し合いの中で、私はこのネパール歯科医療協力会の活動の歴史を感じることができた。マザーボランティアの方々の積極的な取り組みの姿勢と行動力、そして活動の成果を実感することができたとき、感動を覚えた。継続した活動の産物なんだろうな、と感じた。

さらに、日本人の隊員からも、継続による力を感じた。批判的に考える視点、徹底的に深く考える過程を大事にしながら粘り強く行う姿勢が、印象に残っている。また、総務などの仕事からも活動を継続させるために要する力の凄さを感じた。この会の活動に参加する前の私は、物事に興味を持つことは得意としていたが、その後の継続をとても苦手にしていた。「継続」は私の課題であった。何ごとも継続することで自分の力になる、ということを頭では理解しているものの、実践できずにいた私にとって、継続のために要する力の凄さとともに、続けることにより得られる力の大きさを実感できたことはたいへん勉強になった。

またネパールでは、人の生きる力をとても強く感じた。生きていることを当たり前のことのように毎日を過ごしていた、日本での自分の姿について考えさせられる機会を与えられた。私は、人の「生」を支えることを仕事としているにもかかわらず、人の生きるを感じる心すら持っていなかったのではないか、と危機感を感じた。すべての人の生きる力はそれぞれにすばらしいものだと思えること、それぞれの人の生きる力を信じることができること、これらのことが、保健師として私に求められることだと学ぶことができた。

そして、人の生きる力を信じるためには、まず自分を信じることが大前提だろう。自分を信じるということについても、ネパールでの活動を通じて、自分自身を見つめることの大切さを感じながら、自分自身を見つめる機会をいただいた。ネパールでは、他人の評価などで活動をするのではなく、ありのままの自分の姿で、自分にできることを見つけ、自分が今どうしなければならないのかを常に意識しながら行動するように心がけた。自分で自分の体を守るということも、ネパールでは必死のことだった。

参加前に私が掲げていた目標は、「心優しく生きる」ために1歩でも成長したいということだった。「どの人のことも尊いと思うこと。そして、どの人からも学ぶことのできる人になりたい」という私の望みに対して、少しでも私は成長できたのだろうか。まだ実感できるものはない。しかし、初めてのネパールでの活動で、現場で感じたことを自分なりにまとめること、繰り返し振り返ること、大切にすることで、帰国後の感覚や学びを忘れずに、今後の自分の成長につなげることが重要なことだと思っている。

人の笑顔は美しい

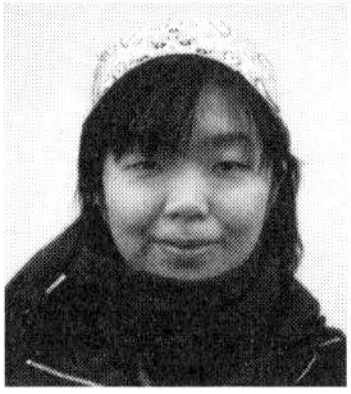

金田清香
(北海道大学
歯科学生)

帰国して3日目。ネパールでひいた風邪もやっと治癒に向かい、日本での生活が戻ってきた。アッという間の15日間。突風が吹き抜けるようで考える時間もなく、時が去っていった。そして、今、ゆっくり自分のリズムが戻りつつある。突風のような時間は、私に何を残していったのだろうか。

このまま普通に一般歯科医になっていく以外の自分の道を探してみたい。自分でやりたいことって他にあるのではないか？そんな風に思っていたころに、先輩の伊吹先生からネ歯協の話をお聞きした。小さいころから、「いろいろな人々のために働いてみたい」と思っていた私には、自分を見つめ直し、そして自分で体当たりするチャンスがまた巡ってきていると感じた。中村先生が話してくださるネパールの人々、子供たちに直接自分はどのようにかかわれるのだろうか、やってみるしかないと思った。

現地でのプロジェクトでは、私はヘルトレジェネラルと子供の歯の健康大会をメインに活動させて頂いた。現地の人をサポートし、自立への1歩を支える大切なプロジェクトだった。自分なりに一生懸命やれたし、ネパールの人も楽しんでくれた。そんな充実感がある。これからの自立へのための道についていろいろと考えをめぐらせることもできるようになった。今は脳の端っこにある出来事でさえ、あるとき大きな力をもつ日が来るに違いない。

これから、私はあと1年の大学生活を終え、また違う1歩を踏み出していくことになる。きっと、つらい時に思い出すのはあの子供たちの真剣な顔と、笑顔なのだと思う。どの国にいても、人の笑顔は美しい。悲しいこともつらいことも、楽しいことも、地球上のみんなが共有している。そんなことをふと感じた。

21世紀が始まったばかりなのに、テロや紛争があちこちで続いている。だからこそ、みんなの笑顔を守る、そういう仕事をしていきたいと、強く感じている。日本にいると自分の生活が中心になり、来週のテストのことばかりしか考えられなくなることもある。でも、今はテストの先にある自分の将来を見つめてがんばっていけると思う。ネパールの子供たちの笑顔を常に心の中に刻み込んでおきたい。

ネパールで忙しくて大変なときも、歌って楽しいときも、仲間でいてくださる15次隊の皆様に会えたこともかけがえのない私の財産だと思います。ありがとうございました。

私たちの活動の先にあるものは……

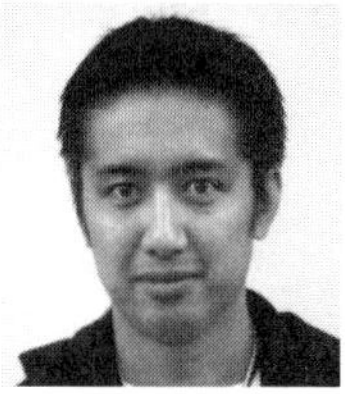

山内健介
(歯科医師)

そもそも自分がこの活動を知ったのは、東北大の学生時代、教官であった駒井先生との実習中の会話からでした。その頃から、長期の休みを利用してインド・ネパールなどアジア諸国を貧乏旅行していた自分にとって、ただ無目的に旅をするのではなく、自分に何かを持ってまた訪れたいという願いを持ち始めました。そのチャンスはすぐに訪れ、卒後、九歯大にきて、安食堂で隊長である中村先生に声をかけられ、すぐに15次隊への参加が決まりました。

この隊に参加して、まず驚いたことは何しろそれぞれのメンバーがそれぞれの個性を持ち、それらがうまくバランスをとりながら動いているということです。47人という大人数の隊が、ネパールというある意味において「いい加減な」国でこれだけのプロジェクトを遂行していくことに感動しました。自分自身の中では、現地での診療を通して文化、医療、ボランティア、人など、いろいろことについて考えさせられ、日本に帰ってもまだまだその多くの疑問に対する答えは見つかりそうもありません。とりあえず、自分の進むべき道を歩みながら考えていこうと思います。

15次隊の隊員の皆さん、ネパール人スタッフ、そして日本でこの活動を支援している方々すべての人に感謝したいと思います。また皆さんと逢える日を楽しみにして……。

子供たちのピュアな目

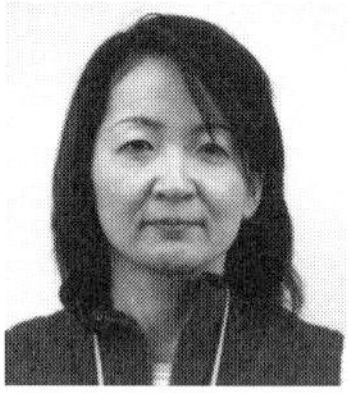

松岡桂子
（歯科衛生士）

飛行機の窓からエベレストが見えた時、「本当にネパールに来たんだなぁ」と思いました。今回、初めて参加することになって、いろいろな不安がありました。しかし、皆様の温かい声かけや、いろいろな人と仲良くなったこと、ネパールの人や子供たちと触れ合えたこと、どれをとっても自分にとっては新鮮で、すべてが勉強になったと思っています。

今回のミッションでは、診療のアシスタントがほとんどだったですが、やはりダパケル村での野外診療はすごく心に残っています。

日本に帰ってきて、仕事場の人に「楽しそうだ」と言われました。もしかしたら自分の中で何か変わったのでしょうか。自分ではわからないのですが。ただ、あの子供たちのピュアな目を忘れないでいたいと思っています。どうもありがとうございました。

新たな出会い

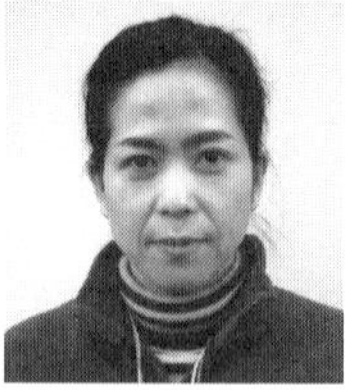

植松恵美
（歯科衛生士）

出発の日が近づくにつれて、ネパールに行って私に何ができるんだろうと不安になっていましたが、HPセンター前に集まっていた子供たちの目を見た瞬間に、不安な気持ちからとにかく頑張ろうという気持ちになりました。

日々の活動すべてが、新鮮で楽しく充実していました。とりわけダパケル村で行った青空の下での診療は、私の中の固定概念を打ち崩しました（ぜひ、もう1度あの場所に立ちたい……）。自分の中で想像していた以上に口腔内の状態がいいのに驚き、学校訪問では先生や子供たちと思うように話すことができなくて、片言の英語と笑顔とジェスチャーでどうにかコミュニケーションを取りながらも、自分の不甲斐なさに落ち込んでいたところ、子供たちから「レッサンピリリ」の歌のお礼をもらい思わず感激してしまいました。

ネパールから帰ってきて、何が変わったかは自分ではまだわかりませんが、今回経験したこと、感じたことをこれから仕事をしていくうえで少しでもプラスになればと思っています。そして、今回思うようにコミュニケーションが取れなかったので､次回はもっと英語を勉強し、またもっと明確な目的を持って参加したいと思います。

15次隊に参加させていただいて、本当にありがとうございました。貴重な体験をたくさんさせていただき感謝しています。この出会いを大切にしたいと思います。

確かに自分の何かが変わった……

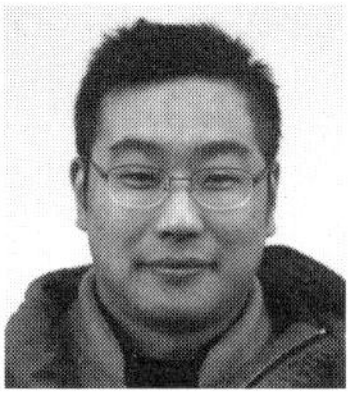

秦　浩信
(歯科医師)

私がネパール歯科医療協力会について知ったのは大学５年の時でした。インターネットで麻生先生のHPにたどり着いたのがきっかけでした。もちろん、以前より海外での医療ボランティア活動には興味はあり、浪人時代や大学１年の時には青年海外協力隊の説明会などに顔をだしておりました。自分が歯科医として将来海外で医療ボランティアすることができるのか模索しているなかで、たどり着いたのが麻生先生のＨＰでした。

大学６年目、最後の夏休みに西日本を車で放浪したときに、麻生先生に会いに行きました。初対面にも　かかわらず気さくにネ歯協の活動について説明してくれました。また、北大卒業生でもネ歯協に参加した人がいるから会ってみるといいかもしれないね、と板垣先生の連絡先もメールで教えてくださいました。また、北大の第１口腔外科には青年海外協力隊でブータンで歯科診療を行った原田先生（現在は小樽で開業）の存在も知りました。板垣先生や原田先生からいろいろな話を聞くことができました。当時、僕は卒後の進路を決める大きな岐路に立たされておりましたから、先生方のアドバイスは非常にありがたく思われました。いろいろなアドバイスを受け、北大の第１口腔外科の大学院生になることを決めました。大学院生活はアッという間に２年間が過ぎました。日々の生活に追われ、ネ歯協の存在も遠いものとなっていました。昨年の春に北大歯学部の中で海外ボランティアの活動に興味のある学生が中心となって集まる会がありました。その会に参加したところ、北大から学生を含め４名もネ歯協に参加するとのことでした。その話を聞いて、大学院３年目の今がネ歯協に参加できるチャンスかもしれないと気づきました。応募はすでに締め切っていましたが、無理を承知で麻生先生にメールを送ってみました。その後、先生のご尽力によりなんとか15次隊に参加させていただけることになりました。麻生先生その節は本当にありがとうございました。

実際に隊に参加して感じたのは、15年の歴史を誇る隊の完成度の高さです。ベテラン隊員の皆さまの経験に基づく適切な判断によって47名の隊員の団体行動が日々円滑に行われていくことに感銘を受けました。またベテランの隊員の方々は我々新人隊員にすごく親切で、気を遣っていただきました。隊長をはじめ、皆さんに事あるごとに、声をかけていただきました。私も皆さまの優しさに甘えすぎてしまったところも多かったと思います。自分の気づかないところで相当ご迷惑をおかけしていたことと思います。お許しください。

さて、ネパールでの生活は非常に快適でした。特に物質的には非常に快適でした。日本から大量のお菓子や食料品を持ち込み、バンコクでは大量のお酒を買い込みました。なぜかこの物質的な快適さに不安を覚えたり、違和感を感じる時が何度かありました。きっと私の貧乏性から来る感覚だと思いますが。

今回私は診療しか行っておりませんが、診療は現地のボランティアの方々の協力のおかげで患者さんとうまくコミニュケーションがとれました。可能な限り患者さんの要望に添った治療ができたものと思います。現地のボランティアの人たちとのつながりがこのプロジェクトを支えていることを強く実感しました。また、治療方針については自己判断に困る症例がいくつかありましたが、臨床経験の豊富なテチョー村では太田先生、ダパケル村では駒井先生、大島先生、満田先生に相談しながら安心して診療を進めることができました。ありがとうございました。個人的にはダパケル村での屋外診療が非常に楽しかったです。初日は日よけのテントがなくて大変でしたが、自然の中で太陽の光をたよりに診療するあの開放感は日本では味わえないですね。新人は1度は学校訪問をすると聞いていたもので、いつ行けるのか楽しみにしておりました。学校訪問に行けなかったことが少し残念です。今回できなかった診療以外の分野もいつか経験できればうれしいです。きっと、診療以上に現地の人々との交流が必要となるのでしょう。

さて、15次隊に参加して自分自身何が変わったのか…。自分自身で自分の変化を評価することは非常に難しいことで、ネパールでの経験によって自分の考え方が大きく変わったかどうかは今の時点ではわかりませんが…。今後の人生においてネパールでの経験が生かせるときがきっとくるのではないかと思っております。15次隊ですばらしい隊員の皆さま方と知り合えたことが何にも代え難い宝となっております。今後とも宜しくお願い申し上げます。

ドラマ！　ドラマ！ドラマ！

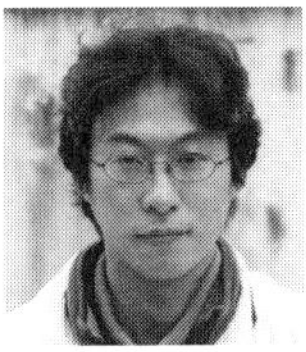

西野宇信
（九州歯科大学付属病院助手）

2001年の年の暮れから2002年年明けまで、日本から遠くはなれたネパールでの僕の生活はドラマに満ちていた（こんな年越しはめったにない。）。

1. はじめての「海外」
2. はじめての「点滴」
3. はじめての「男性との熱い抱擁」
4. はじめての「ラクガキ」…

1. 31年間生きてきてはじめての「外国人」体験であった。異国に行けば僕は「外国人」になることを実感した。周りの人はすべて“他の言語・習慣・宗教”であり、何をするにも「これで伝わっているのか？失礼ではないのか？正しいのか？」…いろいろなことを考え、悩みながらの生活となった。しかし、現地の同年代の青年と話してみると自分自身とあまり変わらないことがわかり、少し自信を持ってコミュニケーションをとることができた。これは僕にとって大きな収穫となった。開発途上国に関しての知識といえば、マスコミから流れてくる極端な情報ばかりで「ネパールの人たちはどうやって生き抜いているのか…！？」とさえ思っていたため、情報と目で見た現実との差をあらためて感じた。

2. 体力には結構自信があるほうであったが、ネパールに来て4日目に体調を崩しダウンしてしまった。健康管理班の白衣の天使の判断でその日の夜に点滴となったわけであるが、なんせ初めての経験である。血管の中を流れる輸液に不思議な感覚を覚え“やみつき”になりそうであった。その時一緒に点滴を受けた、駒井・坪田両先生とは妙な連帯感が生まれた気がした。

3. 男の人にあんなにキツく抱きしめられたのは初めてであった…。例のTVカメラが直った瞬間の出来事である。関係者すべてが「無理だ！」と思い「破壊してもいいから…」ということでトライした修理……。それがうまくいったその時、僕は思わず大きな声をあげていた。そして次の瞬間、カメラマンの権藤さんときつく抱き合っていた。「よかった、よかった…」何回連呼したか覚えていない。その後、権藤さんの眼鏡が壊れていることに気づき、異常な興奮状態であったことを再認識した。あの場にいた人にしかわからないかもしれないが、あれくらいの感動はここ最近味わったことはない。こんなに感情が素直になるのもネパール効果かな…とも思った。

4.「フェイスペイント」カタカナで書くとかっこいいが…。年末のある夜、僕の顔は本人と認識できないほど真っ黒だった。フラッと本部に行ったのが運のつき。数人の隊員の“皆様方”に囲まれ思う存分ラクガキされてしまった(主に、○ヨちゃん、あなたですよ！)。その後、僕も他の人へラクガキをしたわけであるがかなり楽しかった。新しい世界を知ってしまった気がした。ネパールでの生活が楽しくなり始めた瞬間でもあった。

以上、今回のミッション中に僕の周りで起こったことを挙げてみた。しかし、本当のドラマは素晴らしい人たちとの出会いであったように思う。15次隊の心温かい皆様大変お世話になりました、そして有難うございました。

2回目の参加で「積極的」になった自分…

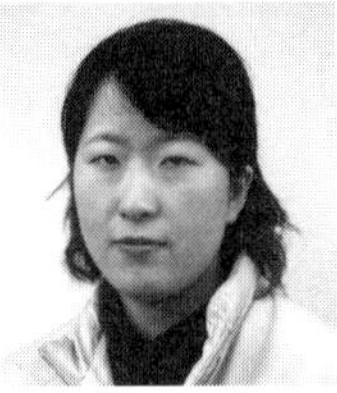

藤原夕子
(歯科医師)

今回は2回目の参加となりました。前回は急に参加が決まりバタバタしているうちに何だか終わってしまったような感じがあったので、ネパールでだけでなく日本での準備の段階から活動にかかわれたらという思いから今回も参加することにしました。ところが予定がなかなか合わず、参加できたのは梱包だけ。安部先生の作ってくださったおいしいご飯を食べながら久しぶりに会った先生方と楽しくお話をしただけで、結局なにも準備をしないままネパールに行くことになってしまいました。

それにしても、15次隊の活動はとても楽しめました。町にくりだしたり、きれいな山を見に行ったりしたことに加え、去年よりもいろいろな人と接することに楽しみを見出し、団体生活を楽しめたからだ思います。活動自体の印象は、やはりボランティア・国際協力って難しいんだなということでしょうか。私は今回COHWのミーティングに参加させて頂き、ネパールの人たちの考え方に接する機会にも恵まれましたが、ボランティアのゴールや意義について考えさせられました。去年と同じで、自分の考えはまだすっきりとはしないのですが、そのうち少しずつでも考えがまとまっていったらいいなと思います。

ネパールに行く前は、また参加することに実感がわかなかったり、日本でゆっくりお正月を過ごしたいという活動から逃避するような気持ちになったりもしましたが、日本に帰ってきて思うことは、参加できて本当に良かったということです。ネパールでいろいろな人たちと素敵な時間を共有できたことに感謝しています。

「Natural」と「Heat」の大切さ

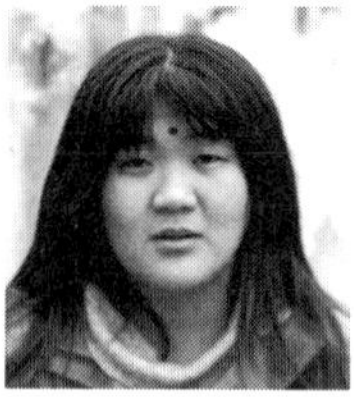

坂本美華
（看護師）

ネパール15次隊に参加して、私は多くのものを得た様な気がします。私はどうしてネパールに行きたいのか、どうしてネパールの人々が好きなのか、ネパール隊員が好きなのか、ずっとわかりませんでした。

私にできることはあるのだろうか？といつも考えていました。今回３回目の参加でやっと気がつきました。私が好きなものは「Nutural」です。そして、ネパールには「Heart」があるということです。今年たくさんのことに気がついて、私はとても満足しています。そして、私にとって１番大切なものにも気がつきました。

今年も私は、たくさん勉強をして、たくさんの人と出会い、自分をもっともっと成長させたいと思っています。多くの人々に支えられて、２週間を乗り越えられたことに感謝しています。私もたくさんの人を支えられる人間になりたいと心から思っています。

「やっと目が覚めた」

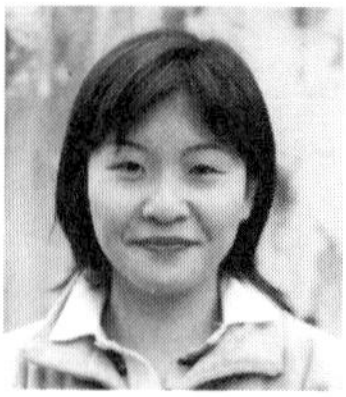

伊吹直子
（歯科医師）

他人からその人の意見や価値観を押しつけられると嫌悪感を覚えることがほとんどで、自分でもそういうことはできるだけ他人にはしたくないと思っている。他人の価値観を押しつけられても平気なときや、押しつけられざるを得ない場合だってもちろんある。例えば自分が尊敬し信じて止まない人や大好きな人が少々ねじ曲がったことを押しつけてきても、不思議なことに少々ならば平気であるし、また（情けないながら）、この人にこれ以上逆らったら窮地に立たされる、と思ったら、泣く泣く押しつけられる（受け入れているフリをする）こともある。少ない臨床経験のなかで、自分の考えを患者さんに押しつけていることが多くなってきていることに昨秋気づいた。もちろん患者さんが「Ｎｏ」ということを強引にするという意味ではない。自分の誘導にうまく患者さんをのせて、最後には「Ｙes」と言わせようとしているそのやり方が強引かもしれないと思うことがあるのだ。言い訳をしてしまえば、バイト先で限られた時間のなかでは半ば強引に話を進めざるを得ない。どこか心の中でひっかかりがありながら…。週に１回会うか会わないのかの見た目も実物も若い(？)、それも女の歯医者を治療前から尊敬して信じて止まない患者さんなんているだろうか？どのように対話していけば患者さんと私の理解が真に一致するのか、患者さんにとって最良で私にとっても良いのか、大きく悩んでいる時期に２回目のネパール参加となった。

ヘルトレの受講生である学校の先生たちに歯科検診に関して講義をしたりする中で、「本当にこの人たちは口腔保健を学びたいと思って参加しているのだろうか」とふと思った。このような考えはすべて私の自信のなさと日頃から懐疑心に満ちている私の性格からくるものである。では、どうしたら「彼ら彼女らが真に心から口腔保健を学びたがっているかどうか」判断できるのか、それは彼ら彼女らの言葉と行動を信じるのみであるのだが、ヘルトレ初体験の私にはまだ彼らを100％信じることができなかった。真相は私にはわからなかった。そんな（私の疑いの）中で、どうしたら彼ら彼女らが口腔保健に真に目覚めてくれるだろうか、どういう対話をしたらいいのか？単なる押しつけにならないだろうか？などと悶々と考えた。考えたけれども最終日になるまで結局自分では答えを見つけられず、自分１人では何もできなかった。

日本でもネパールでも悩むことは一緒だった、やっと本当にわかった、同じなんだって。ネパールの活動は非現実ではない、現実なのだ。やっと目が覚めた。私が考えるべきことは山ほどある。考えて考えて、目覚めている状態でまたネパールに行きたいと思っている。

Thin airのテチョー村を彷徨う
shallow brain

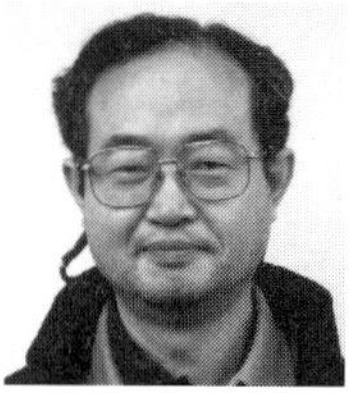

仙波伊知郎
(鹿児島大学
歯学部教員)

いろんな事がありましたよね。ネパールでのハイテンションの日々を未だに少し引きずっています。皆さんからの寄せ書き葉書が朝、届いていました。ありがとうございます。口べたなので1度ならず吠えたこともありましたが、皆さんの優しさに助けられて久しぶりのネパールを堪能しました。感謝でいっぱいです。今回は何となく暖かい冬のカトマンズであった気がします。皆さんの暖かな心や地球温暖化のせいなのかも知れませんが、夜、本部前庭の喫煙テーブルにいても、さほど辛くはありませんでした。むしろ星空を眺めながら、また、野犬の遠吠えを聞きながら「吸う族」と会話を楽しむ事が出来ました。でも、タコ部屋と化した本部にコンピュータネットワークという新たな「責め具」を用意した罪悪感に、今も責め苛まれています(本当です)。毎晩(毎朝) 本部を片づけながら、心地よい本部を創り出す「総務」とプロジェクトの「鬼」になる事との二律背反を詭弁でごまかす日々でした。歌本の表紙にも本質が描かれていましたよね。が、カカニの丘から白きたおやかなヒマラヤの姿を見たので、すっかり帳消しにして下さいますよね。私自身は勝手にそうしました。

帰路、バンコクの紀伊国屋で『INTO THIN AIR (Jon Krakauer)』という本 (1996年のエベレスト遭難記) を購入したせいではありませんが、ネパールでの入力作業の非効率性の原因はthin airにあるのだと実感しています。作業効率は様々な悪条件を考慮しても悪すぎました。低酸素は脳神経活動に多くの影響を生じさせるのですが、意識にのぼらないくらいの変化なので、かえって精神的な問題と捉えられてしまい、問題の本質から離れがちになるという事もあったようです。生理学的な解説は専門家にお任せしますが、低酸素分圧下では呼吸数が増加し、乾燥した空気と相まって呼気からの不感蒸泄による水分喪失もばかになりません。事実、皆さんの体温上昇が水分摂取の勧めによって落ち着いたという健康管理部の感想もあります。また、睡眠中は呼吸抑制が生じ、長時間眠る事は酸素摂取不足を一層招きます。多量の水分摂取と睡眠不足（長く眠らない）が、結果的に私の健康対策となっていたようです。また、ネパール人並に毎日いっぱい出しました。紙を使わなくても良いくらいの、程良い硬さのものは、粘り気の少ない外米を大量に食べる事によって生産されるのだと思います。日本の美味しいお米を食べていると、美味しすぎて沢山食べられないからかも知れませんが、そうはいきません。この様に便通も良く、気分は薬でも抑えきれないくらいハイでしたが、ランニング・ハイと同様に、これも thin air のせいだと思っています。その点でご迷惑をお掛けした皆さん、ご容赦下さい。

ＧＰＳとデジカメを両手に持ち、ダパケル村とテチョー村を歩きながら新たな発見（日干し煉瓦で覆った道と下水路の構造）もありました。10 年前と異なり、幹線道路は舗装に変わり、巻き上がる埃も少なく、道端にうんこを見る事も希でした。が、「うんこ街道」が「うんこの小道」になっただけで、脇道は相変わらずでした。それらを巻き込んだ雨水や密集住居街からの下水が流れ込む道路脇の池（ポコリ）は相変わらずの色でしたし、そこで洗濯し、食器を洗っている姿も変わっていませんでした。ある池には新しい大きな仏塔が造られていましたが、全ての汚れで染まった袈裟色の池と鮮やかな彩色の仏塔とのコントラストには、一種の諦観を感じざるを得ません。この池を生活環から切り離す事はトイレの普及とともに今後の（10 年前からも）大きな課題だと思われます。

ＤＶＤレンタルショップが成り立つようになった村の暮らしですが、その様な生活様式のいびつな変化の中で、どの様な切り口が村人たちの気づきのきっかけになるのでしょうか。そして、具体的な方略も考えなければならないのでしょうが、帰国後、浅薄な（shallow brained）日本人らしく、池の水を浄化する為のポンプの値段を、つい調べてしまいました。

ＳＷＣの査察官として我々を訪れた現地歯科医師も、村人の眼前のニーズと近未来のニーズとのギャップについて、俄には理解を示してくれなさそうであったのが、これまでのＯＤＡやＮＧＯの蹉跌のツケなのだと悲しくもありました。本当は人の良さそうな彼に対して、査察官というより歯科医師として持つべき現状認識につて（少し強すぎる語調で）病院建設などよりも健康教育と保健行動の実践の必要性を問いただしてしまい、反省しています。想像力の欠如と言えばそれまでですが、歴史的体験をどの様に伝えたら良いのか、言葉のギャップ以上に深い認識と理解が先行していなければ、浅薄な言放し、与え放しの国際協力の轍を踏む事になってしまいそうです。

幾つかの学校で出会った、幾人かの先生たちが示した健康教育に対する浅薄な理解に対しても（でも、日本でも同じと言えば同じかなと多少はためらいながらも）もっと健康教育を大事にしなさいと、学校歯科班を差し置いて（Karyan Sch. の校長先生に）説教してしまいました。これも反省しきりです。しかし、先生のレベルの凹凸には注意を払わなければならないのでしょうし、それぞれの学校のレベルや教育理念についても十分に話をしなければならないのでしょう。教育論は難しいものですから、つい避けたくなります。でも、「先生の先生になる」くらいの気概がなければ、学校には切り込めない、という気もしました。

ネパールでの活動も住民自立へ向けてのステップになり、本質的な問題がやっと顕わになって来たと言う感じです。難しい問題が色々出てきた、と言う事です。それよりもっと難しい問題が今朝も新聞に出ていました。ネパール人女性（女児）の人身売買（年間数千人以上がインドを中心に売られ、ムンバイ周辺でＡＩＤＳに罹っている総数は数万から数十万人）とそれに立ち向かうマイティ・ネパールというＮＧＯの話です。この様な何とも言いようのない話もあるネパールですが、貧困と文化、貧困と健康、貧困と女性、貧困と○○と言うときの、この経済的貧困という事の本質的な意味合いをどの様に理解したら良いのかを現地の thin air の中でも考えていましたが、「心身堕落（正法眼蔵）」といった境地の結論を得るには未だ困難な、「只管打坐」が足りない

shallow braineです。

Thin airの中、そこここの路上にあるプジャ（祈り）の印を踏みそうになりながら、煉瓦敷のテチョー村の街路を歩いていると、本質的な問題というのは、実は単純で些細な、でも、一見気づかれにくい日常の中に潜んでいるのだろうと一層強く感じられます。また、10年前に「村人の中へ」と意気込んで入った時とは異なって、祭りの人混みの中を彷徨っていると、生活観、人生観、宗教観などが肌触りとして感じられて来ます。そして、問題の在処が明らかになるのは、実は問題が解決した時である、ということもあるのでしょう。そういう意味で、問題を見いだしたら、解ると同時に、まずは解決してみる努力も必要なのでしょう。「この心あながちに切なるもの、とげずと云ふことなきなり（正法眼蔵随聞記）」を心の支えにして。

希薄な空気のテチョー村を浅薄な頭で彷徨いながら、村で出会った祭りでの老人を寿ぐ儀式の話、バンコクの路上で乳飲み子を抱え物乞いする母親の事、夜の「おとこ女」の話などもあるのですが、きりがないのでこの辺で止めておきます。続きは…、えっ、もう聞きたくない、ハイ…。最後に懺悔の一言。ホテル・ヤク&イェティでトイレと称して行方を眩まし、なじみのインド宝石屋で娘の誕生石をこっそり買ったのは私です。罪滅ぼしに皆さんの昼食代を18,000 R s 値切りました。ごめんなさい。

■16次隊感想文■

(2002年12月22日～2003年1月4日)

検診コースの迷路

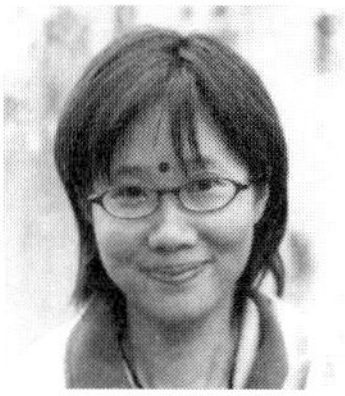

平出園子
(歯科医師)

駆け足でとおりすぎた検診コースでした。予定では5日間のコースでしたが、実際は3日半、私が行ったのは2日半でした。「検診コースは日本人スタッフ自らが迷いやすいコースであるから気をつけるように」と最初に深井先生に言われました。この理由について考えてみようと思います。

まず、ここで言う検診とは日本で私たち歯科医師が行っている検診とは全く異なるレベルと内容のものなのです。これを常に頭に入れておかなければなりません。つまり、私たち歯科医師の指す「検診」というのは「絶対カリエスの見落としのない、ましてや歯の見間違など絶対ありえないというレベルの検診」なのです。別の言い方をすれば「検診」というのは診療室に来た初診の患者さんに行うプロの検診なのです。

しかし、この検診コースで行うべき「検診」は、学校の先生が生徒たちの口の中を見て実情を知り、口腔内の関心を高めてもらい、日常の保健教育活動に生かすための「アマチュアの検診」なのです。それからすると「検診コース」というネーミングにも少し問題があると思うのです。深井先生の言われているチェックアップコースという呼び方や、もっと他の名前をつけたほうがいいのではと思います。

次に、悩みやすい点というのは、私たち歯科医師はとりあえず検診のプロであるということ。そして、検診のプロを育てるトレーニングを衛生士や歯科大生、衛生学院生にはやったことはあるが、私たち歯科医師は検診のアマチュアを育てるトレーニングをやったことがない、という点です。ということは、新しいガイドラインを作り出さなければならない。では、凄く簡素化してしまってよいかというとそれもチョッと短絡過ぎて、ある程度は誰が見ても理解できるチャート用紙を書き上げてもらわないと一般性を失ってしまいます。

また、本当の意味での歯科医師による学校検診が始まった時にも、ある程度先生たちはチャートを読めなければいけない。将来、検診のレベルが上がったときには、本当の意味の検診につながらなければならない。という二面性を持ったものなのです。それで、検診用紙はHPセンターで用いるプロのもの、運用は受講生のレベルに合わせた内容でという結果になってしまいました。この認識をしっかりもたなければ、確かに木を見て森を見ず、本当に重箱の隅をつつく授業になってしまい、本来の目的を見失ってしまう結果になったり、検診コース自体に疑問を感じてしまうと思うのです。

さて、受講生に伝えたかったことというと、やはり「目」です。目というのは視点や視野と言う言葉にも置き換えられると思います。1人の生徒を見る目、クラスの生徒を集団として見る目、そしてもっと大きな集団学校全体や村などを見る目です。カメラのレンズでいうと広角・標準・望遠という３つのレンズで子供たちをとらえて欲しいということです。

個人を見つめる目、クラスを集団として見る目、というのは受講生自身にも私自身にもわかりやすく伝えやすかったと思います。ただ、もっと広くものを見る目というのは難しかったと思います。私の準備不足も原因の１つなのですが、一先生に学校間を越えた仕事が可能かどうか。また、一先生に村全体を良くしたいとか他の学校までなんとかしたいという気持ちがあるのかどうか？　私にはわかりません。もっと広げて言えば、ネパール人個人に自分たちの共同体を何とかしたいという気持ちがあるのかどうか？またそれは、私たち日本人が持つ気持ちと同じなのかどうか？という点です。私自身に戻って考えてみると、今自分たちの住んでいる地区を思う気持ち、もう少し広げて私の住む伊那という地域のことを思う気持ちやここが良いとか悪いとか批評する気持ちや愛情とうものはあるのですが、その辺のところ受講生の気持ちはどうなのでしょうか？　話し合いを通して確かめられなかったのは非常に残念です。しかし、もっと大きな集団を見る視点は絶対に必要なものです。私自身にも欠けている部分であることも確かです。今後の課題として残ると思います。

最後に、実際の運用で気をつけたことを少し書きたいと思います。いつも心がけていたことは、まず自分自身が積極的であること、受講生自身の緊張が途切れないように工夫すること、レベルにばらつきのある受講生それぞれに到達目標を設定すること、です。そのためには、たくさんの資料や方法を用意していって、柔軟性のある頭で対応していく。全体の流れを見ながら、個人個人にも気を配るというところでしょうか。口で言うのは簡単ですが、ずっと1人で持続するのはなかなか難しいものがあります。私も難しかったです。要所、要所で助っ人を送り込んで下さったり、助っ人になってくださった蒲池先生、その時その時に、的確なアドバイスを下さった深井先生、本当にありがとうございます。

いきなりブラッシング指導をしてくれた坂本さん、DMFT実習を学生なのにやってくれた土取さん、どうもありがとうございます。私個人としては16次隊はとっても楽しかったです。体調があまり良くなかったにもかかわらず、いつも前向きでいられたのは明るい皆様のおかげです。夜、皆さんと呑む元気が残っていなかったのは残念ですが、その分朝早く起きて毎日KTMの静かな夜明けを楽しみました。SSVのロビーには、読みかけの南方熊楠全集が残されています。また、続きを読みたいものです。

充実感のあった2度目のネパール

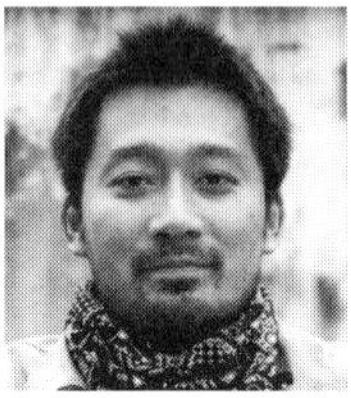

樋口　惣
（歯科医師）

今回は2回目の参加となった。2回目と言っても前回は4年前、12次隊の時で僕はまだ学生だった。仕事のことで印象に残っているのは、小川先生についてひたすら村中を歩きまわり水質調査のために水を採取したこと、その水の調査、荷物の運搬など。他に印象に残っていることは、村人の笑顔、おいしい食べ物、街の風景、ナガルコットの美しい山々、など感動したことばかり。振り返ってみると楽しいことばかりであった。あれから、次は歯科医師として参加し、もっと隊のため、いやネパールの人たちのために役に立ちたいと思っていた。

そして今回、ついに念願の歯科医師になって初めて参加することができた。出発前は不安もたくさんあった。自分はいったいどこまで役にたつことができるのか？しかし、プロジェクトが始まると不安を感じている暇はまったくなく、目の前の仕事をただこなす（こなせていたのか？）毎日だった。前回の時より何倍も忙しく大変だったが、それ以上に感動、充実感があった。特に今回は輸送の責任者をさせていただき、初めは自分に務まるのか非常に不安で、出発から３日間は弱い頭を使いすぎて、頭痛がしていた。（ちなみに健康管理班の丹山さんに「頭痛がぁ～」と訴え続けたが、優しく「だいじょ～ぶ！、だいじょ～ぶ！」と頭を豪快にシェークされ、かまってくれなかったが本当にすぐに治った。丹ちゃんありがとう。）度々みなさんにはご迷惑をかけることもあったが、輸送班である三浦先生、福井君、大野陽真君、横溝さん、松岡沙紀子ちゃんのおかげでなんとかスムーズにやれることができた。特に沙紀子ちゃんには最後の最後まで、毎日大きな声で点呼をとってもらい感謝したい。

プロジェクトの方は全てテチョー村での診療だった。12歳児検診もさせていただいた。12歳児検診のときは診ても診ても湧いてくる子供たちの多さに、前回あんなにかわいく思えていた子供たちがちょっぴり嫌いになりそうになってしまった。診療の方はというと、何度も処置法に迷うことがあったが、ベテラン隊員の方々のおかげで安心して治療ができた。徳永先生ありがとうございました！

ただただ感動の毎日だった12次隊から４年、16次隊に参加させていただき、ネパールも変化していたが自分も大きく変わったことがわかった。たった２週間で大変大きなものを得た気がする。恐らく３回目のネパールはまた違うだろう。またぜひ参加させてください。

やさしさと、厳しさと
—ネパール歯科医療協力会
体験記—

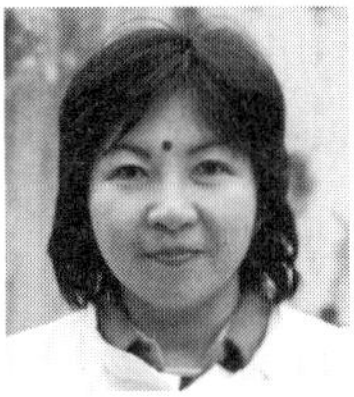

飯田典子
（コピー
ライター）

●出会い、そしてネパールへのきっかけ

「これが2年前に建てたヘルスプロモーションセンター。かっこよかろーが。ここで診療するんやけど、僕らが行くと、朝早くから何十人もの人がずらーっと並ぶんぜぇ。みんな、僕らが来るのを待っとるんよね。最高だぜぇ」

中村修一先生は、ネパール歯科医療協会（以下ネ歯協）についての私の取材に、満面の笑顔で、設立から将来の展望までを得々と話してくれた。博多弁丸出し、聞いてる人をみるみる魅了してしまう独特のあの口調で。私は先生の話を聞き取るのが精一杯で、全く口を挟めなかった。まるで水が湧くような話題豊富の話しっぷりに圧倒されたのもあるが、先生が話すネ歯協の活動にすっかり魅せられてしまったからである。これが、私と中村先生の初めての出会いである。もうすぐ9次隊で出発するという、1995年11月のことだった。

それから2年後。当時、勤めていた会社の社長が中村先生と友人だったこともあり、ネ歯協のパンフレットを制作することになった。資料一式が会社に持ち込まれ、何とはなしに計画書や隊員の感想文を読んでいくうち、日々の忙しさに追われ、忘れかけていた感動が私の中でまざまざと甦ってきた。

「私もネパールに行ってみたいな」

「いいんじゃない？　こういう団体と一緒に行ったら、普通の旅行じゃできない経験ができるかもよ」

「でも、歯科のこと何にも知らないし、私じゃ役に立たないですよね」

「学生さんも行ってるし、意外と連れて行ってくれるかもよ」

なんて話はしていたものの、歯科のことはもちろん、国際協力そのものの知識さえない私がネ歯協に参加できるとは、夢にも思っていなかった。だからこそ、気軽に「行ってみたい」などと口走ったのかもしれない。
20世紀最後の年。1999年の2月頃だったと思う。朝、会社に着くと社長が突然、
「ネ歯協の会員になれってよ」
「えっ？　何ですか？」
「昨日、偶然、中村先生に会ったのよ。それで、飯田さんがネパールに行きたがってるって言ってみたの。そしたら、まだ今年の募集は締めきってないから『いいぞ、来い来い！』って。ネ歯協の会員になってもらったら、その後すぐに応募用紙送るからって」
始まりは、突然やってきた。あまりの急な話に、私は希望が叶った喜びよりも、大きな戸惑いの中にいた。私は、突然の災難、いや、この場合は予期せぬ出来事なのだが、こういうケースにとても弱い。心に瞬発力がないというか、機動力がないというか、新しい状況に即座に対応できないところがある。
「ええーっ、私、ネパールに行くんですかぁ」
「行きたい、って言ってたじゃない」と社長は呆れ顔。全く、その通り。間違いなく、私から言い出したことなのだ。
「いいなぁ、21世紀の幕開けはネパールかぁ」ノリのいい社長は、もうすっかりその気になっている。
「他人事だと思って〜！　ネパールに行って、私は何をするんだぁ？　英語も話せない。歯のこともわからない。NGOって、国際協力ってナニ？　私なんかがやっちゃっていいの？」
今、改めて、当時のパニクリぶりを思い出す。それほど私は、NGO活動を別世界のものと考えていた。なぜなら、それまで私が出会ったNGOの関係者は、医者や技術者、はたまた志の高い海外青年協力隊など、いわゆる立派な人ばかり。そして、自分の身を犠牲にして他人に尽くす、そんな崇高なイメージに包まれていたのである。

●愛すべきネ歯協の仲間たち

最初は、未知の世界にビビっていた私だったが、元来物好きな性分。「まっ、何とかなるさ」というスーパーお気楽性格も加わって、1晩寝たら心はすっかりネパールに飛んでいた。こうして私は、ネ歯協会員に、そして13次隊派遣隊員の1員になったのである。
それから4年。この間、私は13次隊と16次隊の2回ネパールを訪れた。13次隊で初めて行くまではもちろん、帰国

してからも“1度きりのネパール”だと思っていたのにもかかわらずである。特に、13次隊を終えた後は「私はネパールに行っても何の役にも立たない」と、自分の無力さをまざまざと見せつけられたようで、すっかり気弱になってしまった。

今思えば、傲慢な話である。歯科の知識がないばかりか、ネ歯協の活動さえもきちんと理解していない私に、初めて訪れたネパールで何ができるというのだろう。当然、誰からも期待されるわけはない。しかし、私は身の程知らずというか、変なところで負けず嫌いで、真面目な性格。実際の力のなさは棚に上げ、役に立ちたい、という思いばかりが優先して、みごとな空回りをしていたのである。

ネパールでの自分にすっかり自信をなくした私は、毎月の隊員ニュースの発行、研修や準備会の手伝いなど、プロジェクトを送り出す側に精を出すことで、ネ歯協での自分の居場所を見つけようとした。何とも、自己満足的な発想ではあるが、“負けず嫌いで真面目”な私のささやかなリベンジだった。そして何より「ネ歯協の仲間にまた会いたい」という思いが、ネ歯協の活動から疎遠になることを思い止どまらせた。

私が初参加した13次隊は40名の隊員で構成されていた。気の合う人もいれば、合わない人もいる。ネパールから帰国後、ネ歯協から離れて個人的に仲良くなった人も多い。だから実際には、ネ歯協の活動から離れたからといって、彼らと疎遠になるわけではない。しかし、私は1人1人の性格はともかく、ネ歯協で活動する彼らが好きなのだ。極端にいえば、個人的にはムシの好かない人も、ネ歯協の1員として見ると嫌な部分も許せてしまう。何のかの言っても、中村先生率いるネ歯協の魅力にとりつかれている1人なのだと思えば、「なんだ、同じタイプの人間じゃない」と、仲間意識がムクムク湧きあがる。もちろん、1度でもネパールのプロジェクトに参加したことがあると聞けば、今まで知らなかった人でも旧友に会ったような懐かしさを覚えるのだ。

それに、NGO活動をしているからか、だからNGO活動をしているのか、ネ歯協には我を張らず控えめ、それでいて責任感が強く、気持ちのやさしい人が多い。若い隊員は、文句を言いながらも、すべきことはきちんとやり遂げるし、よく働く。ネパールでのプロジェクトのみならず、日本でのこまごました雑事に至るまで、嫌な顔ひとつせず、どちらかというと楽しそうに働いている。誰に感謝されるわけでもないのに、である。人にほめられ、初めてやる気の出る私にとって、彼らの姿には頭が下がるし、人として教えられることばかりだ。

一方、ベテラン隊員は隊長をはじめ、教育者や開業医が多いせいか、人にやる気を出させるのがうまい。やさしく厳しい眼差しで、１人１人の性格を見抜き、おだてたり、叱ったり、上手い具合にその気にさせる。見ていないようでいてちゃんと見ているし、放ったらかしにしているようでちゃんとフォローする。そして、指図しているようでちゃんと個人の考えを尊重してくれる。それがわかっているから、若い隊員はへたな自己主張をすることなく、自分の分をわきまえ、黙々とやるべきことに専念するのかもしれない。

「ネ歯協はＮＧＯ団体ではあるけれど、学校のようなものだ」とあるベテラン隊員が言っていた。仲間と協調し合いながら、自分のできるっことを見つけ、それを生かしながら歯科専門家としても人間としても成長を遂げていく様子は、まさに学校そのものだ。

私自身、学校を卒業し、社会に出て久しい。特にフリーのライター稼業をしている身には、親身になって叱ってくれる人も少なく、利害抜きにみんなで力を合わせて１つの目標を達成させる、という機会も少ない。しかし、ネ歯協にはそれがある。しかも、結果だけでなく、過程まできちんと評価してくれる。だから、私は惹かれるのだと思う。「いい年して甘いな」と笑う人もいるだろう。「世の中、そんなきれいごとだけじゃない」と疑いの目で見る人もいるだろう。

ところが、ネ歯協には、いい意味でも悪い意味でも、ちょっと甘くて、今時珍しいきれいごとの世界が存在しているのだ。この居心地のよい暖かさに、私をはじめ、多くの隊員の、世知辛い世間の風に吹かれて荒んだ心が癒され、励まされているはずだ、と私は思う。中村先生は、ネパールの人と自然が元気をくれる、と謙遜するが、それ以前にネ歯協の仲間たち存在そのものが、私を元気づけてくれるのだ。

初めてのネパールから3年。日本ではなかなか見られないネ歯協の仲間たちの素顔にふれたくて、私は16次隊の1員として、再度プロジェクトに参加した。どっぷり2週間、彼らの熱い気持ちにふれ、しばらくは頑張っていけそうなエネルギーを補充して日々の仕事に勤しんでいる。

●私の考えるボランティア

冒頭にも言ったが、私はボランティアやNGOの活動に携わる人を、自分の楽しみを犠牲にして人のために尽くす、立派な人だと思っていた。それが、ネ歯協と出会ったことで、そんな人ばかりではないことを思い知った。それは、決してネ歯協の隊員が立派じゃないという意味ではない。また、中には本当に自分の生活を犠牲にしている人もいる。ただ、彼らに行動を起こさせているのは、正義感でも義務感でもなく「好きだ」という気持ちだということ。

それは、人が幸せになることを見ることだったり、人に感謝されることであったり、中には自分を犠牲にして誰かに尽くすことが好きな人もいるだろう。確かに、押しつけはいけない。しかし、それは活動をしていく中で少しずつ学習していくことであって、最初の1歩は好奇心や好きだという単純な思いで充分なのではないだろうか。

時々、「興味本位や自己満足でボランティアをされては困る」とせっかくの意欲に満ちた気持ちをしぼませてしまうケースを聞く。もしかして、以前に興味本位で入られて、痛い目にあったのかもしれない。また、門戸を広くしたらせっかくできあがっていた輪や秩序が崩れるのでは、と心配する気持ちもわかる気がする。変化を好まない日本人にはありがちな考え方だ。

しかし、それでは国際協力はもちろん、ボランティアそのものも、いつまでたっても当たり前のことにならないのではないだろうか。私は最初の1歩の垣根は低くていいと思う。大切なのは、続けるということだ。所詮、異質な分子は長続きはしない。最初は掻き回すかもしれないが、時がくれば自分から離れていく。また、続けていくうちに、異分子でなくなるケースもある。いずれにしても“やってみらんとわからん”のである。

そういう面から見ると、ネ歯協の垣根はかなり低い。一介のフリーライターである私なんかが隊員であることからもわかるように、職業、年齢、性別、技術…、いっさい問わない。あえて言えば、几帳面で真面目過ぎる人は、時として居心地の悪さを覚えるかもしれないが、それは各人の自由意思、合わないと思ったら参加しなければいい。隊そのものはあくまで「来る者拒まず、去る者追わず」の姿勢だ。

大切なのは「何ができるか」ということよりも「何をやりたいか」。ネ歯協のこの懐の広さで、私は国際協力の扉を開け、その一端に携わることができた。今まで知らなかったネパールという国やネ歯協の仲間、歯科医療の実状にふれ、さまざまなことを学び、考えさせられ、確実に私の世界が広がった。また、ボランティアや国際協力というものは、小さなきっかけや思いから始まることを身をもって感じることができた点でも感謝している。

ネ歯協に出会わなかったら、私は相変わらず国際協力なんて遠い世界の話、できる人がすればいいなんて他人事だったに違いない。せいぜい、チャリティーなどで募金するのが関の山だ。もちろん、それはそれでいいことだと思う。しかし、もう1歩踏み出して、自分の頭や体を使ってみてはどうだろう。きっと、今まで体験したことのない出会いや感動があるはずだ。

今後、ネ歯協のようなＮＧＯ団体がどんどん増え、1人でも多くの人が、私のような喜びを味わう機会が増えることを願っている。

電気がろうそくに負けた日

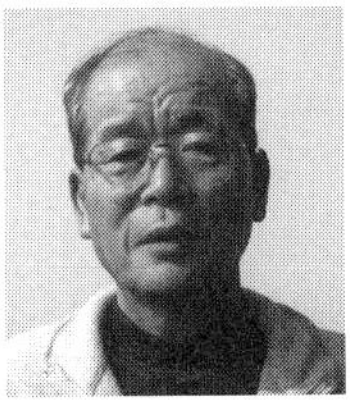

村田治彦
(電気技術者)

今回、初めて参加させていただき、現地で貴重な体験をすることができました。この会を支援していただいている多くの方々に、心から感謝申し上げます。また、現地で生活を共にした40名の皆さんにも、改めてお礼を申し上げます。

2002年12月31日の夜、全ての作業が終わり年越しパーティの席で1人1人が流した涙は、恐らく２度と経験し得ないほどの感動でした。私自身、組織の中で、時には何百億円規模のプロジェクトに組み込まれ、完成までの苦労を振り返り満足感に浸ったこともありますが、今回ほど感激を味わったことはありません。

帰国して早くも２週間が過ぎようとしていますが、未だに体のどこかにあの時の興奮が残っているようです。こんなに皆が１つの目標に向かって、最後まで一糸乱れぬ対応が取れたこと、そして目標達成を成し得たこと、私にとってはまさに奇跡のような体験でした。

振り返ってみますと、メンバーが集まり何回かの研修会が開催されて、お互いの役割を確認する場は、確かにありました。初めて参加する人を含めて、よく知らない者同士が１つの目的に向かって走り出しても、そんなに簡単に一体感が持てるものとも思えません。

しかし、現地で見る光景は全く違っていました。１人１人の業務領域を越えた越権行為（とてもいい意味での）が横行して、皆が遅れかけたところを当たり前のようにカバーしています。若い人、年配の人を問わず、何か異様な熱気を感じました。

私は電気関係を見る立場で参加しましたが「自分の領域しかわかりません」とは言えない雰囲気が自然にできあがり、秤量機の調整、めがねのネジの修理まで飛び込んできました。（パソコンの相談も受けましたが、全くわからずごめんなさい）

12月31日の夕方、ＨＰセンターで撤去作業の最終段階で発生した蛍光灯のみの停電、本当に慌てました。隊長から坪田氏経由での復旧指示に、何も答えが出せませんでした。唯一やれたことは、外部からの供給電圧が185ボルトと異常に低いことの確認のみです。必要な明かりがないと、作業の中止か延期せざるを得ません。２階の本部に行くと、既にろうそくが何本も点灯しています。その手際のよさに脱帽しました。『電気がろうそくに負けた日』そんな思いがしました。雨の中、帰りのバスに揺られてぼんやり外を眺めていると、白熱灯の明かりは見えますが、蛍光灯はほとんど点灯の確認ができません。町に近くなると、正月用のイルミネーションがきれいに輝き、蛍光灯も赤々と輝いています。ホテルの従業員やアミット氏の話を総合すると、大晦日で夕方の電気を使い出したこと、珍しく雨が振り出したために暗くなる時間が早く、一斉に電力需要が増えたことで末端の電圧が下がり (220 V必要が 185 Vしかない)、蛍光灯が消えてしまったようです。幸いなことに、現地作業は怪我もなく無事に終了しましたが、最後の段階での非常事態には完全にお手上げでした。皆さんにご迷惑をかけました。(因みに日本の現在の電力事情からすると蛍光灯のみの停電は起こり得ないと思われます)

今回は、シーバ氏というとてもすばらしい現地の電気技術者に恵まれて、診療期間中のトラブルは皆無でした。次回以降、電気に関する問題をより少なくするには、休止期間中の整備も含めて、マニュアル化できるものと、図面化できるものとに分け、徐々に具現化していきたいと考えています。終わりに、今回の貴重な体験を次回の活動に生かせるように努力したいと思います。

ナマステという言葉

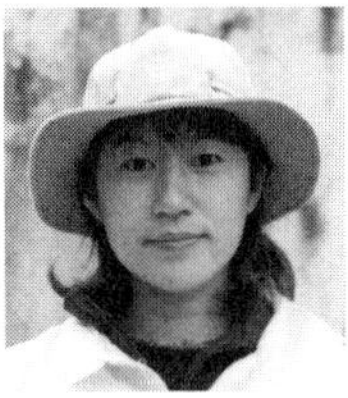

森　淳
(歯科医師)

見知らぬ国へ行く時、まずその土地のあいさつの言葉を覚えます。旅行好きの私は、今回もそんな感じでネパールへ入り、“ナマステ”という言葉を使い始めました。しかし、今回は今までにない感覚に襲われました。現地の人が発するナマステは、私の軽い挨拶とはどうも違っていたのです。それは、ナマステには「こんにちは」「さようなら」としての単なるあいさつの意味と、もう１つ意味があったからでした。私は、このネパールでの活動を通して、そのもう１つの意味を深く感じることになりました。

このミッションで、幅広い年齢層が、毎日同じスケジュールをこなして同じゴールに向かう、これはまさに驚異でした。また、隊員が、過酷な状況でもお互いを思い遣って、気を遣う優しさと余裕には、本当に感動しました。隊長の統率力、隊員のチームワーク、テーマを持って情熱的に参加している隊員、そして特に女性隊員の熱きパワーは素晴らしいものでした。検診でチャパゴンの学校を訪れた時は、念願のネパールの子供たちにたくさん触れることができました。学校の建物はショックでした。それでも、子供たちは目をキラキラ輝かせ、先生の一言一言を一生懸命きいていました。検診の時に、乱れないまっすぐな列を作っていたのも驚きでした。町の道路には10メートルおきにフッ素の広告が出ており、診療にくる人々も「歯磨きしたあとに、何分くらいうがいしちゃダメなの？」という質問があり、一般の人々にフッ素や歯磨きの知識はあるものの、色々間違った認識もあるように思えました。私が担当したヘルトレでは、そのような問題を、他の隊員と現地討論した際、日本のやり方を押しつけるのではなく、現地に合わせた講義や実習を考えなくてはならないことを、ベテラン隊員から学びました。

16年も続くこの活動では、今ではいろんなセクションに別れて、現地と交流をはかっています。新人の私は、できるだけ多くのものにかかわりたかったのですが、その夢は、2日間のバンダ（ストライキ）によって無惨にも崩れてしまい、とても残念に思えました。しかし、パシュパティナート（火葬場）を訪れてみると、これもネパリーかなと思い、簡単に納得させられてしまいました。また、そこで考えさせられた事は、彼らのような文化や宗教の中に、西洋医学が入っていくことはどうなんだろう、ということでした。しかし、考えていたら次の日がきてしまい、テチョー村へいくと、診療を待ち望んでいる多くの村人が、朝早くから列を作っていました。それを見て、目の前の需要に応えるべく診療に専念する、これが現地で出した私の答えでした。

カトマンズは、私が訪れた国の中で最も貧しい首都でした。国際空港に降りたった時点から、本当にそうでした。しかし、あの埃っぽい地でも、きたなさや、貧しさを何故かひどくは感じなかったのです。それは、パシュパティナートで見た、生と死の境界線のなさや、ナマステが単なるハローという言葉ではなく、もっと崇高であたたかい心がこめられ、人々が見知らぬ異邦人に対しても深々とおじぎする、というネパール気質がそう思わせたのかもしれません。また、今回は単なる旅行者ではなく、このような活動を通していたからそう思わせたのかも知れません。

私がこの２週間で感じたナマステのもう１つの意味、それは、人生において、慎ましく穏やかな幸福、そして胸の前で両手を合わせるのは、感謝の念を忘れず、心の調和と、相手に対して分け隔てなく、平等である姿勢の表れなのだと感じました。私がこの活動で感じたことは、すべてこのナマステという言葉に集約されます。

初めてのネパール、ありがとう

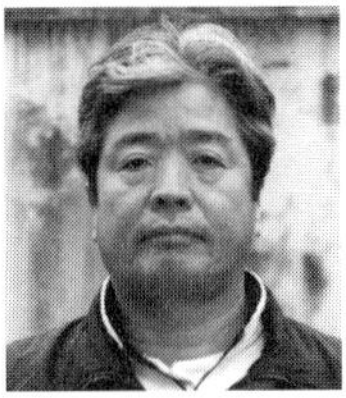

三浦喜久雄
（歯科医師）

中村先生を通じて、私はADCN（ネパール歯科医療協力会）の立ち上げから知っていました。最初から、いつか自分も参加してみたいという気持ちはありましたが、諸般の事情で出来ず、側面からサポートできればと思っていました。今回、酒の勢いをかりて参加することが出来ました。あの時、山岳会総会の大野先生や仙波先生のおかげと感謝しています。体力、英語力、いろんな面で不安だらけで出発したわりには、最後まで楽しく、充実感のある日々がおくれました。ひとえに隊長、副隊長、徳永先生、蒲池先生、沢熊先生、小川先生、深井先生、安部先生ほか、皆々様のおかげと感謝しております。ありがとうございました。

若い新人の皆さん、ありがとう。沙紀ちゃん、ツッチー、マリエッチー、のぞみちゃん、古川ちゃん、直美ちゃん、陽真くん、福井くん、ありがとう。私の娘と同じ年頃なのに、よく働き、グチもいわず、むくれた顔１つせず、私の方が年長で、声をかけないといけないのに、彼女たちの方から「元気ですか」「娘さん今度つれてきて」とか、うれしいことばをかけてくれて、ありがとう。

中堅で頑張った麻生先生、坪田先生、藤田先生、西野先生ありがとう。君たちの聡明さとユーモアに、ただ脱帽。うちのＷｉｆｅの「若い人と張り合わないで」いう忠告は、必要なかった。最初から脱帽、ただ酒を飲んでごまかすのみでした。

奥野ママ、白ちゃん、浜ちゃん、増田先生、平出君、伊吹ちゃん、北ちゃん、森ちゃんあなた方のすごさに、ありがとう。Plan Do See 君たちは見事にやっていました。一方通行ではなく、理解できるまで、トコトンやろうとする姿勢に感動しました。

村田さん、牧野さん、奥野パパありがとう、楽しくお酒が飲めました。同じ新人で中年組の鶴屋先生ありがとう。先生も良く働いたね。頑張ろうという姿勢がビンビン伝わって私も頑張れた気がする。輸送隊長の惣くんありがとう。輸送隊員として、君の周りを右往左往してるおっちゃんにやさしく接してくれてありがとう。君の父上、母上を昔から知っている者として、明るく、やさしく立派になった青年と仕事が出来てほんとにうれしい。

丹ちゃん体気をつけてくれてありがとう。今考えると2日酔いだったかな。梁瀬ちゃん、千津ちゃん、みなちゃん、田島ちゃん、そしてのりピーみんなありがとう。中年男のあつかいにくいのを、よく我慢して遊んでくれました、ありがとう。

最後に家族にもありがとう。

ただ1回の参加で、何が何だかわからないうちに終わった気がします。いっぱい積み残しがあって、心残りです。やらねばいけない課題もできたし、ぜひ近いうちに再度挑戦させていただきたいです。ナマステ。

「ネパールの雨　〜ひとつの想い〜」

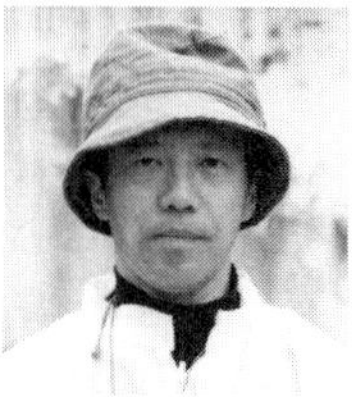

鶴屋誠人
(歯科医師)

感動と笑いの毎日、充実した２週間を過ごせたことに対し、皆様に感謝の気持ちでいっぱいである。しかしそんな中で時がたっても心に掛かる光景がある。

その日はいつもより朝の霧が薄く、時間が経っても日も差さず、日本ならば間違いなく雨を予想するようなどんよりとした空模様であった。ミッション最終日、初級ヘルトレ受講生である16名の先生たちは午前中「歯の健康大会」の準備のために各村の地図や図説用の媒体を作製した。

そして午後、ヘルスポストの中庭での「歯の健康大会」。風も出てきてジッとしていると手足が冷たく感じる中、お揃いの制服を着た30名ばかりの児童を前に先生たちは１人ずつ話し始めた。話は講義で得た知識をそのまま伝えている様子で、それはぎこちない授業形式の一方的な説明のようであった。最初は生徒たちも熱心に聞き入っていたが、時が経つにつれ寒さも加わってか退屈そうな素振りがちらほらと見えはじめていた。ヘルトレ講義中１番熱心だった先生の番になるとほぼ同時にブルーシートにパタパタと、一瞬耳を疑うが、まぎれもなく雨。結局、半数以上の先生は生徒に話す機会もなく時間と天候の関係で頓挫せざるを得なくなり「歯の健康大会」は終わった。「よくやったね、でもこの雨じゃしょうがないね」と言う言葉に、熱血先生は例の小首をちょっと傾ぐ仕草で微笑んだが、その目は少し寂しげであった。

かのAxelssonらの論文であったか、「歯科疾患は治療のみでは減らない」と、ケアの重要性を訴えていたことが思い出された。そうなのである。彼ら教育者はそれぞれの地域の人々の健康に大きくかかわって行く立場にある。今回は充分に想いを伝えることはできなかったかも知れないが、諦めないで頑張って欲しい。結局その日降り続いた冷たい雨。初参加ではあったが､想いは１つ。今回やってきたことを洗い流す雨ではなく､地固める雨であって欲しい。

ネパールファミリー

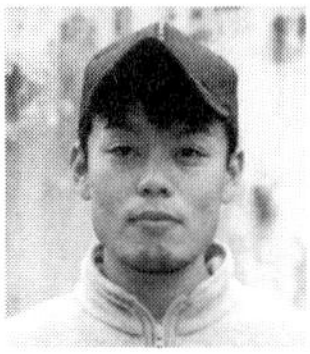

福井秀和
（九州歯科大学
歯科学生）

病院実習を終えて６年間の学校生活にも一応の目処がつき、年の瀬も迫ったころ、私はネパールという未知の国にいました。ネパールへ行くことが決定してから、自分なりに少しは役に立ちたいと思い勉強しようという気持ちばかりがはやりました。が、日々の雑事に追われ、気がつくと出発が目前に迫っており､開き直りではないけれど､欲張らずに自分サイズで頑張ろうと、それだけを目標にしました。

実際、焦点も定まっていない自分に追い討ちをかけるような忙しさでしたが、日ごとにコミュニケーションがとれるようになっていく楽しさが、今でも忘れられません。治療に関する知識も大事ですが、人と1対1で向き合って何が求められているのか、何をすべきか臨機応変に対応していく中で、医療の対象が“人”であることを実感できたことは大きな収穫でした。また、現地の方の感謝の姿に日本では忘れがちな“ありがとう”の意味も学ばせてもらいました。今回、卒業を控えた1学生として参加できたことは、むしろ私にとって良かったとおもいます。全く無の状態から2週間で様々なことを経験し、感じることができたという満足感でいっぱいです。また、このプロジェクトのもつ壮大な浪漫に是非参加したいと思います。最後に、家族のように、時には同士のように暖かいネパールファミリーの皆さん、ありがとうございました。

新しい年末年始の過ごし方

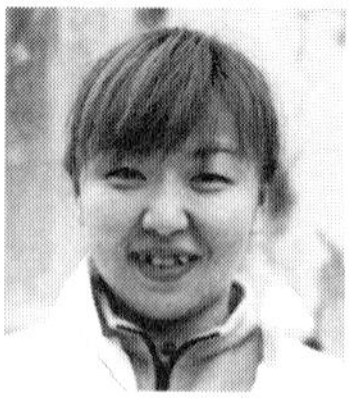

佐々木直美
(歯科衛生士)

新人のわりにほとんど不安感はなく、かなりのんきな感じで、どんな楽しい2週間になるだろう、どんな新しい発見があるだろうと、期待しての参加でした。実際は、その期待をはるかに上回る楽しさと発見がありました。

たくさんの楽しさの中で、大きかったのは、参加したメンバーとの出会いです。かなり個性的で、魅力的な人たちばかりで、初めは少しビックリしましたが、それは、すぐに興味に変わりました。みんな、自分のことも人のことも、よく考え協力しあってこそ、全てがうまく動いていて、当たり前のことですが、日常の中で忘れがちな大切なことを考えさせられました。

今回、私が参加したプロジェクトは診療です。日本では絶対に体験することができないこともありました。初めは少々とまどいながらも、楽しく仕事ができました。もう少し慣れてくると、先を考えて診療をするようになり、そうすると考えさせられることが出てきました。もちろん、その考えがあるからこそプロジェクトが楽しく、また参加したいという気にもなりました。

今回の参加だけではネ歯協の一部分を見たにすぎず、いろんな意味で自分に大きな発見をもたらすためには、回を重ねての参加が必要だとも感じています。日本で仕事していてもそうなのですが、歯科衛生士の仕事がすごく自分に向いているとか、めちゃくちゃ楽しいとか考えて仕事したことはありません。でも、１年目の頃よりも１０年たった今の方が、楽しく仕事しているのは事実で、これからもより楽しく仕事に向き合えるようにと、日々考えています。

そんな中でのネ歯協との出会いは、私にとって大きかったと感じています。この出会いと経験を無駄にしないよう、がんばります。何ごとに対してもがんばりすぎることはない私ですが、皆様の足手まといにならぬ程度、努力しようと考えています。今は、必ずまた参加したい気持ちでいっぱいです。

忘れたくないもの、ネパール

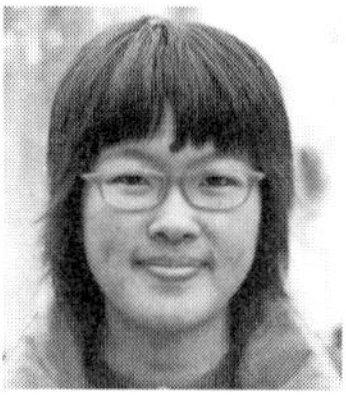

松岡沙紀子
（九州大学
学生）

前日になって年賀状を慌てて書きながら、自分でも呆れるくらいなんの実感も湧いてこなかった。明日ネパールへ発つんだと何度言い聞かせても気持ちがキョトンとしている。その気持ちが、ネパールに着いた途端、ギュッと自分の中心に集まっていくのがよくわかった。

予想しなかったことではないが、やはり物乞い・押し売りの類いは多かった。街を歩いていたら、老婆が「バクシー」と手を差し出してきた。バクシーというのは、インドの言葉で「神の御心のままに」という意味だ。行き過ぎようとすると老婆は物凄い力で腕をつかみ、私を引っ張り戻す。その度、施しをするためにネパールへ来たんじゃないと心に言い聞かせた。私は施しをして平気でいられるほど善い人間ではない。それでもさすがに、6、7歳の小さな男の子が片言の、でも随分流暢な日本語でペンダントを売りつけてきた時は重たくなった。彼にこんな事をさせる諸々のものの中に、日本と日本人も含まれているのだ。生活のために物を売るネパールの人々と、金に困っているわけでもないのにそれをゲーム感覚で値切る隊員の気持ちの温度差を恥ずかしいと思った。

活動の中で1番考えさせられたのは、ある先生の「君は歯科医療の専門家じゃないから仕方ないけどね」という言葉である。「歯科医療の専門家じゃないから」「新人隊員だから」「子供だから」、私にできることは限りなく少ないはずだ。だが、その中で1つでも「私にしかできないこと」を見つけられたらいいな、と思う。私は歯科医療に関してずぶの素人だが、だからこそ持っているはずの「普通の人」の感覚を大切にしたい。そして普通の人の感覚で、変だな、おかしいな、と感じ、それが言える場であるというネパール歯科医療協力隊は、やはり素晴らしい「学校」であると思う。

ネパールを発つ日に飛行機の窓から見たサガルマータは美しくて、手を合わせたらまさかと思ったけど涙が出た。ネパールのこと、16次隊のことを私は忘れたくないし、多分忘れないと思う。

私の宝物

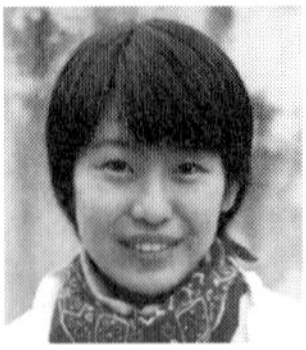

古川清江
（静岡県立大学
看護学部学生）

日本に帰ってきて2週間が過ぎました。16次隊に参加できて、本当によかった。心からそう思います。優しい人たちに囲まれて、楽しく笑顔で過ごせた2週間。毎朝、皆さんの今日もがんばろう！　という姿勢を見て、私もがんばってみようと思いました。少ししか役に立てなかったけど、それでも充実感が体の疲れを上回っていて、休憩時間すらもったいないと感じました。「がんばる」って楽しいことなんだと気づきました。

ネパールでは、何事にも素直に全力で取り組むことができたと思います。先生方に教えてもらいながらした歯式の記入、言葉は通じなかったけど、村に入って行った乳児の体重測定、学校歯科でチラチラ田島さんと森淳先生を見ながら自分も一緒に学んだ歯磨き指導などなど。実際のネパール、フィールドに立ってみて、初めて活動の内容が少しずつ理解できるようになっていきました。「百聞は一見にしかず」を身を持って体験する毎日でした。

また、ネパールでの２週間、体調を崩すこともなく、とても楽しく暮らせました。昼は現地での活動を楽しみ、夜はおいしい食事を食べ、おいしいお酒を飲ませてもらい、日本にいる時より心も体も贅沢をしたと思います。油性マジックでのメイク・お腹の顔・そばレストランでの涙ナミダの夜・麻生先生の火吹き・あげしおなど、ネパールで味わった感動（？）を書き出すときりがありません。また、ヤングマンの曲を耳にすると自然に笑みがこぼれ、♪A・D・C・N !!　と踊りだしたくなる自分がいます。これからもずっと、この曲を聴くたびにネパールのこと、16 次隊隊員の笑顔を思い出すんだろうな。

ネ歯協 16 次隊に参加して、本当に多くのことを学ぶことができました。ネパールで得たものは目には見えないけれど、キラキラ光る私の宝物です。16 次隊の隊員の皆様、活動にかかわるすべての皆様、ありがとうございました！

ネパール行きの意味

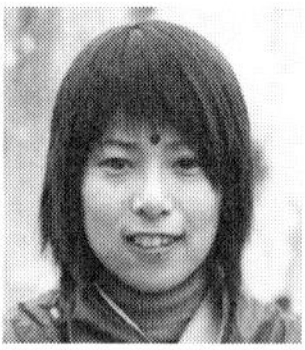

堀内のぞみ
（静岡県立大学
看護学部学生）

ネパールにいる間、自分はなぜ此処にいるのか、なぜ此処に来たのか、毎日繰り返し自分に問いかけていた。帰国した今でも、自分に問い続けている。なぜ私はネパールに行ったのか、ネパールで何を学んできたのか。釈然と納得のいく答えを導き出せないまま、日本での生活におわれ、少しずつネパールでのことが、記憶を占める領域の幅を狭めつつある。そして確実に色褪せていく記憶の中で、忘れてはいけないもの、忘れたくないものの褪色を止めようと必死にもがいている。

思えばひたすら悩み抜いた日々だった。最初はどう足掻いてよいかさえもわからず、動けなかった。ただ指示を待って、でも指示されたことさえ満足にできずに、自己嫌悪の連続。自ら指示を仰ぐようになっても、結局何もできない自分にセルフエスティームは下降の一途。自分が此処にいる意味を見出せずに、それでも必死で動くようになった頃、ふと空虚感が萌え出でた。

付き纏う空虚感の正体をつかんだのは、活発に意見を交わすCOHWの会議を見学している時だった。前日に見学したマザーの話し合いの様子がフラッシュバックし、目の前で展開されているCOHWの話し合いとが重ね合わせられた。その時閃いた。指示されたことをひたすらこなしているという状況、そこに自分の考えがないということ、それが私に付き纏う空虚感の正体だった。自分で考え、目的をもって動いていくことと、指示されたことをこなすために動くこと、同じように動いていても、意識の差は格段に違う。私は自分で考えて動くには、あまりに知識不足で、各プロジェクトの内容を理解できていなかった。

そんなことに気づいて愕然としていた時、中村先生に「どうだったか？」と尋ねられ、思わず「大変でした」と言い、恥ずかしくなった。プロジェクトが大変だったのではなく、大変だったのは私の思考回路内だった。「よくわかりません」と言い直した私に、先生は「わからんでいい」「わかってる奴はやらんでいい」と仰った。わかるようなわからないような……わからないような。

けれど、そんな先生の言葉で少し救われたのも事実。思い返せば、相手が意図する意図しないにかかわらず、いろいろな場面で、様々な人が、各々の方法で励ましてくれ、私を浮上させる力となった。だからこそ、今誰に聞かれても「ネパール楽しかった。」と答えられる自分がいる。皆さん本当に本当にありがとうございました。皆さんと同じ時を共有できる機会がもてたことを心から感謝しています。

次は知識と技術を身につけて

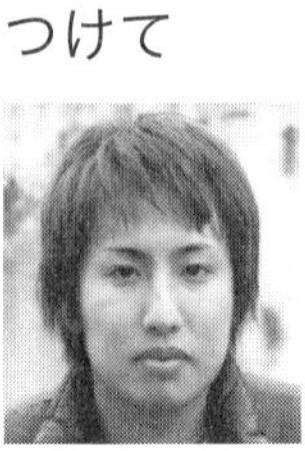

大野陽真
（福岡歯科大学
歯科学生）

ネパールに出発する前は、期待する気持ちより、住み慣れた日本と大きく異なる食をはじめとする生活習慣や治安に対する不安の方が大きかった。確かに現地ではお世辞にも生活環境が整っているとは言えなかったが、生活班や健康管理班がきちんと生活管理をしてくれたおかげでネパールの生活にすぐに慣れることができた。

ボランティア活動においては、学校歯科、診療、母子保健、調査、ヘルトレなどを行い、現地の医療事情や人々の生活を肌で感じることができた。学校歯科ではひたむきな先生とほんとうに素直な子供たちが印象に残っている。母子保健では村を訪問し村人の生活を見ることができすごく勉強にになった。

残念だったことは、ストにより学校を訪問できなかったこと、ヘルトレに参加できなかったことだ。あと自分の未熟さを感じることも多くあり、大学で勉強を重ねて知識と技術を少しでも身につけてまたネパールに行きたい。

今回、新人隊員でほんとうになにもできなかったのに、温かい目で見守ってくれた皆さんに心から感謝したい。また、このような貴重な体験をするきっかけを与えてくれた親にも感謝したいです。皆さんほんとうにありがとうございました。

人の役に立つこととは

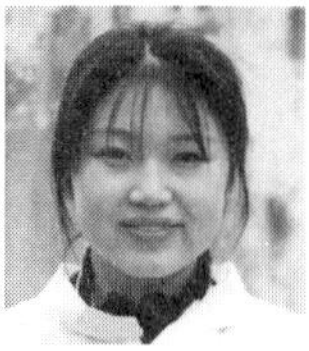

土取容子
（九州歯科大学
歯科学生）

「今行かなかったら、一生ネパールへ行けないかもしれない！」そういう思いから参加した今回のプロジェクト。それはわたしにとって１つのチャンスであり、多くの成長の場となりました。

以前からボランティアに興味を持ち、いつも「人の役に立つことをしたい」と思っていました。そして、ついに夢が１つ叶ったのです。けれども、わたしはスペシャリストではないので、できる仕事は限られてしまいます。しかし、わたしのモットーは「自分の持っているだけの知識・特技・才能などを生かして人の為に役立たせる」ということ、だから限られた範囲内でできるだけのことを見つけ出し、わたしなりにやってみることにしました。

学校訪問ではブラッシング指

導をしました。目の前の子供たちがわたしの真似をして一緒に歯を磨く姿は本当に生き生きとしていました。ヘルトレ上級ではDMFT指数（全体からみた1人当たりの平均虫歯数）の計算法を教えることができました。最初は悪戦苦闘しながら計算していたマザーがすらすらと計算できるようになったとき、わたしはとてもうれしかったです。夏以降、本部での準備を通してパソコン入力のスピードもアップしたため、入力作業も難なくこなすことができました。まだ、歯科医療の技術を身につけてないから診療では役に立てない分、違う場面で少しでも何か役に立つようなことをしようと頑張りました。

わたしがこうしてネ歯協の1員として活動できたのは、一緒に2週間過ごした16次隊隊員、家族、多くのネ歯協関係者の援助や協力のおかげです。本当にありがとうございました。わたしはネ歯協に参加したことによって、いろんな面で成長できたと思います。ある本で、ボランティア活動は「相手のためであると同時に、自分のためでもある」「自分の行為によって相手が喜ぶ姿」を見るとき、わたしたちは、ほかの何にもまして大きく成長できる、と書かれていました。その言葉を体感することができたような気がします。ただ、口先だけで言うことは簡単です。人から話を聞くのもいつだってできます。でも、それだけでは感じることのできないものを自ら行動に移し、自分の目で耳で肌で感じることができました。今回の貴重な経験を記憶の中に封じ込めずに、この経験を生かしてさらに新しいチャンスをつかんでいきたいと思います。

将来を真剣に考えるようになった

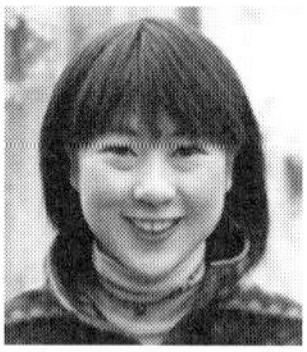

横溝まりえ
（九州歯科大学
歯科学生）

出発前は全ての事が不安で、12月22日の朝が来るのがすごく恐れていました。しかしいざ行ってみると、不安を感じる暇はないくらい楽しく過ごせ、今ではいろんな思いがたくさん詰まった最高の2週間に思えます。

ネパールでの生活で、毎日た

くさんのことを思い、考え、学びました。話を聞く時の子供たちやマザーの真剣な顔つきを見て、気を引き締め直しました。ネパール人の先生が子供たちに説明している姿を見て、ネ歯協が今まで積み重ねてきた活動の大きさを実感しました。バンダ（ストライキ）の２日間も考えてみればよい体験です。

今回参加したことによって、やっとネ歯協の活動内容がわかりました。また、これからの自分が何をしたいのか、どんな歯科医師になりたいのか、真剣に考えるようになりました。

反省すべき点としては、自分から仕事を見つけて働くことができなかったことです。何か働きたいけど、何をしたらよいかわからずただ立っているだけの自分が、とても情けなかったです。

来年も参加したいけど、できることは今年とあまり変わらないと思います。だから次回は、歯科医師になってバリバリ働けるようになってから参加しようと思います。

16次隊の皆様、サポートしてくださった皆様、日本で応援しくれていた家族や友達に感謝しています。本当にありがとうございました。

「ネパールに行こう」と思った自分に感謝

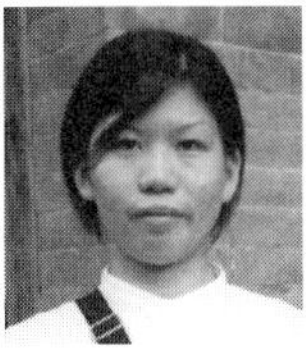

澤　知宙
（静岡県立大学
看護学部学生）

夏隊についての１番の感想は「いっぱい人生勉強したなー」という一言に尽きます。毎日何かにつけてネパールでの様々な場面を思い出します。正直に言うと、その様々な場面はほとんど自分が中心になってしまっています。というのは、実際にネパールでは、何かにつけて「自分は、自分は」ということを考えてしまっていたからです。夏隊での生活については、参加するまでそれほど不安もなく楽しんで来れるだろうなと思っていました。しかし、実際には戸惑っている自分がいました。皆さんが（ネパールの方々も含めて）とても正直だからです。言いたい事は素直に言っていると感じました。いつからか人とぶつかることが怖くなっていた私にとっては、自分に正直に人と接することはとても難しいことでした。

もう1つ最近よく考えることは、トラチャンさん（マダム紘子さんの夫・ホテル経営者）とお話したことです。私はトラチャンさんに「ネパールは人も街もとても活気がありますね」と言いました。するとトラチャンさんは「ネパールは人々が生活するのにとてもパワーがいるからだよ。日本もそういう状況になれば同じようになるんじゃない？」と話してくれました。生活することにほとんどパワーを使っていない自分に気づきました。私はよく両親に「いろんな人にお世話になっているね。」と言われます。今では返す言葉もありません……。

ネ歯協の皆さん、ネパールの皆さん、そして「ネパールに行こう」と思った自分に感謝します。ありがとうございました。

■17次隊感想文■

(2003年12月23日～2004年1月4日)

感動は栄養なり

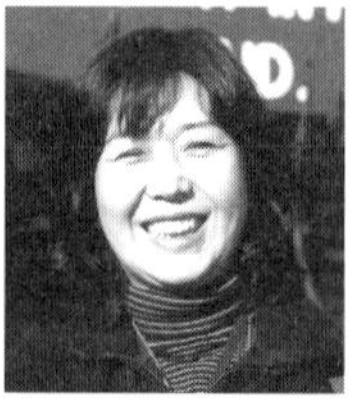

志賀和子
(歯科医師)

ネパールから帰って、私の周りでは行く前と変わらずまるで何もなかったように日常が繰り返されていますが、私の中では新しい発見がたくさんありました。人は変わるか？ということが話題になっていましたが、私は、人は変わりたいと思ったとき変わっていくものだと思っています。

今回私は診療班に配属されましたが、初日プラパールの中からどんどん物が運び出され何もないホールが数時間で野戦病院にかわり、また最終日には数時間で箱の中に消えていきました。その手際よさとチームワークに驚き、また設備道具が想像してたより揃っていて感激しました。最初の患者さんは80歳のお婆ちゃんで抜歯希望でした。こっちの人は大丈夫だよといわれ、おそるおそる脈を取りながら処置しましたが本当にしっかりしていてびっくり。

診療は１回完結型で満足する治療ができない葛藤や難抜歯もありましたが、末森先生や徳永先生を筆頭に頼もしい先生方が沢山いたので心強かったです。そしてトラブルなくすべての診療を終えることができほっとしました。このような環境下での治療は自信にもなり新鮮でもあり楽しかったです。

次に半日学校へ、半日母子保健で村へ行く機会を頂きました。小児歯科医という立場上子供たちに興味がありましたが、まず学校で低学年児から検診を始め口腔内を見た時ギョッとしました。５〜８歳児くらいにランパントカリエス。逆に高学年児はほとんど重篤なカリエスなく叢生もなく安心しました。

また母子保健で村に入った時に診た、まだ２、３歳児の多くに虫歯があり、HP センターに来た就学前児も悲惨な状態。小さな子供に何が起こっているのか？　その後、診療の中で乳歯にサホライドを塗りながら「永久歯は虫歯にしないでね」と間食指導とブラッシング指導をせずにいられない私でした。帰ってからも子供たちや母親の顔が脳裏に焼きついていてぬぐってもぬぐっても消えてくれません。かつての日本の教訓がこのネパールの子供たちの虫歯洪水の危機をくい止めてくれることを強く望みます。早急な低年齢児の母親指導の必要性を感じました。来年から診療室で「子供の日」を１日作ろうという話が診療班で出ました。ぜひ実現させてください。それから簡単な個人指導のガイダンスがあるといいなと思いました。

母子保健ではデーター収集の役に立たなくて申し訳なく思っています。今回白田さんと大野先生のバトルを目の当たりにし、２人とも熱くて凄いなと感じました。データーを大切にする大野先生、現場を重視する白田さん。私はどちらかというと白ちゃんタイプかなと思いながらデーター取りや報告書作成がいかに大切か間接的に大野先生に教わったような気がします。本当に報告書や論文の量にあらためて凄い会だなと感じています。

私はランデイングが近いとてもいい時期にこのプロジェクトにかかわることができたのかも

しれませんが、反面長い歴史を理解していなく戸惑ってしまいました。最初は会の中での自分のポジションがつかめず、行動も裏目に出て自己嫌悪に落ち込みました。若い新人さんのようにのみ込みよく動くこともできない、PC も苦手、知識豊富なおじ様でもなく、そのくせ素直でなく頑固でいちいちこだわる。使いにくいだろうなと、自分に苛立ち変な興奮で眠れない夜が続きました。いろんな人に自分をぶつけアドバイスを頂き感謝しています。

次第に今回は初めてなのだからできる限りいろんな事を学ぼう。自分は自分でしかない。できなかったら教えてもらって努力しよう、とだんだん自然体になれました。しかし現地では同時に多くの事が平行して行われていたので、よくわからない部分も多く、最終的に編集されたものをよく理解し、次のステップにしたいと思っています。

最後に今回の最大の収穫は超個性的な素敵な人たちとの出会いです。継続は力なり、そして人と人の力は凄い。非日常的な中で沢山の言葉が心に染み込んで来ました。中村隊長「人はさっさと生きんといかん」気に入りました。「死が２人を分かつまで〜」素敵ですね安部先生。「結果を求めない努力」も時には必要ですね蒲池先生。「人生はローリングストン」佐熊先生、etc。

診療の合い間やホテルに帰る途中、そしてデュリケルで見たグレイトヒマラヤ、HP センターの裏の丘に吹く心地よい風、外で無邪気に遊ぶ子供たちの姿、村人の人なつっこい笑顔、「感動は栄養なり」いろんなものを見てきれいだと思ったり、人との触れ合いで得られた感動、大切にします。

ブラウニング曰く「小さな円を描いて満足するより大きな円のその一部分である弧になれ」

なんと素敵な人々の輪。時空を超えてネパール歯科医療協力会の１つの弧になれたことに感謝します。そして次に参加するとき継続的な時間がまた流れますよう……願って。

ネパールでの貴重な体験

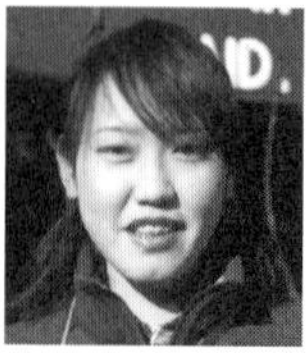

寺尾明子
（九州歯科大学
歯科学生）

出発前の数週間、学生である

私は梱包作業に追われていました。 今思えば、その期間に今回の活動についてを知り、それがネパールへの好奇心につながって活動に参加するという実感がわいてきたように感じます。「自分は学生でネパールでもできることは限られているけど、できることは精一杯しよう！」そういう心構えができ、未知の事に対する不安が少し消えていったようでした。

いざネパールでの活動が始まってみると、何をするのも初体験で興味津々、興奮状態が続いていました。診療アシスタントでは、先生方のご配慮によって、電動歯ブラシでのブラッシング、スケ—リング、セメントを練らせてもらったり、抜歯のご指導も受け、実際に挑戦することができました。お手伝いをさせてもらいながら診療体験ができるなんて、歯科学生の私にとっては本当に幸運でしたし、先生方の診療するお姿はとても格好良く、歯医者はやっぱりイイなぁ、私も将来先生方のような歯科医になりたいなぁ、そう思ったのです 。

母子保健と学校歯科ではネパールの人たちと触れ合う事ができて､とても楽しかったです。マザーボランティアのお母さんたちはこちらが圧倒されそうなほどパワフルでしたし、学校の先生たちのディスカッションはとても精力的で、元気をもらいました。学校訪問で検診のお手伝いをしたときの空き時間に、折り紙で一緒に遊んだ子供たちの笑顔は印象的でしたし、子供たちの前でブラッシング指導をしたときには、私が問いかけると、子供たちからとてもかわいい反応が返ってきた事が忘れられません。

様々なプロジェクトに参加できた事で本当に色々な体験をしました。まがりなりにも何でもやってみることで､勉強になり、自分のものになっていった気がします。そして17次隊の活動で、暖かい隊員の方々に囲まれてネパールで一緒に過ごせた事が幸せです。これからもネ歯協の活動にかかわっていき、歯科医になってから再びネパールに行ってみたいと思っています。素敵な出会いをありがとうございました！

ネパールで思ったこと

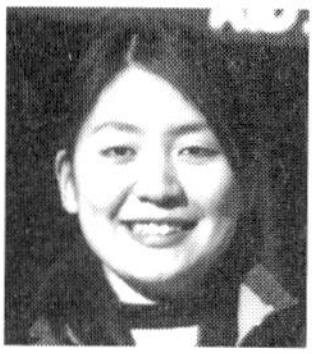

高野雅代
（九州歯科大学
歯科学生）

「海外で医療に関するボランティアをしたい、そして人の役に立ちたい」と思い、九州歯科大学に入学した私は去年の2月に中村先生と出会い、ネパールに行くことになりました。最初、少しは専門的なことがわかりだす4年生くらいになってから行かせてもらいたいと思っていたのですが、「今の自分ができることを見つけることも勉強だ」と中村先生に言われ、ネパールに行ってみようと思いました。行く前は自分に何ができるのか全くわからず、不安半分、そして自分の夢に1歩近づけるという期待半分という感じでしたが、実際にネパールに行ってみると不安なんて感じる暇もないくらい毎日がアッという間に過ぎていき、大変楽しく充実した、そして大感動の2週間でした。

HPセンターでの診療、学校歯科、母子保健と日々様々な活動に参加させて頂きました。診療では先生方のテキパキと治療される姿に圧倒され、学校歯科では子供たちの生き生きとした姿が印象的で、そして母子保健では村の中に入って行き、実際のネパールの人々の生活を間近で見ることができました。

活動を通じて思ったことは、ネパールは経済的には確かに貧しいけれども、人々は日本人のようにあくせくしておらず、今の自分にできることを一生懸命にやって毎日を生きているということでした。日本での私がちょっぴり恥ずかしくなりました。しかし、今回ネパールに行ってみて最も良かったのは、何と言っても人との出会いでした。ネパールの活動に参加されている方々はみな優しく、面白く、そしてそれぞれの方が自分の目的を持って来ており、学ぶことばかりでした。

嬉しかったのは、ネパールの活動に参加されている先生方が「歯科を学ぶことはものすごく面白いよ」とおっしゃっていたことです。そのように話される先生方は生き生きとしていて、本当に素敵だなと思いました。私も先生方みたいに歯科が面白いと言えるようになりたいです。今回は２週間という短い間でしたが、私の人生の中でも最も濃い２週間でした。こんな未熟な私を優しく、そして時には厳しく接してくださった17次隊の皆様、どうもありがとうございました。

ナマステ

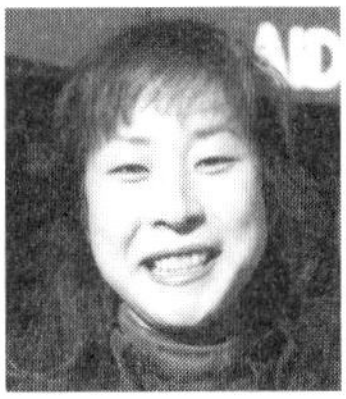

藤原　翠
（歯科衛生士）

ネ歯協の事を知り、以前からこのような活動に参加したいと思っていた私は不安もありましたが「迷っているなら行ったほうがいいよ！」との言葉に行くことを決心しました。

出発２、３日前に悪天候の為本土行きの船が欠航し（島根県隠岐島在住）、もしかしたらネパールに行く事ができないかも？！というアクシデントがありましたが無事ネパールに出発することができました。

初めての事ばかりでとまどうことばかりでした。事前のＭＬ、本等での情報でイメージしていたよりカドマンズは車がたくさん走っていて都会だと思ったし、反面停電するし、まだカーストがあるんだなと。

私は診療班でしたが患者さんの口腔内は思っていたより歯周病はひどく、きれいに磨けている人とそうでない人との差は激しかったです。日本とは違う環境の中での診療は慣れるまでが大変でした。そんな中で皆さんに助けてもらったり励ましてもらって楽しく診療することができました。

仕事が終わってからもいろいろ話を聞いてもらい、相談にのってもらって、皆さんが家族のように思えてきました。

ネパールでの充実した日々を思い出すと少し寂しいです。行くまでは「１度でいいから参加したい！」でしたが、今は「また参加したい！」という気持ちです。皆さん本当にありがとうございました。

はじめの１歩

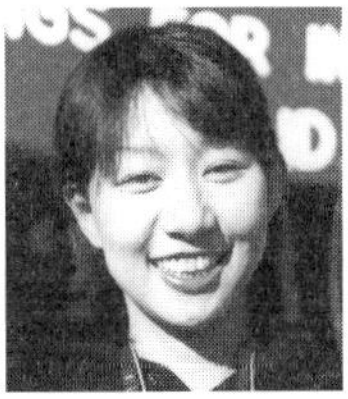

根木規予子
（歯科衛生士）

大晦日に皆さんが届けてくださった母からの手紙の中に次の

ような言葉がありました。

「世の中の人に役に立つ人になって欲しいと念じています。あなたはその1歩を踏み出したばかりです。どんなに苦しいことがあろうともその1歩を大事にして下さい。規予子の小さな1歩が少しでもネパールの人たち、子供たちに役立ったらいいですね。」

帰国後、何度もこの手紙を読み返し、何度も考えましたが、自分はこのプロジェクトで何ができたのか、何を見たのかよくわからないままです。日々の生活が危機に瀕している人たちのそばで働きたいと願い、大学に進学したにもかかわらず今の自分に戸惑っています。しかし、1つだけ言えるのは、人のニーズに応える難しさは日本でもネパールでも同じということでしょうか。

実際に診療にかかわるようになった当初は、かなり混乱していました。それはただ単に言葉が通じないからということではなく、治療を望んでいる人を目の前にして、ただ処置をすることしかできなかったことに対してです。目の前のことに必死になりすぎ、周りの状況が見えていなかったのです。これは前向きにとらえれば、緊張感の現れだったのかもしれません。でも、そのぎこちなさに1番不安を感じていたのは私自身だったように思います。それが日を重ねるごとに、いい意味で緊張感がとけていき、目の前に居る人が何を伝えようとしているのか、何を感じているのかということに耳を傾けようと自分で意識できるようになりました。

実際どの程度把握できたかは、正直なところ自信はありません。しかし、相手が伝えようとしていることや感じていることをいかに汲めるかが、その後の治療を左右するものとなります。さらに、ここで忘れてはならないのは、相手の気持ちや意向を引き出せるか否かは、相手ではなく、聞き手であるこちらにその全権があるということです。相手と同じ視点で物事を見る大切さを再認識することができました。

このことは開発の世界でも重要視されていることです。しかし、とかく医療の世界はその相手のニーズよりも専門性ばかりが優先されがちです。もちろん、様々な場面でその技術や知識を発揮できる専門家への期待は大きいし、その貢献度も大きいと言えます。ただ、西洋医学を学んできた人間は、西洋型の医療技術を自分たちの健康観に基づいて提供するのが当然と考えてしまいます。無意識に日常の臨床と同じような考え方をネパールでも当てはめようとしている自分に気がついた時、初めて盲点のようなものを感じました。途上国において相手と同じ視点に立つ難しさとはこのようなことなのではないでしょうか。

私にとってのはじめの１歩は、小さい頃からの夢の実現という期待とは裏腹に新たな課題を残してくれました。まだそれが何なのかもわからない状態なのですが、母の言うように大いに悩み、苦しむ時なのかも知れません。しかし、もしかしたら大学で学んでいる今だからこそ悩めることなのだとも思います。

最後に、いつも私のことを気にかけてくださり、支えてくださった皆様に心より感謝いたします。本当にありがとうございました。

心を込めて花束を

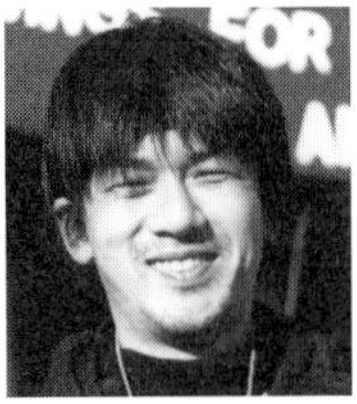

布巻昌仁
（福岡歯科大学助手）

初めて参加した14次隊のときは何をしたらいいかわからないまま終ってしまいましたが、２回目の今回は全体の流れがわかる余裕と仕事を与えられた責任感があり、充実した毎日を過ごすことが出来ました。また、プロジェクトの内容や隊長、幹部の考えも少しずつわかるようになり、自分に足りないもの、やらなくてはいけないことが見えてきました。４月の交流会のときに「どうしてまた行く気になったの？」と聞かれ、「自分が何をしたいのかわからないから」と答えました。17次隊に参加してやっとネ歯協のスタート地点に立てた気がします。もっと勉強して、機会があればまた参加したいと思っています。最後に皆さんの協力のおかげで輸送の仕事をスムーズに行うことが出来ました。ありがとうございます。一緒に頑張ってくれた輸送班、励ましてくれた三浦先生、鶴屋先生、そして最初から最後までサポートしてくれた麻生先生には感謝しています。♪期待通りの僕じゃないけど、素晴らしい人に出逢えた♪ 17次隊の皆さんとネパールの人々に心を込めて花束を。

すばらしき笑顔

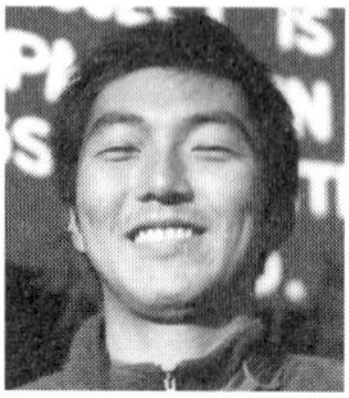

村田直久
（九州大学歯科学生）

ネパールに行くと決めた時から、想像だけが大きく膨らんでいきました。しかし、先輩隊員の皆さんの話でいろいろなことを聞くものの、実態はつかめず、時間は過ぎるばかり。出発直前になると、行ってみないとわからない、考えても仕方ないと、開き直るようになっている自分がいました。アッという間に梱包作業、そして出発の日が訪れ、いつの間にか飛行機に乗っていたというのが正直なところです。

ネパールでの2週間は、濃縮された時間でした。初参加の私にとって、見るもの、やることすべてが新鮮で、毎日がアッという間に過ぎていきました。こんな楽しくも濃縮された時間は、日本では絶対に味わえないと思います。

日本に帰ってきた今、何が1番心に残っているかというと、ネパールの人々の笑顔です。学校検診での子供たちの笑顔や、診療を終えたときの笑顔を見ていると、ふと気づくと自分も自然に笑顔になっているのです。本当に心から幸せだと思える瞬間でした。

初参加を終えて今思うのは、ぜひもう1度、今度は歯科医師として参加したいということです。

今回学生として参加させていただき、学生としての視点でこの活動について考えたことも多くあります。学生だからできたこともあると思います。しかし、バリバリと活躍している他の隊員の皆さんを見ていると、何か物足りないような、もう少しやれることがあるのではないのか、という気持ちになったのも事実です。

今回僕が、ネパールの人々の役に立てたことは、微々たることしかなかったかもしれません。反対に、隊員の皆さんの働きっぷり、ネパールの人々の心からの笑顔、地球の壮大さを感じさせるヒマラヤの大自然に何度も励まされ、パワーをもらい、何度も感動を与えられました。この経験は何物にも代えがたい大きなものです。どんな歯科医になりたいかというヒントもいただきました。ぜひ、歯科医として戻ってきて、ネパールの人々に対して恩返しをしたいと思います。

最後に、ネ歯協をサポートしてくださったすべての皆様、本当にありがとうございました。そして、このプロジェクトが、いつまでも末永く続くことを祈ってます！

楽しかった17次隊

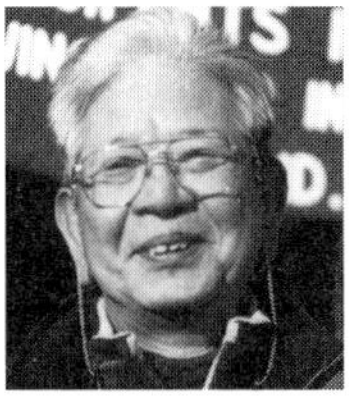

末森多賀生
（歯科医師）

HPセンターの建設時に少しばかりかかわらせていただいて以来、10年振りのネパールでした。サンセットビューホテルから見下ろす風景は一変し、10年前にはパタンまで続いていた田畑には住宅が建ち並び、カトマンズの町には車とオートバイがあふれて、またリングロードからはずれたテチョー村に続く砂埃を舞いあげていた砂利道も舗装され、見渡す限り一面の麦畑にも住宅が建ち始めていました。何か不可思議で神秘的であった国も近代化に向けて変化しているように感じました。

10数年前、中村隊長が語ってくれた「ネパールへ歯科医療を」との熱い思いと、理念が今回のミッションでも十分に伝わってきました。同一の目的で集まった仲間たちのすさまじい熱気とパワーに圧倒され通しでした。これらのことが17次にわたる派遣につながっているのだとあらためて感じ入りました。

今回の結団式で、隊長よりいくつかのテーマが提案されました。ネパール住民の依存型医療から自立に向けたソフトランディングの検討。人間関係での一期一会について。はたまた人間は変われるのかといった難しいテーマでした。初参加で、詳しいことはわからないけれども、各プロジェクトに検討を加えながらの進行がみられ、過去14年間に培った成果が出つつあるように感じましたが、現地には歯科の専門家が著しく不足している現状を考えると、もう少し時間がかかりそうな気もしました。

一期一会については、個性的なすばらしい仲間にめぐり会えたこと、また1人1人がそれぞれこのミッションの成功を期し、よく頑張ったことが強く印象に残っています。人間は変われるのかについては、自分自身に置き換えて考えてみたとき、このまま頑固一徹を貫くのか、好々爺に変身できるのか、永遠のテーマをつきつけられた気がしました。しかし少なくとも今回の仲間たちや孫の間では好々爺になれる気がしています。

帰国後には、また現実の生活が待っていました。ストレスに疲れたら、このミッションで踊った島踊り「イヤサカ、イヤサカ、ハイ、ハイ、ハイ」(佐熊氏考案)で乗り切ることにします。ネパールと仲間たち、このミッションを支えてくださった皆様方に心より感謝申し上げます。

達成感？　満足感？　充実感？

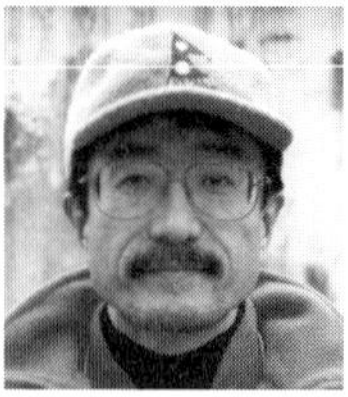

小川孝雄
(厚生労働省勤務・歯科医師)

17回目のネパール歯科医療協力隊に参加し、2004年も新しい年をヒマラヤの麓、カトマンズで迎えました。

2年前までは大学に所属していたこともあり、研究に重点をおいていたためデータ取りや学校健診、新規フィールドの開拓など、どちらかといえば自分が動いて数値を集めるという調査を主として担当して来ました。もちろんこれはこれでプロジェクト全体にフィードバックするために、大切な事であるのは十分承知しております。しかし、調査というのはあくまでも自分が動いてなんぼという分野ですので、本当の意味で現地の人との心からの交流というのはありませんでした。

いままでにネパールで全く診療をしていなかったわけではありませんが、単発的に誰かの代わりや、忙しい時の手助けといった感じでした。HP センターの一角で研究データを取りながら、診療に携わる隊員が現地スタッフと仲良くやっているなあと、横目で羨ましく見ていたというのが本音です。

今回は 10 数年ぶりに診療班の１員に入り、最初から最後まで現地スタッフと一緒になって患者さんの治療をしました。患者さんには片言のネパール語を駆使して説明し、わからない時はスタッフに英語で話し、それを現地語で患者さんに説明してもらいながらの治療でした。

２年前に大学を辞め、行政の仕事に移ってから丸２年間完全に臨床を離れておりましたので、抜歯手術ができるだろうかとか、保存治療ができるだろうかとか少々不安もありましたが、初日に親知らずを６本抜いたとき、以前よりも診療を客観視できる自分がいることに気がつきました。半埋伏もありましたし、鉗子で力任せに抜こうとすれば歯冠部だけが折れて、頑丈な歯根だけが残りそうな C3 の状態のものもありました。その時『抜歯は鉗子でやろうと思ったらダメだぞ！ヘーベルできっちり脱臼させて、鉗子は口腔外に出すために使うんだぞ！』という恩師、故野代先生の言葉を思い出しながら手は自然と動いていました。『うーん、久々の達成感。』

帰りのバスの中で鶴屋先生との会話。「診療って面白いよな、特に抜歯は。抜けた時の達成感というか、『やった！』という感じは他では得られない快感があるよな。」「先生もそうですか。僕もそうです。他のプロジェクトも大事だとは思いますが、診療が１番面白いと思っています。できるならずーっと診療でいいと思っています。」

毎日臨床をやっている彼のこの一言で診療って面白いな！と再認識しました。そして２日目からは時間も忘れて診療を楽しんでいる自分がいました。午前は９時から 12 時、午後は１時から３時、たった５時間診療をするだけですから別に休憩がなくてもいいし、全く苦痛はありませんでした。そして私が最も得意とするアマルガム充填も、バンドを掛けた２級窩洞を含めて何十本もしました。多分、その中の多くは患者が生きている間はずっと使える満足の行く充填ができたと思います。

診療を楽しめた事の一因には、大学を離れた事から研究データを考えなくてよかった事、1回完結型の治療であり、治療する事にストレスがなかった事などもあると思います。診療をしながらの現地スタッフとの交流も実に楽しいものだと初めて気がつきました。お陰でネパール語も少しは上達しました。大学時代にもこれだけ楽しんで診療した事はなかったように思います。この楽しさは麻生先生からも感じていました。予診と治療とを行き来している麻生先生は実に生き生きとして、頭もですが、全体が輝いて見えました。ネパールも参加回数が10回を超えると私を除いてみんな解脱するのでしょうか。

そう言う意味では中村隊長、大野、深井両副隊長はこれまでの私がそうであったように、じっくり現地の人と交流する機会がありませんので、いつもオーダーを出すだけで心の満足感というのはあまりないのでないかと思います。状況が許すならたまには現地の人との対等の立場での行動をして見るといいのではないでしょうか。でも許さないでしょうから解脱は難しいでしょうかね。

ネパールでは実に多くのことを学びました。あまり多すぎてとても書き切れません。少々大袈裟に聞こえるかも知れませんが、人が人として生きていくその生き方、そして死に方を学んだことが最大の収穫だと思います。人との出会いを大切にし、今後も精力的にかかわって行きたいと思います。17次隊の皆さんに感謝致します。

自立とは??

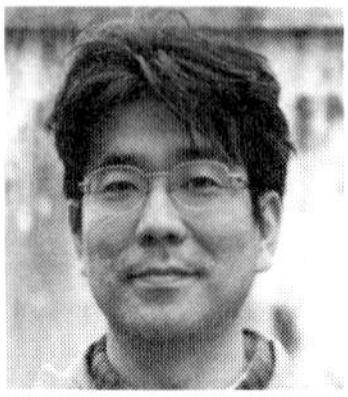

藤田孝一
(歯科医師)

私たちの活動は自立支援型プロジェクトである。つまりネパール人の自立をサポートしているわけである。では自立というのはどうなればいいことなのだろう。よくわからないまま4年目の参加になってしまった。

日本で自立という言葉を使うとき、「親の援助から自立する」という風に、お金を自分で稼ぎ、自分で物を調達して暮らすことを示すことが多い。つまり「モノカネ情報」を「得る力」ということだろうか。今回も、ネパール人が主体となってプロジェクトを進めていく上で、フッ素や染色液などの薬品、媒体や器材がないという問題があったのだが、そう考えると、ネパール人が自らプロジェクトを行う上で、「あれが欲しい、これが欲しい」と言い始めることはもっともなことなのかもしれない。

では、私たちが与えているのは「モノカネ情報」だけか？「モノカネ情報」は避けて通れない道だとしても、多分それだけではない。でもそれが何なのか、私には未だによくわからないが、きっと「ヒト」なんだと思う。私たちが楽しいと思うこと、素晴らしいと思うことを彼らに紹介し、彼らも楽しいと、私たちもうれしい。

私たちは、「何もない国ネパール」に魅力を感じる。スローライフという言葉が流行ったように、日本の目指す所は原点回帰、ネパールのような生活なのかもしれない。彼らの生活を知ることで、日本では体験できないことだ、素晴らしいことだと思う私たちがいる。もうネパールのような生活には戻れないんじゃないかと半分諦めながら、ネパールを目指す日本人がいる。その一方で、ネパールにいながら日本のようになりたいと願う人々がいる。我関せずとマイペースで生きるネパール人もいる。その人たちが出会うこと、それがお互いにとって幸せなことだったら、国際協力なんて、何にも必要がないのかもしれないと、ふと思った。

今、ネパールにある問題。それを解決しようとする我々日本人。そしてネパール人。その行く先のゴールは何なのか、また見に行きたいと思う。

ランディングはいつ？

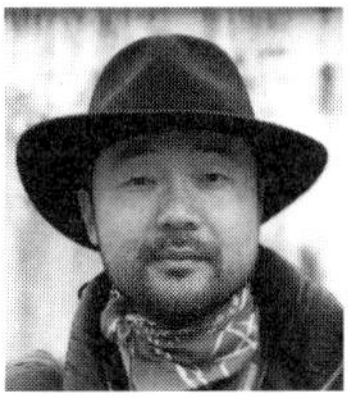

坪田　真
（歯科医師）

今回、17次隊に参加するに当たって、自分に２つのテーマを課した。１つは「ネパールでやってきたことをいかにして日本に還元するか」、もう１つは「ヒト・モノ・カネ・情報の中でも、ヒトに焦点を当てたランディングを模索すること」であった。

１つめに関して。16次隊までは、個人的には自分とネパール人のための、一方通行的な活動であった。しかし、出発前に祖父の代から親交のある歯科医師（といっても相手は20歳以上も年上）に「そろそろ、ネパールで得たことを日常に生かす方法を考えてはどうか。」と言われ、今までテーマがないまま出掛けていた自分に気がついた。

そして、日本で今流行の「スローライフ・スローフード」をネパール人に問いかけてみることで何か得られるのではないかと思い、ヘルトレの講義で、「ネパールが近代化に向かって失いつつあること」をテーマに話をしてみた。すると、反響は確かに大きかった。ただ、伝統や習慣に関するものの見方が全然違うことがわかり、今更ながら、伝えることの難しさと伝えたことを基に行動を促すことへの壁を実感した。また、この講義が直接日本での日常に還元できるかというと、現時点では困難である。しかし、そのような視点をもって取り組んだことは決して無駄ではなかったと日本に帰ってから感じるのである。

2つめに関して。今回はCOHWに替わる新組織を軌道に乗せるつもりでカトマンズに降りた。夏隊の時点では、冬隊までに新組織の人選はNATA側から提案されるはずだった。それなのにいきなりNATA側から、「新組織は必要ないのではないか。」という発言があった。ネパールでは予定通りにいかないことはよくあるのだが、正直言って困惑し、17次隊で軌道に乗せるのは無理と直感し、気持ちは18次隊に飛んでしまった。

しかし、話し合っていくうちに本当に必要ないと思っているのではなく、彼らネパール人は自身に運営の主体が移行するのが不安であるように感じた。彼らは真剣にネ歯協の活動の「その後」を見据えている。それならば、ここで踏みとどまって、新組織の立ち上げを苦労してでも彼ら自身に考えてもらって、軌道に乗せ、ネパール人のものになるまで見守ろう。

今回の活動の中で、奥野ママに「母子保健では、ネパール人自身が、母子健康手帳を作ったり、手に入れたりするためにいくらかのお金を出すことを1つのゴールとして考えている」と言われたことがあった。確かに、自身のお金を出すという行為はもっともわかりやすい自立の方法であるし、お金を出すことで自立しているという自覚も生まれる。

しかし、お金を出すことだけ

がゴールであるかというとそうではないと思う。お金を出すことで、「欲しいものは手を出せばもらえる」から、「欲しければ自分でどうにかして得る」に変わっただけで、「欲しい」ということの本質は変わらない。自立にはもっと大切なことあるように思えてならない。かといって、代価に変わる自立の形が見えているわけでもない。

自立の形を探しにまた行っちゃうんだろうなぁ。その前に自分が自立しろって。

■18次隊感想文■

(2004年12月23日～2005年1月4日)

「健康」であることの重要性を再確認する

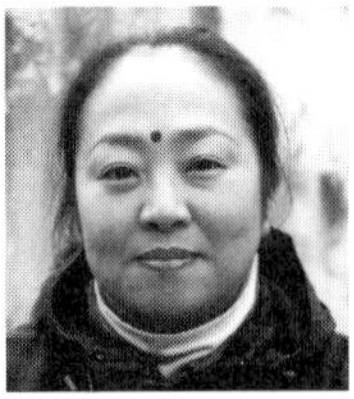

梁瀬智子
(歯科衛生士)

私が歯科衛生士としてやっていく上で“一本柱”となるもの、核となるものを、ネ歯協の活動は与えてくれました。まだまだこれからですが、歯科衛生士の仕事が楽しく、新しいことに取り組んでいくガッツや勇気が持てるのも、そして何より、今も衛生士を続けているということ自体が、ネパールの人たちやネ歯協の活動、メンバーとの出会いがあったからだと思います。

「ものを見る尺度」。これが私の中で１番変わったことではないでしょうか。それは、仕事面にも、毎日の生活や幸福感、私を取り巻いているものすべてに影響しているように思います。言い換えれば、生きていく上での自分の価値観が変わったということかもしれません。
ネ歯協に参加する前だって、自分の仕事が好きでしたし、それなりにやり甲斐だって誇りだって感じていました。しかし、帰国後、初出勤の日に受けたショック、それは、初めてネパールの地を踏み、慣れない環境で診療活動を行い、受けたカルチャーショックより大きな衝撃でした。こんなにも設備が整っていて（極々、普通の歯科医院ですが）、自分さえその気になれば、いくらでも、どんなことでも患者さんのためにしてあげられる環境に私はいたのに、そういった自覚無く“忙しいこと＝充実”と勘違いしていた自分に気がつき、怖くなりました。
設備のことだけではありません。歯科衛生士本来の仕事である、患者さんへブラッシングやフッ化物塗布など予防の必要性を伝える歯科保健指導も“言葉”が簡単に通じる、こちらからの質問だって簡単。なのに、きちんと患者さんと向き合えていただろうか…。それまでの私は、こんなに一生懸命保健指導をしたのに、変わらないのは患者さん自身の問題と思っていました。結局、今までのやり甲斐なんてただの自己満足。患者さんにも自分のエゴを押しつけていただけ。患者さんのことを何も知ろうとしていなかったということに気づきました。
ネパールでは、言葉が違いコミュニケーションが難しいため、その分、一生懸命に患者さんの表情を見、声のニュアンスに耳を傾けました。そうすると、お互いに違う言葉を話しているにもかかわらず、不思議と不自由や違和感を感じませんでした。日本の基準では抜かずに済む歯、きちんと治療すれば永久歯への萌え変わりまで十分に使える乳歯を設備が無いことから、諦めなければならなかった時のやるせなさ。
だからこそ、今、自分にできる１番のことは何だろうと精一杯考えました。やれることが限られていても、ほんの少しでも患者さんの抱えている口の中の問題を良い方向へ導いてあげることで、口の中の健康に興味を持って欲しい。もっと、もっと伝えたいと思いました。
出発前の事前研修で、現地の学校の先生を対象に行っているヘルストレーニングや子供たちのフッ化物洗口のように日本でもやれていないようなことがネパールの小さな村で行われていることに、とても感激、興奮しました。しかし、先進国の日本だから何でもできて、“当たり前”ではなく、そこにいる人がどうかかわるかが大切なことだったんです。「日本でもやれていない」ではなく、私が「やろうとしていなかった」んです。

気づかぬうちに、“私の診療室は良い治療を行っている”という自信から、「歯を削る」ということに抵抗がなくなっていた自分がいました。予防が仕事の歯科衛生士のはずなのに、一体何をしていたのだろう。ネ歯協の活動を通じ、今までの自分ときちんと向き合えたことで、ようやく歯科衛生士として、スタートラインに立てた気がしました。

初めてのネパールから、あっと言う間の6年。回を重ねるごとに、診療に加えて学校歯科保健、ヘルストレーニング、地域における乳幼児歯科保健といろいろなことに取り組む機会を与えていただいています。“ボランティアするぞ”という、空回り気味だった気持ちは今は無く、ただ“ネパールの人のために自分にできることがあれば何でもしたい”、少しわかりかけてきた“患者さんの健康の後押しをするということについてもっと知りたい”という思いです。

予防中心の活動を通じ、診療にやって来る患者さんやフィールドワークの対象となる住民の生活背景を知ることの大切さを身をもって感じると共に、それを知るということは、その患者さんと同じ目線を持つということ、同じ足場に立つということであり、出発点となること。そこからどうしていくか一緒に考え、時には知識を与え、患者さんの頑張りを支えることの重要性。そして、そのことの難しさや喜び。合わせて、患者さんの背景を知るということに対する医療人としての責任を痛感しています。

国際協力として、習慣や価値観の違うところで人とかかわるということの意味、現地の人に及ぼす影響を考えたら、怖くなるくらいです。でも、今は、1人の歯科衛生士として逃げることなく、しっかりかかわりたいと思っています。

自分の中の物差が変わり、患者さんや仕事そのものとのかかわり方が変わると、だんだんと職場の中や患者さんの口の中に変化が見られるようになりました。ネパールの人たちの健康を思うネ歯協メンバーの熱意、ヘルストレーニングを受けた学校の先生たちが生徒や村の人たちの健康を思う気持ち、村のお母さんたちが自分の家族の健康は私が守るわ！　とやる気を持ち、現地の人たちが自分の健康のために何かしようと思うこと。それがみんな重なり合ってプロジェクトが上手くいく。とっても難しい事だけれど、どれかが強すぎても、どれかが弱すぎても、しっくり来ない。これはネ歯協の活動だけに言えることでは無く、診療室での患者さんとの関係にもぴったり当てはまります。

いろいろなものが見えてきた今、医療人として、人としてきちんと人と向き合い、“歯の健康”だけでは無く、“歯と健康”、“健康であることの幸せ”を語れる歯科衛生士でありたいと思います。

子供たちの笑顔の素晴しさ

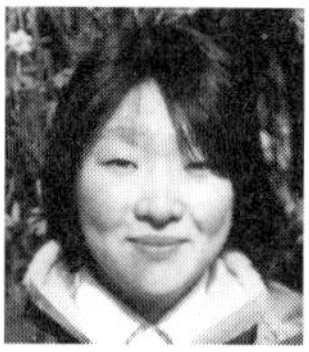

小宮美絵
（愛知医科大学医学生）

将来、国際医療に携わってみたいという思いから18次隊に参加させていただきました。出発前、ネパールで自分にできることなどあるのだろうかという不安で一杯でした。帰国してからネパールでの出来事を振り返ると、ネパールでの時間を過ごせた自分は幸せだと実感しました。ネパールで経験してみて改めて納得につながったことがあります。自分に興味のあることを読んだり、聞いたりして理解するのではなく、身体で感じてみて初めてそのことに対しての興味と理解が始まるのだと思いました。これがやってみたいという自分の意志さえあれば、小さいことながらも人は、何かを変えられるのだということもネパールで学んだ気がします。そして、自分を支えてくれている家族や周囲の人がいるから今の私があるのだと実感しました。

ネパールでは、母子保健、学校歯科、診療の活動に参加させていただきました。活動を体験して思ったことは、微力ながらも自分が相手のために何かをしてあげているというよりもネパール人からもらうことの方がはるかに多かったということです。

特に印象的だったことは、学校で出会った子供たちの笑顔です。笑顔の中に色々なものが含まれていました。子供たちにとって学校という場所は、楽しくて楽しくて仕方のない所にちがいないと思いました。学校で子供たちは、学ぶことの楽しさや友達や先生と過ごす時間などたくさんの経験をしながら日々成長している。そして、無限の可能性を秘めていることがわかりました。子供の持つ可能性が十分に生かされれば、ネパールは変わるでしょう。子供たちによって変えられる10年後、20年後のネパールを見てみたいという希望をもちながら、私自身にできることが何があれば、人の役に立てられるかを私は探していくつもりです。

最後にネパールでお世話になった皆さんに感謝の気持ちを言いたいです。楽しいうえにいい経験をさせてくださいまして本当にありがとうございました。

変わったのかもしれない

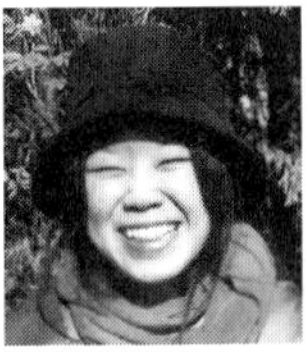

松岡知佳子
（福岡歯科大学
歯科学生）

ネパールから日本に帰ってきて、たった２週間離れていただけの私の故郷は、どことなく違って見えた。それは、無意識のうちにネパールの町並みと比べていたのかもしれないし、もしかすると私自身が変わったのかもしれないと思った。

今回のネパールでの活動は、私の想像を超える忙しさとスケールを兼ね備えていた。しかし辛いと思うことは１度もなかった。確かに私はまだ大学にも入学しておらず、歯科の知識の１片もないような頼りない存在だったと思う。しかし、そんな私でも毎日元気に活動できたのは、周りの人に多くの支えとアットホームな優しさをもらったからだと思う。それは私にとって何よりうれしかったものであると同時に、こんな歯科医になろうという夢まで与えてくれた。ネパールでは、活動の足手まといになるまいと只々自分に言い聞かせる中、周りの方々の気づかいは本当にありがたかった。

ネパールでは毎日が、驚きの連続だった。何を見ても、食べても、そして診療の時はなおさらだった。自分の知らなかったネパールという、歯科という世界が目の前に広がっていて、本当に眠るのが惜しいくらいだった。患者さんをあんな至近距離で見るのも初めてで、当たり前の事だが1人1人の処置法も違う。その判断や処置をひたすらに繰り返す先生方の背中は、私にはとても大きく見えた。その時に初めて、歯科医の道を目指す事は間違ってなかったという気持ちが､私の心の芯に触れた。まだ歯科の事もよくわからず、ネ歯協の事もよくつかめていないけれど、その思いだけは今でも鮮明だ。

ネパールで得たものや思い出は、数えきれないほどたくさんあるが、その中でも1番なのはたくさんの仲間ができたことだ。19歳の女の子でも、こうやって社会や世界に触れ合える事ができるのだと、つくづく実感した。今回の経験は、私の中で1つの指針を見い出し、大きな自信に繋がるものとなった。たくさんのお父さんと、お母さんと、お兄ちゃんと、お姉ちゃんに出会えた事を、自分の人生の糧にしていきたいと思う。

一瞬一瞬すべて忘れられません!!

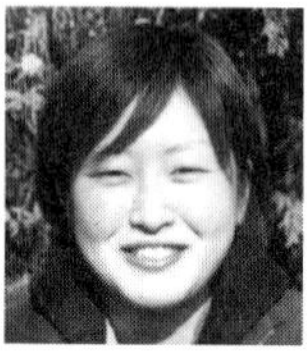

中村麻里子
(九州歯科大学
歯科学生)

ネパールから帰ってきてもう1か月経とうとしています。今振り返ってみると、「ネパールの人の役に立ちたい!!」と強く思って参加したというよりもいろんな経験をしていろんなことを吸収したい、又、自分でやろうと決めた新しいことにどれだけ自分はやれるのかなとちょっとだけ知りたくて参加したような気がします。そんなこんなを踏まえて今ぼーっとネパールのことを思い出してみても、やっぱり本当に行ってよかったなと思います。

診療ではちょうど学校の授業でしたことを間近で見られたり、させてもらったり、ネパールにあった治療法など教えてもらったりしてすごく面白く勉強になったし、村の小学校では子供たちの笑顔や検診を嫌がる子の泣き顔、皆の前で英語で少しスピーチしたことが忘れられないし、書き出すときりがないくらい色々なことをさせてもらって毎日毎日がすごく新鮮でした。

また、ヘルトレ卒業生がスケーリングをしていたり、母子保健でネパールの人がネパールの人の調査をしたりしているのも印象的で、１８次隊までの活動を想像してみると本当にすごいなと思いました。

そして何といってもネ歯協の人たちとの出会いです。全然知らない人たちの中に1人で急に混じってどうしていいかわからなかったのですが、準備の段階から、力不足の私に沢山の人たちが手伝ってくれたり、現地でもとても温かく、面白く接してくれたりして本当に皆さんに会えてよかったなと思いました。私は大学に入って、「早く卒業したい！」などと思ったことは1度もなかったのですが、今回この18次隊に参加し、皆さんの活動する姿を見て、早く歯科医師になりたいなと始めて思ったし、やっぱりこの道を選んでよかったなと思いました。そして、またチャンスがあったらぜひぜひ活動に参加したいなと思いました。この出会いと経験は一生の私の財産です。ありがとうございました。

深い絆

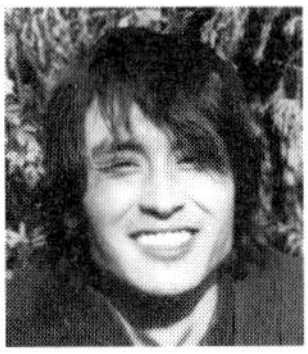

大野慧太郎
(福岡歯科大学
歯科学生)

みなさん、お久しぶりです。学校の授業が始まり、忙しい毎日です。2月にはテストが始まります。不安です。

ネパールでは、おつかれ様でした。ネパールでの2週間がアッという間の出来事のように思います。僕は、寝すぎて、あまり役に立たなかったみたいです。でも、いつも、みなさんの活躍を見ていて、勉強になりました。色々と感じる事が多く、みなさんのこの活動に対する気持ちを少しは感じることができたと思います。みんな、“深い絆”

で結ばれていて、暖かい人たちでした。

ネパールは、自分の住む世界とは全く異なっていました。観光とは違った別の見方が出来、考えさせられる面が多かったです。このような違った国、違った文化に触れることは大切であるようです。

この活動に参加したことは、自分にとって必ずプラスになったと思います。自分の目指す、歯科医師像が少しは見えたような気がします。一人前の歯科医師になったらまた参加したいです。

■健康教育（口腔保健）の養成初級コース受講生■
―ネパール人の感想文―

「ネ歯協」の活動の１つとして、学校の先生方への健康教育の実践がある。主に「口腔保健の専門家」を養成することが目的であるが、テチョー、ダバケル、スナコシなどの村々にある学校の先生を対象として行われてきている。その先生たちが受講後に書いてくれた感想文である（16 次隊）。現地の人たちが「ネ歯協」の活動をどのようにとらえているかを知るための資料となるだろう。往々にしてこのような感想文は「感謝している・よかった」となりがちで、「ここはよくなかった」などの批判的なものはないのが一般的であるが、それは行間から読者の方々が読み取っていただきたい。上段は氏名で、（　）内は学校名である。

Dilli Shrestha

(Lalit Bikash)

まず最初に、このような知識を与えてくれるトレーニングに、我々を招待してくれて本当にありがとうございました。

このようなトレーニングは、実に我々の日々の生活に恩恵を与え､我々がここで得た知識を、我々の生徒たち（子供たち）に伝え、そしてトレーニングできると確信したいです。このようなタイプのトレーニングは、より一層、行われ、重要な消化器系の最初の場所である歯についての最新の情報が与えられるように、何度も何度も行われるべきです。再度、このような有益なトレーニングの場を設けてくださって、本当にありがとうございました。

Sangita Shresta
(Lalit Kalyan)

ここに来たことであなた方に会う機会を得た。あなた方が見せてくれた媒体を通して歯に関する知識を得た？ 私はどのようにして虫歯ができるか、またどうやったら虫歯が防げるか知ることができた。そしてどんな食べ物が歯に良いか、また悪いのかを知った。また何種類の歯牙があるかも知ることができた。

Rup Keshari Tamarkar
(Adarsha Shishna Sadan)

12 月 24 日、我々のトレーニングは始まり、12 月 29 日に終わった。そのトレーニングは、我々の歯をどのようにしたら無傷で健康的に保てるか、歯をどのようにケアするかについてでした。私はこのトレーニングを受けてとても満足しています。それは、我々が以前知らなかった歯についての知識を得ることができたからです。

我々が知っているように、歯は我々の体の一部分であり、1 番硬い部分です。我々の体は、多くの部分が細かく分類されていて、我々の歯についても 2 つに分類されます。それは乳歯と永久歯です。

6 か月から 12 歳までは、主に乳歯で、12 歳以上は永久歯です。乳歯列期では、とても注意しなければなりません。この時期に注意を怠ると、黄色いプラークが繁殖するかもしれない。プラークから歯を守るためには、フッ素と呼ばれる薬を使うべきです。フッ素は歯をプラークから守ります。齲蝕は、歯を黒くし弱くする主な原因の 1 つです。齲蝕をなくするためには、砂糖の摂取を控えることや、毎日のブラッシングが必要です。

最後に、NATA Latipur 地域支部が、我々に歯に関する知識を増やす大変大きな機会を与えてくださったことに、心から感謝したい。

Gayatri Paudel
(Bani Bilash H.S)

このセミナーに参加できてとても幸せでした。このセミナーは歯科疾患についてまたその原因や予防法について知識のない人たちのために行われました。健康関連事業のない遅れたところや村においてのこのような教育プログラムはとても有益だと思います。

また私たちは歯科疾患とその予防法についての知識を得ました。砂糖や甘味料は歯面上で細菌を繁殖させ、う蝕をつくる酸を畜産させる主要なものである。う蝕を防ぐには歯の清掃、砂糖、甘味料の摂取制限そしてフッ素を使用することである。最後に、この企画者と協力してくれた人たちに感謝します。

Basu Dev. Yadav
(Bajra Barahi High School)

歯は生活の中でとても大切で、我々や他の人々の生活にとっても、とても重要です。だから、歯の重要性や、歯を清潔で良い状態に保つ方法を学べたことは、とても嬉しかったです。このトレーニングはとても素晴らしく、たくさんのことを学びました。そして学んだ後は、我々の生徒（子供）や他の人々に教えたいと思います。

このトレーニングが継続して行われれば、彼らにもっと知識を与えることができ、そして我々ももっと知識を欲しています。多くの知識は多くの情報をもたらします。

我々は自分の生徒たちに、歯の磨き方を教えるでしょう。このトレーニングに参加できて本当に幸せです。我々は新しい職務を得て、新しいアイディアも得られました。我々が新しい工夫や、多くのアイテムを得ることは、ネパール人にとってとても重要です。我々は自分の歯に対してケアするようになり、また他人の歯もケアしたいと思います。あなたがた、そしてあなた方の団体に深く感謝しています。ありがとう。幸運を祈ります。

Madhav Narayan Shrestha
(National English school/
Chapagon)

先ずはじめにあなた方とあなた方“チーム”に感謝します。私と我々の学校にこのような機会が与えられたことはとても幸せです。

私は歯について多くの知識と情報を得ることができました。私たちは自分たちの歯にすごく注意を払わないといけないのですね。我々は歯の清掃法を教わりました。これは我々にとってとても大切なことで、おかげでこのことを生徒やほかの人々に教えることができるでしょう。私たちはあなた方とそのグループに感謝します。2003年おめでとう。

Binita Thapa
(Moti Binayak)

私はいままで多くの歯科疾患患者を見てきた。同様に私もその１人である。いままで多くの歯周病を有する患者をみてきた。ブラッシング時に歯肉から出血する人がいる。そういう人は出血すると歯を磨くのが怖くなる。ここに来るまで毎日歯ブラシはしていたが磨き方は正しくなかった。それ故歯面にプラークが残りしばしば虫歯となっていた。

このトレーニングを終えた今正しい磨き方を知った。私たちは食後磨かなければならない。同様にお茶やジュースを飲んだ後も歯をきれいにしないといけない。

まず最初にブラッシング法が正しくなければならず､その後、朝食・昼食・夕食後にブラッシングをすべきである。そして時あるごとに歯の検査を行わなければならない。最後にあなた方に会えてとても幸せでした。

Poonam Tuladhar
(Siddhartha Secondary School)

まず初めに、NATA、講師の方々、歯科の先生方、そして口腔の健康について学ぶ機会を与えてくださったすべての方々に感謝します。このトレーニングを受ける前は、歯の重要性や歯のケアの仕方を知りませんでした。そして今、齲蝕や、プラーク、そして歯肉の病気だけではなく、歯にとって何が良い食べ物なのか、何が悪い食べ物なのか、そして正しいブラッシング方法を学びました。

この初級コースを受講した後は、ダラダラ食べが我々の歯にプラークを作り、歯にとって悪いということを知りました。歯は我々の体の中で重要な　部分です。それは、1つの歯が失われると、消化器機能が20%おちてしまうからです。だから、歯を大切にすることは重要です。

このコースの後、私は自分の学校で自分の生徒たちに、なぜ歯が大切で、なぜ歯をケアしなければならないか、そしてそのケアの方法を教えるつもりです。ありがとうございました。

Chandrakala Khadka

(William Public)

歯牙は体の入り口であるので健康で丈夫にしておかなければならない。歯が丈夫であれば病気から守ってくれる。

歯には乳歯と永久歯がある。乳歯は20本、永久歯は32本である。乳歯は6歳頃から抜けはじめ、小さな歯であるが永久歯はそれとは異なる。歯は体の大切な部位であるのでこの乳歯、永久歯共に大切にしなければならない。

プラークは細菌の住みかである。プラークは粘性が高く、酸はこのプラークによって歯面上に保たれる。フッ素は酸に対する歯牙の抵抗性を増す。またフッ素は細菌の代謝を抑制し、それによって細菌の生産する酸はわずかになる。私たちは甘味物からの砂糖の摂取を多くしてはいけない。伝統的な食事には野菜、豆類、あらゆる穀類といったさまざまな自然の食物が含まれている。さまざまな栄養素や食物繊維が豊富な伝統的な食物は歯をきれいにしてくれる。さらにこれらを咀嚼することで唾液の分泌も活性化される。

Harka Nath Karki

(Anal Jyoti S.S.)

まず最初に私とAnal Jyoti Schoolから“Namste”。あなた方から自分の感想を書く宿題をもらった時、とてもうれしかった。と言うのも、私に自分の考えを述べる最高の機会を与えてもらったから。でもまず、あなた方の講義を全部は受けられなかった事に対しておわびします。そして次にあなた方すべての人たちに感謝します。なぜならあなた方は日本から我々のまだ発展途上にある国に来て健康に関する状況をよくしようと思って来たのだから。

このような援助と良好な関係が将来も続くことを望みます。そして私はあなた方が教えてくれたことを実行することを約束します。最後に、Anal Jyoti School と私から、どうもありがとう。

Durga Bdr. Maharjan
(Shree Balkumari)

愛らしい北先生が、教科書をくれました。Dr. 三浦の講義は、彼の家族の紹介から始まりました。彼は、あらゆる国のDMFと、def に関する齲蝕調査のグラフについて教えました。我々は彼の講義に満足しました。3日目は Prem Mharjan が歯の種類と構造について講義しました。Dr. 鶴屋が齲蝕の原因について簡単に教えてくれました。C１、C２、C３、C４についての病理と診断を教えてくれました。彼は、受講者間で相互実習をさせ、歯の検診について練習をさせてくれました。今では、歯の検診を行うために、C１、C２、C３、C４のうち、どのタイプの齲蝕なのかを言うことができます。

そして今では、どの歯が抜歯されるべきか、どの歯が充填されるべきか、どれがプラークでどれが齲蝕なのか見分けることができ、どの歯のプラークを除去しなければならないかわかります。齲蝕予防についても学びました。

４日目は、北佳子先生が、歯と歯の間や、外側、内側の歯と歯の磨き方を我々に自分たちの歯を磨く練習をするように指示、彼女は歯の絵を使ってデモしました。彼女は英語で説明できた時は嬉しそうでした。

４日目の２限目は、平出園子先生が齲蝕の主な原因、または、砂糖による齲窟や、プラークは定期的なブラッシングで除去できることについて教えてくれました。

Dr. 三浦、鶴屋、森の講義はとても素晴らしく、我々は忘れることはありません。北佳子先生と平出園子先生の講義も素晴らしかったです。私は、我々に歯について教えてくれた、自分のクラスの先生や、ネパール人のドクター、日本のドクターに大変感謝しています。そして、このトレーニングの間、おいしい食べ物を給仕してくださったホテルサンセットビューのスタッフに感謝しています。

すべての日本人、テチョー村で歯のトレーニングを行うネパール人講師のすべてのメンバーに、2003年の新年のお祝いを申し上げます。再度、あなた方の初級コースの受講生に対する行いに対しても。

あなたの人生において、今回のような講義にあるような成功が、引き続き神からもたらされますように。ネ歯協の皆さんに感謝します。あなた方が私を忘れないでいてくれるといいです。ありがとう。

Bijay Maharjan

(Nava Suryodaya)

歯は我々の体において大切な部分であり、我々の健康にとっても大切です。ですから、齲蝕や歯について学ぶことができてとても嬉しいです。

齲蝕の原因の大部分は、砂糖やお菓子の摂取によるものです。これらのものを摂取すると、口腔内でプラークや細菌が繁殖し、C 1、C 2、C 3、C 4と徐々に歯にダメージを与えていきます。

我々はC 2まではなんとかケアできますが、C 3やC 4になると治療できず、抜歯しなければならなくなります。だから、齲蝕にならないように、歯を細菌から守るケアをしなくてはなりません。

そこで、我々は、口腔内の清掃方法や、プラーク除去の方法を学びました。学んだ後は、私はこれらの事を、自分の学校で自分の生徒に教えたり、家族や友達に教えたいと思います。

あなた方やその団体にとても感謝しています。このような講習をしてくださって本当にありがとうございました。

Gnma Khadka

(Health Post/Techo)

この種のプログラムはとても役に立つと思います。それは、このプログラムが我々の標準レベルをアップさせ、我々の知識を共有することができるからだ。歯は我々の体の中で、食事が通る最初のゲートなので、我々は、歯を強くしなければならない。歯が強くなれば、歯の病気から守ることができます。歯には、乳歯と永久歯の2種類あり、乳歯は20本、永久歯32本あります。

乳歯は6歳までに萌出し、小さい。しかし永久歯はちがう。我々はこの2種類の歯をもっとケアするべきです。それは歯が我々の体の一部だからです。

プラークは細菌のすみかで

す。プラークによって、歯の表面に酸が貯えられています。何故なら、プラークはとても粘着性があるからです。フッ素は酸に対して歯を強くします。だから、フッ素は細菌をコントロールできます。もし、間違ったことを言っていたら、ごめんなさい。そして私にまた教えてほしいです。あなたに神の御加護を。

Raju K.C
(Health Postc/Techo)

このようなジェネラルコースプログラムは我々の水準をあげるために大変役立つと思います。コースでは乳歯列と永久歯列について、虫歯、プラーク、フッ素について教わりました。また歯牙にとって良い食物と悪い食物について学びました。あと、Ｃ１、Ｃ２、Ｃ３、Ｃ４についてその意味についての理解を深めました。

Sunit Bashnet
(Dhapakel youth Club)

歯に関するとても大切なことを学ぶことができて、大変嬉しかったです。そして、あなた方すべての講師に感謝しています。このような講習は大変素晴らしく、ここで学んだ知識は、ネパール人にとってとても役に立ちます。我々すべての受講生は、歯に関するあらゆる知識を得ることができました。我々は、これから、子供たちやその他の人々にもそれを教えることができますし、また、歯に問題がないか、口の中をチェックすることができます。

このような知識を我々ネパール人に与えてくださって、ありがとうございました。すべてのネパール人は、日本の先生方に感謝しています。

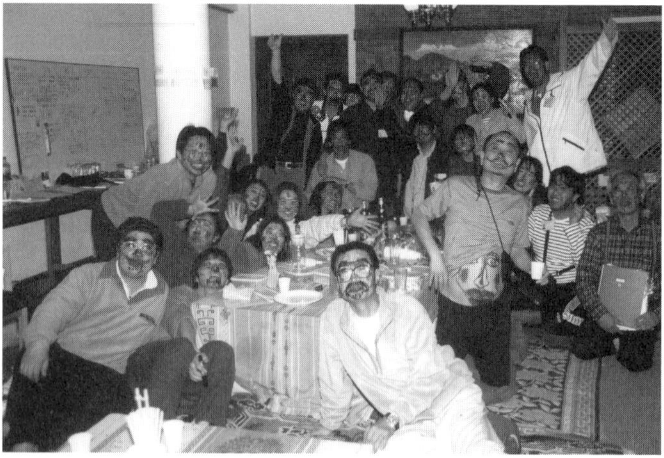

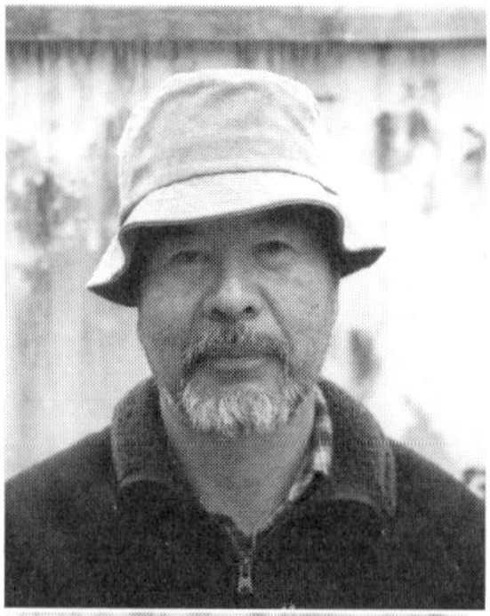

▲フェイス・ペイントでストレス解消。
◀植物が大好きな澤正明氏。
▼突撃型リーダーである白田千代子女史。

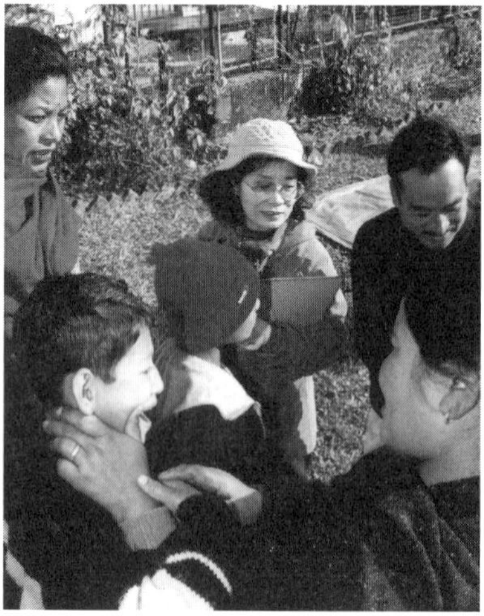

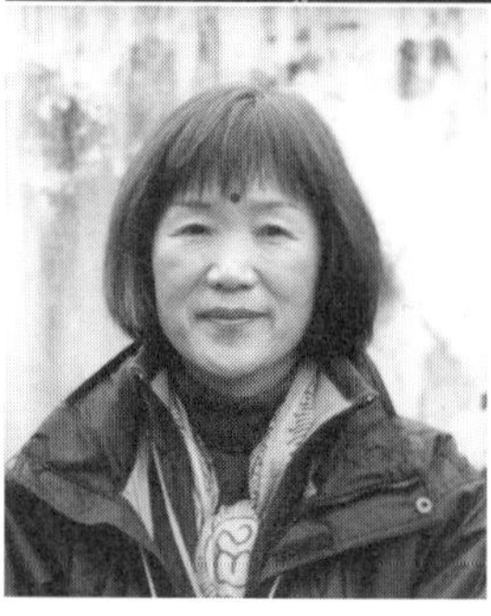

◀ベテラン隊員増田美恵子女史。

第4部
わたしの考える国際理解・協力とは
——インタビュー「わたしは地球人」——

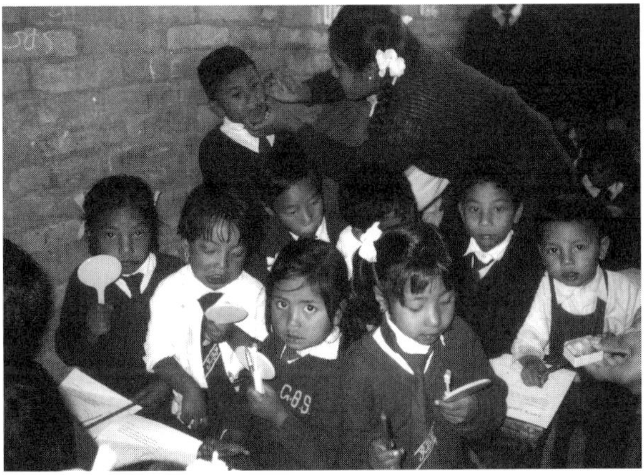

” CHILDREN TO CHILDREN”

あくまでも「主役はその国の人」の心を忘れずに……

CHIKACO OGAWA TAMANG　チカコ・オガワ・タマン
1943年、秋田県横手市生まれ。20代にエースホステルの活動に従事。ネパールの農業研修生として来日したクリシュナ氏と知り合い結婚。ネパール・アネコット村に住む。農業の傍らネパールにおけるNGOや企業の現地相談員として活躍している。

●国際協力の基本は、「お互いの違いを認め合うこと」につきると思います。

――タマンさんはネパールのアネコット村で日本企業やNGOの活動を手助けする、いわゆるコーディネーターのようなことをされていますが、そもそもネパールという国に永住されたきっかけは何だったのですか。

私は秋田県の横手市で生まれました。家はリンゴ農家で、家の周りには自然がたくさんあり、幼いときから自然に囲まれて育ってきたんです。ですから自然志向というものが当たり前のように身にしみついていたんでしょうね。将来の仕事も自然により近いものにつきたいと思っていました。当時は（60年代）世界的にユースホステルが全盛期で、私も青森県の農場の中にあるユースホステルの管理人として就職したのです。

そこにネパールから1年間の農業研修でクリシュナ（タマンさんの夫）がやってきました。クリシュナがユースホステルに滞在した理由は、日本の言葉やいろいろな文化などを知ってもらうには全国各地から様々な人たちがやってくる場所がいいということだったそうです。その当時の私は、多くの人たちと同じで「ネパールはヒマラヤがある貧しい国」くらいの知識しかなく、首都の名前すら知りませんでした。

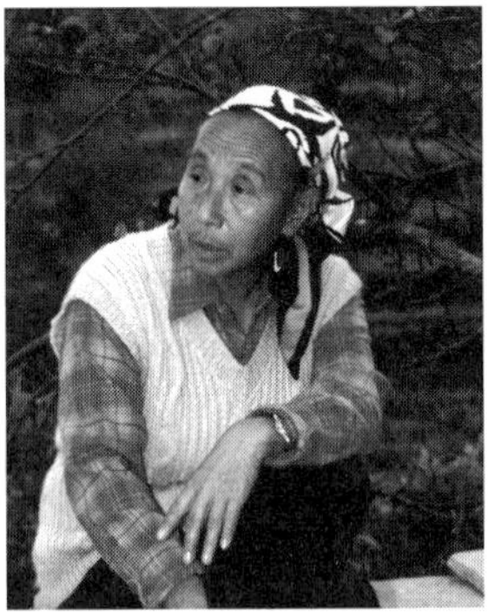

私は好奇心が強いほうでしたから、クリシュナからネパールの話をいろいろと聞いたりしていましたが、いつの間にかお互いの中に恋愛感情がわいてきてね……。「結婚してネパールへ行く」と親に言ったときは大変でした。親はもちろんですが親せきから友達まで総反対（笑い）。電気も水道も車の通れる道もないネパールの山奥の村（アネコット村）に行くわけですから。さらに、クリシュナには４人の子供がいたんです。奥さんは病死していました。母などは「よりによってそんな山奥の、それも後妻になるんだ……」とね。

私にしてみれば「恋は盲目」というか、いくら山奥といっても人がちゃんと住んでいるわけですし、日本の田舎に行くのとさほど変わらないと気楽に考えていましたからね。親をはじめとする人たちの反対する気持ちもわからなくはないのですが、「苦労するのはあんたたちではなく私でしょ！」と強気でしたね。あれから30年…、それなりの苦労はさせていただきましたが、不幸だと思ったことは１度もありません。

——タマンさんはネパールにくるNGOをたくさん見てきているわけですが、ネパール側から考える国際協力のあり方について、タマンさんのご意見をお聞かせください。

私は「国際協力はこうあるべきだ」などというたいそうなことは言う立場にはいませんし、専門家でもありませんからきちんとしたことは言えません。しかし、私なりに感じていることはあります。私の考えている国際協力の基本は「お互いの違いを認め合う」ということにつきます。現状を見ていますとやはり支援する側の価値観が優先する協力が主流となっているように思います。
いちばんわかりやすい例が、アジアなどの開発途上国でよく見られる食事のしかたです。「手で直接ものをつかんで食べるのは不潔、または野蛮である」的なね…。しかし、これはちょっと違うと思うんです。その国にはその国なりの歴史や文化といったものがあり、それなりの理由もあるんです。理由を価値観と言い換えてもいいでしょう。ひょっとしたら素手で直接食べるのがいちばんいい食べ方なのかもしれないのです。
目で料理を楽しみ、鼻でおいしそうな匂いを味わい、ジュージューと肉のやける音を聞く。そして手で直接料理に触れることによってその感触を楽しみ、最後に口に入れて料理の味覚を味わう…。武器であるナイフやフォークを使うより、ひょっとしたら料理を楽しみながら食べる最良の方法なのかもしれません。手さえ清潔にしていればね。それを不潔だとか野蛮だと否定してもいいものでしょうか。これはあきらかに自分たちの文化のほうが優れていて、あなた方の文化は劣っていると言っているのと同じです。これはあくまでも1つの例ですが、往々にして国際協力にありがちな考え方だと私は思います。

●ネパールで初めて知った、「何もない」ことの幸せ……

——確かにいまタマンさんがおっしゃったような傾向はありますね。「いいものを与えてやる」的な発想が。しかし、支援している側にしてみれば「この国を少しでもよくしよう」ということでやっているわけですよね。決して悪気はない。この「悪気がない」というのが実はいちばん問題なわけです。ひょっとしたら悪気なくやっていることが、その国の人たちにとっては「大きなお世話、小さな親切」なのかもしれませんからね。
いま世界がグローバル化（アメリカ中心の）ということで、その国だけが鎖国的状態で生きていくことはできなくなっています。お互いが何らかの形で関係性をもって生きています。ここで大切になることは、お互いの違い（歴史、民俗、文化、宗教など）を認め合ってつき合うことだと思います。一方的に自分たちの価値観や利益のみを相手に押しつけるから紛争が起こってしまうのじゃないでしょうか。これではいけませんね。

私はネパールに来て30年になりますが、まず初めに驚いたことはいろいろな民俗が一緒に暮らしていることでした。ネパールは多民族国家ですから風俗、習慣、言語がまるで違うこともあります。でも、全く異質な人たちが1つの村で共存しているんです。私がネパールに行った当時は、まだアネコット村には電気も水道もない、いわゆるないないづくしです。それでもみんな喧嘩をすることもなく仲良く暮らしていた。これは不思議でしたね。これはいまになって（村に物質文明が入ってきて村が変質していくことを指す）気づいたのですが、「何もないことの幸せ」がそうさせていたように思うのです。

人間というものは欲が深いですから、1つの物を手に入れると次々と際限なく欲望は広がっていきます。そこには争いも起こりますし人間不信も増幅されていきます。そして、それらの欲求がみたされなければ欲求不満となりストレスの塊となる。物質・金銭至上主義の社会はみなそうですね。ネパールにはそれがない。カトマンズなどの大都市は別ですがね。手に入れたくてもお金もありませんし物もないんです。ですから、欲望もあまり肥大化していきません。自分の分をこころえているんですよ。

ネパールという国を支えているのは、2つの理念によってだと私は考えています。1つは「お互いを認め合うこと」。2つ目は「自分のリスクは自分が背負うこと」です。この2つの理念がこの国の人々の根底にあるんです。ネパール周辺の国々では紛争が頻繁に起きていますが、ネパールではありません。最近はマオイスト（毛沢東主義共産ゲリラ）が一部農村で活動していますが、これはほんの少数です。

国の安定ということで言えば、食料が自給自足できるということも大きな要因でしょうね。南のインド国境の標高30メートルくらいの地帯から、北は8000メートル級のヒマラヤ山岳地帯まで、年中どこかで穀物がとれているんです。また、日本のように主食は米という決まったものがなく、何でも食べられる。ちょっとおかしな言い方になりますが「雑食」なんですね(笑い)。いまは米とトウモロコシが主食のようになっていますが、これらが干ばつなどでとれないときには麦、イモ、ヒエなどを食べましょう…なんです。

●その国のスピードに合った国際協力を考えることが大切です

——ネパール側からみて「やってほしくない国際協力」とは、どのようなものでしょうか。

その国の伝統的な文化を壊すようなことはしてほしくないですね。例えば「カースト制度」。このカースト制度は外国の人たちから見れば「とんでもない身分制度だ」と思われるでしょうが、この制度がなぜ21世紀のいままで長い歴史の中で生き残ってきているのかを考えてみる必要があると思います。それも自分の国のもの差しだけではかるのではなく、こちら側のもの差しをも使ってです。

私はカースト制度を肯定しているわけではありません。日本で育った私にしてみればとんでもない差別的制度だと思っています。しかし、これを撤廃するのは外国の人たちではなく、ネパールの人たちでなければなりません。それには長い時間がかかるでしょうが、それを待つしかないのです。

——これはテチョー村のＨＰセンターで経験したことですが、午前の活動が終わって昼食をとるときのことです。昼食はサンセットビューホテルの人たちが用意してくださっているのですが、バイキング方式で各自が自分の皿に盛って食べるのですが、基本的には日本人スタッフが先に並んで皿に盛り、その後に現地スタッフが並ぶ。ところが、日本人スタッフは仕事が長引いてそのとき並べないことがあるわけです。そうするとネパール人スタッフは絶対に並ぼうとはしない。「俺は後でいいから」と言って決して並ぼうとはしないんです。ですから、仕事を一端中断してとりあえず昼食を皿にとらなきゃならない。さらに驚いたのは、ネパール人の人たちが並んだときなんですが、若い学生のボランティアスタッフがデカい顔してお年寄りのマザーボランティアの人を押しのけて皿に盛っているんです。「なんだこのガキ！」と私は頭に血がのぼったんですが、これには理由があったんです。若者のカーストがお年寄りより上位だったんですね。上位カーストの者が先にとらなければ、下位カーストの人たちは食事を皿に盛れないのです。このことをサリタ（ネパール人スタッフの中心的女性）から聞いて「ウ〜ン」とうなったことをいまでも鮮明に記憶しています。手のあいたものから先に……なんていう合理的な私たちの考え方は全く通用しないわけです。

その通りです。もう１つ「やってほしくない国際協力」ということで言えば「この国にはこれが足りないから」と外から物を持ってきたり、「これは便利だから」と、様々な物を与えないでほしいのです。支援側はよかれと思ってやっているのですが、実はその国の「自立」を阻害しているのかもしれないのです。これは日本の戦後を見てもわかります。敗戦後の何もないときにアメリカが何でも日本に与えていたなら、いまの日本の繁栄は恐らくなかったのではないでしょうか。自分たちの足で１歩１歩学習してきたからこそ、いまの日本があると思うんです。

１つの例をあげますと学校の建設です。開発途上国には教育が最大の武器となる…ということはわかります。そこで資金を援助して学校を建ててくれるわけです。ところが、いまのネパールにはその与えられた学校を維持するだけの経済力はないんです。また、それらを有効に活用するノウハウもない。ですから、せっかく建てていただいた学校も2、3年で廃屋と化してしまうんです。もったいないと思います。最近の国際協力でよく言われることに「魚を与えるのではなく、魚の釣り方を教える」というのがありますが、まさにその通りだと思います。

しかし、現実はODA（政府開発援助）にしろNGOにしろ、その協力のあり方にはちょっと首を傾けたくなるものもあります。これは日本だけのことではなく、その他の国についても言えることですが、「その国が豊かになるために」という形はとっていますが、その実体は自国の利益を追求するものであったりもします。ここには、その国の人たちの「自立」などは全く考えられていません。国際協力＝市場開発になっているのです。そして、そのことによって引き起こされるリスクはその国の人たちが背負わされる…。これがすべての国際協力の姿だ、とは言いませんが、けっこう多いことも確かです。

——ネパールという国から見て、日本という国はどのように映っていますか。

やはり先進国というイメージですね。でも、日本はいろいろな形で援助・協力をネパールにしてくれていますが、かなりマイナスのイメージももたれていると思います。日本は開発途上国に対して世界1の援助をしているのにもかかわらず…です。言葉が少し悪いかもしれませんが「札びらで頬をたたく」みたいなところがあるからでしょうね。「金さえ出せば文句ないだろう」的な印象がある。これではせっかくの援助・協力も台無しです。もっと地に足の着いた、温かみを感じる心のこもった形にする必要があると思います。

もう1つは子供の歪みです。日本から入ってくる情報のかなりの部分を「子供の荒れ」が占めています。これはネパールの首都・カトマンズを始め都市群でも同じことが起き始めています。経済の発展と比例するようにこの現象は顕著になっていくようです。原因の１つには「家族構造の解体」があるように思えます。カトマンズなどでは経済発展と機を同じくして核家族化が進みつつあります。

経済発展＝都市の大型化＝核家族化が一連の流れの中に位置づけられているようです。これは日本でもそうでしたね。これを阻止することは鎖国でもしない限り不可能なのかもしれません。かといって黙って手をこまねいていることできません。私たちには日本といういい教訓があるんですから、それから私たちは学び、できるだけのことはしていかなければならないと思います。

どこの国でも、経済発展の過程でその犠牲となるのは常に「弱者」と呼ばれる生産性の低い者たちです。これを食い止めるには、やはり「家族」という構造を解体させないことだと思います。家族というものは社会を構成する最小の単位です。これがおかしくなると社会もおかしくなる。家族という構造の中には人生経験の豊かなおじいちゃん、おばあちゃんがいる。現役のお父さん、お母さんがいる。そして未来を担う子供たちがいる。過去・現在・未来がワンセットとなって初めて人間が「生」をまっとうする健全な社会が実現できるんだと思います。

この国には「家族」のシステムがまだまだ多くの家族に残っていて健全に機能しています。これを大切に守っていくことによって子供たちの歪みはかなりの部分で克服できると私は信じています。

――最後になりますが、「ネパール歯科医療協力会」（「ネ歯協」）の活動をタマンさんはどのように評価されますか。

「ネ歯協」の方々はNGO（非政府組織）ですが、このネパールで17年間の長期にわたって地道な活動をされていますが、これにはただただ頭の下がる思いです。「ネ歯協」には大学の先生方もいますが、大半は開業医の方々です。日本での診療所を休んで自前の費用で２週間という貴重な時間をネパールの人たちのためにつくしているんです。

この会の先進的なところは、歯科治療と同時に「健康教育」を行っていることです。治療はその場限りで終わってしまえばそれまでですが、「健康教育」はネパール人の心の中に残ります。学校の先生方を中心として健康というものが生きていく上でいかに大切なものなのかを知ってもらい、それを教育現場で生徒たちに教える。子供たちはそれを家庭に持ち帰り家族に教える……というサイクルが徐々にではありますが確立してきているようです。「ネ歯協」の方々が目標としているところの「自立型国際協力」です。

さらに、いまでは村々のおばちゃんたちを集めてマザーボランティアを組織し、母子保健活動もやっています。ご存知の通り、ネパールではいまだ乳幼児の出亡率が高いのが実状ですが、それを少しでもくい止めようと始められた活動です。日本では保健所があり、妊娠と同時に「母子健康手帳」が配布され、母子の健康を常にチェックするというシステムが確立していますが、ネパールではそれがありません。「ネ歯協」の方々が保健省に行かれて国の施策として母子保健の充実を提案しても予算などの面で取り組めないのが現状です。この母子保健の活動も、主体は村々のマザーボランティアの人たちであり、日本人スタッフはあくまでも脇役に徹しています。会の協力で「母子健康手帳」ができ、村々に配布されました。これをどのように活用し、有効なものにしていくかは村人に課された今後の課題です。

（ネパール・カトマンズにて）

その国に合った情報と技術の提供をしていきたい

OYAMA OSAMU　小山　修

1946年、岩手県生まれ。順天堂大学体育学部卒。日本健康教育学会理事・健康社会学研究会運営委員。社会福祉法人「恩賜母子愛育会・日本子ども家庭総合研究所」部長。現在、健康社会学・健康教育・地域保険・国際保健などの研究と共に、主にアジアの開発途上国への国際協力活動を精力的に行う。

●国際協力の基本は「相手から学ぶ」という姿勢

――小山さんは「日本子ども家庭総合研究所」で研究の傍ら国際協力の活動もなさっていますが、理想的な国際協力のあり方についてどのようにお考えでしょうか。

私が考えるいちばん大切なことは「相手から学ぶ」という姿勢です。青年海外協力隊やNGOなどで開発途上国などへ行かれる若者たちに私がアドバイスしていることは、「教えてやる」「与えてやる」という高慢な気持ちに絶対なるなということです。たかが1、2年くらいの短い期間で何ができますか。

相手の国にはそれなりの歴史に培われた固有の文化やシステムがある。そこに突然入って行って「あなたの国のシステムは効率が悪いからやめなさい。こちらの技術のほうが効率がいいし便利だ」などと言ってみたところで反発を食うだけです。私たちが国際協力という観点でできることは、その国の実情に合った情報をより多く提供することだけ。あとはその国の人たちがその情報をどう選択し、どう具現化していくかを見守るだけです。

ところが往々にして自分のもっている価値観のみを中心にすえて、相手をコントロールしがちです。これは子育てにおける

「親のエゴ」と同じです。親としては子供にとってよかれと思ってやっているわけですが、これは子供側からすれば「小さな親切、大きなお世話」ということになってしまう。

「相手から学ぶ」とは、物やお金のない中で彼らは彼らなりに知恵をしぼってシステムをつくっているわけですから、その知恵を学んできなさいということです。これは豊かになりすぎてあらゆるシステムの整った中にいる私たちにとって、非常に貴重なことなのです。あらゆるシステムの原型がそこにはある。なぜそれが必要なのかを私たち先進国と言われる人間に思い出させてくれるんです。「健康」然り、「教育」然り……です。

また、我が国において地域住民の健康を守る保健師さんは当然身近にいるものであり、これは誰もが当たり前（常識）と思っています。しかし、開発途上国においてそれは常識ではなく、ともすると非常識となる場合もある。ですから、先進国の常識は途上国の非常識、途上国の常識は先進国の非常識ということも理解しなければいけないことも多々あるわけです。

学校や病院などを日本の援助で建てるにしても、村に学校がないから、病院がないから建てれば村人は喜ぶだろうと考えがちですが、それは全く違うんです。学校の場合ですと箱ものとしての校舎が建ってもそこで働く先生の給料をどうするかまで考えて建てなければならないのです。その国の政府にはそれをまかなうだけの予算すらないのが現実です。ネパールやカンボジアなどの開発途上国でよく見かける光景の１つに廃屋となっている校舎があります。何とも悲しくてもったいない光景ではあります。

病院の場合ですと医師などスタッフの給料は国で何とかなったとしても医療費の問題が残ります。無料の場合は別として、有料の場合には受診者はお金を持ってこなければなりません。そのお金（医療費）を得るためにはいま以上の収入を得なければならない。そのためにはいまの仕事からもっと収入の多い仕

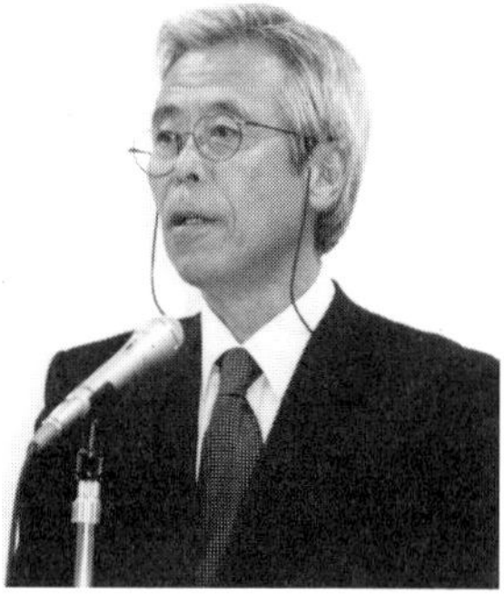

事へと職業を変えなければならない……というように、生活を含めた社会全体のシステムを大きく変えることになるわけです。

余談になりますがネパールで実際にあった話を1つ紹介したいと思います。ある日本人の旅行者が山奥の村にトレッキングで1泊しました。自分たちはテントの中で懐中電灯で旅の疲れをいやしていたのですが、太陽が沈むと村は真っ暗な闇の中に沈んでしまったそうです。その旅人はガイドから村には電気が来ていないことを聞きました。昼間、いろいろと親切にしてくれた村人の顔が頭に浮かんできたと言います。

旅人は決心しました。「よし、この村に水力発電器を設置してあげよう。そうしたら村人は明るい夜を迎えることができる」と。日本に戻った旅人はいろいろと水力発電器の勉強をすると同時に、タクシーの運転士をしながらお金をためたのです。そして数年後、小型の水力発電器は無事にネパールの山奥の村に設置されました。村人は大喜びで旅人に感謝しました。旅人は毎年、水力発電器のメンテナンスを含めて村を訪れましたが、2、3年すると村の様子が大きく変わったことに気づきました。

それまで人を信じ、助け合って生きていた人たちが人を疑うようになり、助け合いもなくなり、家の戸口には錠前がついていたそうです。旅人は親しくしている長老に話を聞きました。「どうしてこうなったのか」を。長老が語るには「電気がつくようになってから村人は夜遅くまで起きているようになり、そのために周りの山の木を燃料として使っていた村の近くの山々は、みな木が切られて丸裸になってしまった。そして木をめぐっていさかいが始まり、それまでいなかったドロボーが村に出るようになった。若い者はテレビが欲しい、ラジカセが欲しいと言うようになって都会に出て行ってしまうようになった」ということを……。

旅人はこの話を聞いて愕然としたそうです。便利だと思ってやったことが、村を破壊する力にもなっていたことを…。これは本当にあった話です。この話の中には私たち国際協力をする側にとって、多くの教訓を含んだ話だと思います。

話を元に戻しますと、学校や病院を建てたりすることも必要でしょうが、相手国の経済状態などを考えた場合、治療よりもまず予防ということに重点を置くべきではないかということです。つまり、健康教育（予防教育）を徹底して普及することが大切だと思うのです。もちろん健康教育を行う主役は現地の学校の先生であり村のお母さんたちです。国際協力にとって理想的な形は、相手から「これこれを教えてください」と言ってくることに対して適切なアドバイスをしてあげられるということだと私は思っています。

——開発途上国などでは政情も不安定でしょうから、危険な目にあうこともあるでしょうね。

2000 年 12 月 23 日～ 2001 年 1 月 4 日までの 13 日間、「ネ歯協」のネパールでの活動に参加しました（14 次隊)。無医村における母子保健などの調査をしていたときのことです。首都カトマンズで大規模な反インド暴動が起きて大変なめにあったことがあります。暴動の原因は、ある有名なインドの俳優さん(男性）が「ネパールはどうしようもない遅れた国だ。私は好きではない」的なことをテレビでしゃべったということでした。ネパールの経済は隣国インドに大きく依存しているところがありますし、インドの人たちはネパールを自分たちの属国的な視点で見ていますから、ネパールの人々は常々インドをおもしろくは思っていないわけです。ですから、いとも簡単に火がついてしまうんです。

カトマンズ市内は戒厳令状態で、市内の要所要所には完全武装の軍隊が配置されていました。私たちはカトマンズから約30キロくらい離れたテチョー村で活動していたんですが、現地の役人から「道路は暴徒化した群衆によって封鎖されている。すぐ歩いてホテルに戻るように」という連絡を受け、急遽活動を中止して46人の隊員が隊列を組んでホテルまで歩いてなんとか戻りました。途中、道路上に古タイヤなどを積み上げて燃やし、バリケードをつくっている暴徒に出会ったりしたのですが、彼らは「お前たちは日本人か。OK！通っていい。日本人大好き」なんて握手をしてきたりするんです。こちらは「暴動！」ということでけっこうガタガタふるえたりしていたのですが、この一声と握手でいっぺんに緊張の糸が切れてしまったりしてね(笑い)。

暴動は3日くらいでおさまったのですが、それでもインド人街が暴徒に襲撃されて死者が5〜6名出たそうです。私たちは事前にその国の政情などもチェックし、日本大使館やネパール政府の役所、カウンターパートのNATAなどとも連絡を取り合いながら、安全を確認しつつネパールへ出かけるわけですが、今回のような突発的に起きる暴動には手の打ちようがない。開発途上国における国際協力活動を行う場合、このような突発的なことまで想定して計画を立てる必要があることを痛感しましたね。

●「手をかけ過ぎず、目をかけよ」の子育てを……

——小山さんが所属されている「日本子ども家庭総合研究所」の職員の方々は、いろいろな形で国際協力の活動をされているようですが、研究所としての主なお仕事はどのようなものなのでしょうか。

簡単に言いますと、我が国における少子化現象において起きてきた子供と家庭をめぐる諸問題に対して、厚生労働省などの委託を受けて調査・研究・相談・情報提供・研修などを行っています。特に近年は「児童虐待」の問題が中心的な課題となっています。また、健康教育の普及などについても積極的に取り組んでいます。私がネパールにおける「ネ歯協」の活動に参加しているのも、地域における住民の健康に対する考え方（PHC＝プライマル・ヘルス・ケア）を少しでも強固なものにできればな……ということが大きくあります。

——国際協力の話とは少々違ってくるのですが、いま日本の子供たちが荒れているという現状があるわけですが、研究所での研究の中から見えてくる、いま置かれている日本の子供たちの状況をどのように思われますか。

子供たちが少々歪んでいることの原因は、社会が悪いとか学校が悪いなどという１つの単純なものではなく、かなり深刻な重層的な要素が複雑に絡み合っていると思います。その中でも特に指摘しておきたいことは、親の子育てのあり方です。結論を先に言ってしまえば、親のエゴと子供のエゴが激突している状態です。その中でも親のエゴ、言い換えるならば「親都合」ということになるのですが、それが優先しすぎているわけです。子供の本来的なあり方（子供都合）を知らない、または知ろうとしない親御さんが多いように感じますね。

親の思う通りに子供が動いてほしいということで、すべてが命令調ですよね。「起きろ・顔洗え・メシ食え・学校へ行け・塾へ行け・宿題しろ…」等々。これでは子供の主体性が育つわけがない。これに対して子供もいい子を演じて、親の命令をある時期までは素直にきく。なぜ子供が「いい子を演じる」かというと、親に愛してほしいからなんです。自分を認めてほしいからなんです。このパターンに慣れてしまうと子供は完全な「指示待ち人間」「マニュアル人間」になってしまうんです。いまの大学生たちを大学の教師が口をそろえて「応用力が全くない」

と評するのはここからきていると私は思います。

昔の子育てのしかたについての言葉に「手をかけ過ぎず、目をかけよ」というものがありますが、子育ての本質を言い当てたすばらしい言葉だと思います。「手をかけ過ぎず」あまり干渉するな、親都合の過渡な期待を子供にかけるなということです。いまの親御さんは少子化ということもあり、子供に干渉(手のかけ過ぎ）しすぎます。「目をかけよ」というのは、あたたかい目で子供のすることを見守りなさいということですね。見守るということを別の言葉で表すと「保護・依存」となるでしょう。よく「過保護は子供をダメにする」と言われてきましたが、それは「過干渉は子供をダメにする」なんです。

「保護」ということはいくらしてあげてもいいのです。親に幼児期に充分に依存できた子供は思春期における自立もスムーズにいきます。

いま引きこもりや不登校が増えていますが、これらの多くは親に問題があるのではないでしょうか。度の過ぎた親の干渉(過干渉)のもとで育ってきた子供の自立は遅いと言われています。それはそうですよね。すべてのレールを親が敷いてしまい、自分で考えて自分で選択し、そして自分で決めるという「自立」の基本となる経験をさせていないわけですから。ですから、学校で何かあると自分では対処することができないで、家庭という安全な場所に逃げ込んでしまう。

親は親でこのような子供にどうかかわっていいのかわからず、その原因は「学校にある」と即応する。全く問題の本質をはき違えているんです。その結果、解決が非常に困難になり長期化してしまうことが多々ある。多くの元凶は「親のエゴ」です。

もう１つ指摘しておきたいことは、いまの子供たちは「群れて遊ぶ」ということが極端に少なくなっていることです。これは一部評論家の方が言う「少子化」という現象だけで片づけてしまうわけにはいきません。子供の発達段階において、「群れて遊ぶ」という行為は非常に大切な経験なのです。この行為の中から子供たちは知らず知らずのうちに多くのことを学んでいるわけです。人間関係のつくり方、コミュニケーション能力、社会性などですね。

例えば、「ルールの大切さ」もその１つでしょう。公園で野球をするにしても頭数がきっちり集まるわけではない。そこでみんなで話し合って自分たちだけのルールをつくる。ベースを１つ減らして３角ベースにしようとか、小さい子供が打つときは下から投げようとか、少々運動能力に問題がある子供のときは特別ルールを適用しようとか……です。そして、みんなで「楽しく」遊べるルールを見事につくって遊ぶ。

ここでは「ルールの大切さ」「いたわりの心」「協調性」ということが自然と身についていきます。このことの根底にあるものは、「他を認める」ということです。他を認めるということは、実は自分を認めるということなのです。他から認められない人間は自分をも認められないということです。いま非行などの問題行動に走ってしまった子供たちの多くは、他から認められた経験が極端に少ない…ということが指摘されています。

「群れ遊び」が少なくなった要因の１つに、子供たちの「遊びのプロ化」があると私は考えています。いい例がリトルリーグです。これは野球にしろサッカーにしろそうです。リトルリーグは大人がつくりだした「大人の遊び」にほかなりません。ルールは大人が決め、選手も大人が決め、試合での指示も大人が出す。ここに運動能力が少々劣る者などの入り込む余地は全くありません。技術と勝ちだけが優先される世界です。ここで子供たちが学ぶことは「いかに仲間を蹴落としていいポジションにつくか」だけ。スポーツマン・シップなどという言葉は、いまや死語、化石化しています。このように大人が子供から「遊び」までとりあげてしまったんです。

さらに、これらのことに追い打ちをかけるようにコンピュータ文化の急激な普及です。小学生を対象として調査でもこのことは明らかになっていますが、学校から帰ってやることの中で「ＴＶゲーム」が圧倒的な時間を占めているんです。このことの是非は別としても、社会全体が「IT 革命」を叫ぶ中にあって、私たちは人間としてのアナログな面をもっと見直し、大切にしなければ子供たちは完全に血の通っていないロボット人間になってしまうのではないかと危惧しています。私たちは子供たちをもっと外に追い出して仲間と遊べる地域環境を早急に整備してあげるべきではないでしょうか。

そのためには、私たちがどこかに置き忘れてきたものに気がつくことです。それは家族のあり様であったり、地域社会のあり様であったりするわけですが、せめて「〇〇ちゃん、おはよう！」と地域の子供に声をかけてあげられるような地域コミュニティーを、もう１度つくりあげる必要を痛感しますね。

このような日本の現状を考えるとき、ネパールなどの開発途上国には、それがまだ生きている。それを開発という名のもとに壊してほしくないとつくづく思います。開発協力の難しさはここにあるのではないかと常々思っています。

真の国際協力は、まず相手を知ることから始まる

OKUNO HIROMI　奥野ひろみ

1958年、茨城県生まれ。東洋大学社会学部大学院卒。JICAの技術専門家としてインドネシアにおいて「母子健康手帳」の作成と普及に携わる。その他、海外青年協力隊保健師専門委員としてバングラディッシュ・南米諸国等で保健指導に従事。現在は静岡県立大学看護学部助教授。

●相手が必要とする適性技術を提供することが基本です

――「ネ歯協」のネパールでの活動の中で母子保健を担当され、「母子健康手帳」を作られていますが、以前にもインドネシアで「母子健康手帳」を作り、それをインドネシア全土に普及するお仕事を現地でされていますね。そのへんのお話をお聞かせください。

開発途上国はみなそうなのですが、乳幼児の死亡率が非常に高い。その主な原因は経済的な貧困にあります。貧国であるが故に教育も充分に受けられない。教育を受けられないが故に知識がない。知識がない故に死ななくてもいいようなちょっとしたことで幼い生命が消えていく……という悪循環が起きてしまっています。

私たちがJICA（国際協力機構）の技術協力専門家としてインドネシアで「母子健康手帳」を作ったのは、まさにこのためなのです。その中身は日本の「母子健康手帳」のようなものですが、もう少し健康全般についてのアドバイスが入っています。これを作る上でもっとも注意したことは、私たち日本人のもっている価値観だけで作ってはならないという点です。インドネシアの人たちが日常生活の中で無理なく利用できるものでなければ意味がないわけです。

ですから、栄養のバランスにしてもビタミンAがどうだ、

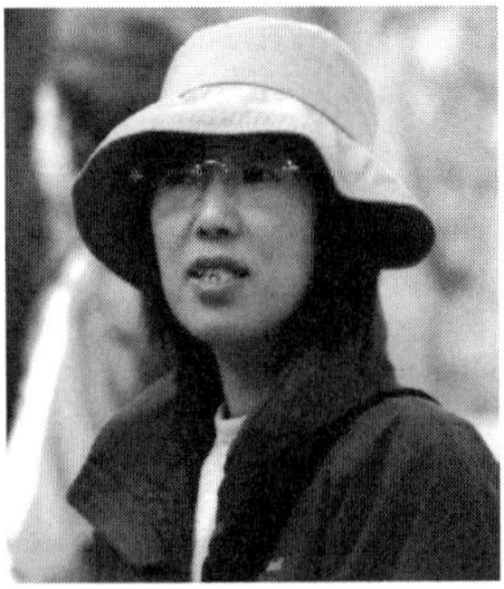

タンパク質がどうだではなく、青い野菜と魚、黄色い野菜と肉……というように、住民の人たちの周りにある野菜・魚肉類などを具体的に示してあげる。また、識字率のこともありますから、できるだけ絵を多くして理解しやすいように工夫しました。

せっかくいい「母子健康手帳」ができても、これが実際に活用されるようにならなければ意味がないわけです。このプロジェクトの成否の鍵を握っているのは、現地の保健師さんの活動姿勢です。私たちはあくまでもそれらの活動を見守ることと、失敗した場合には「なぜ失敗したのか」を共に考えてあげることです。「これは失敗するかも……」と事前にわかっていても決して「それはダメ」とは口出しはしません。失敗するということも大切な学習なのです。そして失敗したときに初めて「どうして失敗したんだろうね……」と、相手にその原因に気づかせる。これは少々時間がかかる作業なんですが、その保健師さんが成長するためには必要な時間なのです。この姿勢こそが真の「国際協力」のあり方ではないかなと私は考えています。

――失敗を経験させるといういまのお話は、学校教育においても必要なことですよね。ホンダの社長をされていた本田宗一郎さんも同じようなことをおっしゃっていますね。「その会社の力は、失敗のファイルをどれだけ持っているかで決まる」と。さて、新聞などでよく見かけるのですが、「国際協力」と「国際援助」という言葉がありますが、この2つは違う概念のものなのでしょうか。

よく新聞などでこれらの言葉を見かけますが、私なりの考えを簡略にお話します。まず「国際協力」は相手と充分に話し合い、「お互いに協力し合う」ことだと考えています。その国の経済や文化、教育などトータルな意味で相手を理解し、その国の実情に合った協力や援助を相互にし合うことです。ですから、その評価も一方的なものではなく、相互評価ということになります。

これに対して「国際援助」は、主に政治的な側面が強く出されると考えます。北朝鮮（朝鮮民主主義人民共和国）への米援助などはまさにこれです。これは「やってやる」という一方的な意識が根底にありますから、評価も自己評価だけになります。そこには相手の声はありません。以前から我が国のODA（政府開発援助）の援助のあり方が問題となっていますが、これは我が国の「国際援助」の考え方を顕著に示していると思います。

それは、その国のニーズに合ったことを本当にしているのか……ということです。1つの例をあげれば、フィリピンの片田舎の漁港にハイテク技術を駆使した冷凍倉庫を作ったりしているわけですが、魚が大量にとれるが冷凍技術がないために商品化することができない…というニーズによってこの冷凍倉庫は建設されたわけですが、いざつくってみるとその冷凍倉庫は全く使われていなかったのです。

理由は簡単です。現地の人たちの技術力では、このハイテク冷凍倉庫を維持・運営することは不可能だったのです。日本の技術指導員がいるときはよかったのですが、日本人スタッフがひきあげると同時に故障の連続。電話でのやりとりではらちがあかず、日本人スタッフが現地へ行ってみてよくよく調べてみると、なんとヒューズが1本切れていただけでした。すべてが万事ということでもないでしょうが、これがけっこう多いわけです。けっきょくは現地の人たちはこのハイテク施設を使いきれず、廃屋化してしまっているというのが実情です。これは、我が国のODAのあり方を端的に表している事例です。

——近年、「国際協力」の仕事に従事したいという人たちが増えていますが、必要な資格や資質といったものはありますか。

「国際協力」には大きく分けて２つの組織形態があります。1つは国の施策としてあるJICA（国際協力機構）と、もう1つは各種国際協力の非政府組織（NGO）です。JICAの場合は、JICAの職員となりオフィスワークを中心に「国際協力」の仕事をする人たちと、私のように一定の期間、技術協力専門家として相手国に派遣される場合との２つです。前者の場合ですと採用基準として職種による専門家資格が必要です。医療協力ですと医師、看護師、保健師などのような資格ですね。

資質については健康であり、1人でものごとを判断し行動できるような強い精神力、それに応用力と協調性ですね。私は青年海外協力隊員選考の仕事をお手伝いさせていただいているのですが、最近の傾向として「ただ海外で働いてみたい」「自分探し」というような観光気分の方が多く見受けられます。２年間という短い枠の中で「自分は何をやりたいのか」という、ある程度の目標をもたなければいけません。

NGOについては、ボランティア活動が中心となりますので、自分のやってみたいことに合った活動をしている団体を探すことです。

いま国際協力といわれるものは、JICAやユニセフ、NGOなりの一部の人たちの活動になっているという現実があります。これではいけません。これからの国際協力のあり方は、普通の人と言ったらちょっとおかしいですが、会社員であったり、家庭の奥さんであったりという人たちが参加できるような活動にしていかなければならないと思うのです。これは欧米諸国ではすでに定着しているもので、特に企業についてはCSR(Corporate Social Responsibility)=企業の社会的責任…という概念でとらえられているものです。

企業の収入の１～5%を国際協力をはじめとする「社会貢献」

の活動に使わなければならない…という考え方です。このことをすることによって、その企業は社会的に認知されるというもので、日本でもいくつかの企業がCSR部をつくって活動をしていますが、まだまだ少数派です。しかし、CSRはすでに先進諸国では世界的な趨勢になってきていますから、日本においてもこのような企業が増えていくと思います。

――「国際協力」の活動をされていて、「ここはこうしたほうがいいのでは」というご提案がありましたらお聞かせください。

そうですね……、まずはボランティアということについてですが、ボランティアは人のためにするのではなく、自分のためにすることだと私は考えています。「これこれのいい事をこれからやってやるぞ！」ではなく、何かをする中でそれが自然とボランティア活動になっているというのがいいと思います。それが最近では「やってあげる」的な意識が少し強くなり、やってもらっている側も少々うんざりしているケースも多いように見受けられますね。これは「国際協力」についても同じことが言える場合もあります。

もう1つ、これは非常に大切なことなのですが、「国際協力」の活動をされている人たちの社会的な身分保障ということです。多くの人たちが会社なりそれまで従事していた職業を辞めて参加しています。この人たちには帰国後に受け入れてくれるシステムが我が国にはありません。「自分が好きでやっていることだから、それはしかたがないでしょ」と言われればそれまでなのですが、グローバル化している国際関係の中で「国際協力」という活動はいまやなくてはならないものだと思うのです。せっかく海外で苦労をして得てきた知識や経験が日本国内で生かされないということは非常にもったいないと思うのです。しかし、一方では「国際化」だ「国際交流」だと叫んでいるわけでしょ。どこかおかしいですよね。

もう1つは「国際協力」活動における「連携」についてです。せっかく個々の団体がいい活動をしていても、それがみな「点」で終わってしまっているということです。例えば、Aという団体は無医村に入って治療を中心とした健康教育普及に尽力していますが、なかなか学校の先生にまで手を回せないでいるとします。一方で、その村の近くの村ではBという団体が学校教育の充実を図るための活動をしているとします。しかし、このAB両者の横の連携が全くないというのが実状です。

これら2つの団体がうまく連携を図ることができれば、さらに充実した活動ができると思うのですが、それぞれの団体にはそれぞれの活動理念や活動方法といったものがあるでしょうから、そう簡単に連携はできないのかもしれません。しかし、本当に住民の人たちのことを考えるのならばセクショナリズムは排除すべきだと思います。また、これらの連携を図れるようなセンター的な組織をつくり、世界中に散らばっている「点」を「線」で結び、より有効な「国際協力」活動をつくり上げていく必要を痛感します。

●ボランティア活動の「義務化」は「強制労働」と何らかわらない……

——文部科学省は「ボランティア活動」の義務化を推し進めていますが、これについてどのようにお考えになっていますか。

日本において1995年は、ある意味において「ボランティア元年」とも言える年でした。阪神・淡路大震災がもたらした被害の大きさに日本全国が「他人ごとではない」「何か自分にできることがあるのではないか」という自発的な思いにかられ、ある人は現地へ直接足を運び、またある人は義援金を持って郵便局へ行ったりと、それぞれが自分にできる行動をとりました。これが「ボランティア元年」と言われる所以です。

いま子供たちの荒れが問題化し、その要因の1つとして「青少年の社会性の欠如」が指摘されはじめ、首相の私的諮問機関である「教育改革国民会議」が、小・中・高の生徒たちに一定期間の「ボランティア活動を義務化」することを答申しました。これを受けて文部科学省では学校裁量の時間の中に、ボランティア活動を入れることを決めたのです。

より多くの青少年がボランティア活動に参加する機会が与えられることについては大賛成です。が、しかしです。ボランティアとは「義務」でやることでしょうか。義務でやらされるボランティアは、ある種の「強制労働」ではないでしょうか。そもそも「ボランティア」とは何なのでしょうか。『広辞苑』によれば、「ボランティア（volunteer）＝志願者、奉仕者。自ら進んで社会事業などに参加する人」とあります。また、IAVE（ボランティア活動推進国際協議会）によると、「個人が自発的に決意、選択するものであり、人間の持っている潜在能力や日常生活の質を高め、人間相互の連帯感を高める活動」としています。

現在、活動しているボランティア団体の活動理念を要約すると、自発性（自立性）、公共性（公益性）、先駆性（社会開発性）、無償性（非営利性）となるでしょう。ボランティアをこのようにとらえるならば、どのように考えてみても「義務」とは全く違う概念のものなのです。

ある老人ホームの職員の方が私に話してくれたことが、すべてを物語っていると思いますので紹介します。「先生や生徒さんはよかれと思ってホームにいらっしゃる。これはこれで大変にありがたいことではありますが、あまりにも学校都合が優先されていて、私たちがそれに対応しきれないことも多いんです。いついつボランティアに行きますからよろしく…ですよ。それでワーッと来て、ワーッと帰って行く。これではたして生徒さんたちはボランティアとか奉仕ということが理解できるのでしょうか…と首を傾けることも度々です。何かやったという形だけを追い求めている、悪い言い方をすれば何かアリバイづくりみたいな感じを受けることすらあります」と。

――では最後に、いろいろな開発途上国の子供たちを見ていらして、日本の子供たちとどこが違うとお感じになりますか。

これは難しい質問ですね…。子供というものは子供だけで存在しているわけではありません。その国の経済状態や教育状態、社会のあり様などで、それぞれ違ってくると思うのです。ただ1つはっきり言えることは、日本の子供たちは「豊かさ」とか「自由」ということのありがたさを知らなすぎるように思えてしかたがありません。それがあることが当たり前という環境の中で育ってきていますからね。

開発途上国の子供たちは、そのことのありがたさをよく知っています。だからこそそれを得ようと真剣に勉強しますし、目的に向かって努力もしています。エイリッヒ・フロム（社会心理学者）はその著『自由からの逃走』の中で言っていますが、人間というものは自由が得られすぎると、その自由から逃げ出そうとするそうです。さらにフロムは、自由がすぎると人は他罰的になり、すべての責任を他に押しつけるようになり、自己否定的、自己破壊的になるとも言っています。いまの日本の子供たちの荒れは、まさにこれではないでしょうか。私たちは子供たちに、もっと「不自由」ということを教える必要があるように思えます。

開発途上国であるネパールから九州歯科大学大学院に留学しているアミット・カナル氏は言います。「日本という国は素晴らしいと思う。国の力で中学校までは行けるし、それから先に進もうと思えば努力次第で先に進める。お金のない人でも昼間働き夜間高校に行くこともできるし、通信教育すら完備されている。また、どうしても学校へ行きたくない人には大検（大学検定試験）もある。私に言わせれば『いたれりつくせり』の制度がたくさんあり、それを選択することができる。開発途上国には残念ながら選択する道がない。日本の若者たちは選択できるということの素晴らしさをもっと知ってほしいと思う」と。

（取材 / まとめ・奥野真人）

あとがき

ネパールでの歯科保健医療協力をはじめて17年が経過した。あきもせずに良く続いたと思う。継続できた最大の理由は人間関係にある。日本から参画した隊員は延べ522名を数えるが、国際協力に対する「価値観」とか「志」が隊員の間で共有できたことが継続できた背景にあると思う。

日本での準備作業や現地でのプロジェクトで、隊員は仮面を被らず、素直に取り組んだ。その結果、ネパールの異なった12箇所のフィールドで13,416人に歯科診療を53,522人に保健活動を行うことが出来た。改めて参加された隊員全員に感謝したい。

活動初期から現在に至るまでに事業は大きく3つの変容を経て今日の活動に至っている。第1の変容は活動内容の変化である。初期の主な活動は歯科診療であった。しかし5年が経過した1994年頃から診療活動に加えて学校歯科保健、フッ素洗口やトイレプロジェクトや栄養指導などのプライマリーヘルスケアの考えを取り入れた保健活動を導入した、メディカルケアからヘルスケアへの変容である。

第2の変容は活動の主体の変化である。初期の診療中心の活動期においてネパール人はただ治療を受けるだけの日本人専門家に依存する関係であったが、1994年より導入した現地口腔保健専門家の養成プロジェクトにより、ネパール人口腔保健専門家が育成され、彼らが村人へ直接ブラッシング指導を実施したり、フッ素洗口を展開できるようになった。依存型から自立型への変容である。現在はさらに進化し、人材育成プロジェクトをネパール人専門家が実施している。

第3の変容は活動の対象の変化である。初期は患者さんを対象とした活動で対象は個人であった。保健活動の導入により活動の場が小学校や母親グループなど集団を対象としたプロジェクトに変容した。最近はスナコシ村やチャパガオン村など地域を対象とした地域歯科保健開発を展開中である。個人を対象とした活動が社会を対象とした活動へ変容しつつあると言える。

これら３つの変容が自然にできたのは、最初に述べたこの事業にかかわった関係者の人間関係が良かったことが１番であるが、事業の開発にあたり毎年のミッションの度にplan-do-seeを行い、実践に基づいて評価し不足する理論については先達に学び導入したことを挙げることができる。

今後は自立型歯科保健活動をより推進することを目標にしたい。まず、人材育成により育った148人の口腔保健専門家による地域歯科保健開発をサポートし、ネパール人による健康づくりを推進したい。その為には現地の保健省や歯科医師会の協力が必須であるが、これら関係者の協力を得ることは現在のネパールの政治情勢や経済状態では困難であるが、諦めず解決の糸口を求めて行きたい。

2003年からチャパガオン村とスナコシ村で地域歯科保健開発を実施中である。村単位の健康づくりをネパール人口腔保健専門家の手により展開しているが、今少し日本人専門家のサポートが必要である。その為にはネパール人口腔保健専門家の核となる人材育成が必要であり、2004年に現地カウンターパートのNATA（ネパール結核予防会）所属のヘルスワーカーで多年にわたり協力している２名のネパール人、サマサット・マン・ジョシ君とサリタ・マハルジャン・アワル女史を日本に招待し、３か月間「ネパール歯科医療協力会」のメンバーが全国12箇所で歯科保健や地域保健開発に関する研修を実施した。

また、2003年からはネパール人歯科医師であるアミット・カナル君を九州歯科大学に招聘し、現在大学院で研究中である。将来はこれらの中心メンバーがネパールでの事業の担い手として活躍してくれることを期待している。

私たちのネパールでの歯科保健医療活動の対象は歯科診療については幅広い年齢層に実施したが、保健活動は主に学校歯科保健開発を中心に展開してきた。これに 2000 年からプライマリーヘルスケアとして母子保健開発が始まり、これに刺激を受けて 2003 年より母子歯科保健が導入されてきた、その結果、生まれてから小・中学校卒業までの歯科保健システムは構築されたが、成人歯科保健が空欄となっている。成人保健は日本でも困難な事業である。

そこで、今回の 19 次隊（2005 年 12 月 22 日～ 2006 年 1 月 3 日）で、学校歯科保健を受けた卒業生を対象に歯科保健をリコール方式で実施する計画を進めている。最初は日本人専門家と現地口腔保健専門家との合同チームで展開し開発が成功すると現地口腔保健専門家に任せたい。すなわちライフステージにおける歯科保健を乳児から学童までの母子歯科保健、学童期を対象とした学校歯科保健、成人を対象として成人歯科保健と 3 つのステージで展開できることを夢見ている。いますこしの活動が求められている。

最後になるが、これまでネ歯協を支えてくださった会員の皆様、フリージャーナリストとして 14 次隊から 19 次隊に隊員として参加し、この本をまとめてくれた奥野真人氏に対し、この場をかりて感謝の意を表したい。ありがとう。

2005 年 12 月 24 日クリスマスをカトマンズで迎えて記す。

(中村修一)

《編著者 / 構成者略歴》
中村修一（なかむら　しゅういち）
1943年、福岡市生まれ。
九州歯科大学生理学講座助教授。同大学国際交流協力室室長。ネパール歯科医療協力会理事長。1989年の1次隊から2005年19次隊まで隊長を務める。著書に『ネパールを知るための60章』（明石書店・共著）『国際歯科保健医療学』（医歯薬出版）など多数。

奥野真人（おくの　まさと）
1945年、札幌市生まれ。人物往来社、秋田書店（手塚治虫氏担当）などで編集業務を行う。退社後、フリージャーナリストとして、主に教育雑誌に教育記事を執筆するとともに『体当たり子直し』『元気と勇気とやる気がわき出る本』（小学館）『僕たちはいらない人間ですか？』（扶桑社）などの構成を行う。著書に『恵子が輝いた――ダウン症児とともに生きる芸人一家の記録』（草風館）『人生の達人45人』『母さん僕のために泣かないで』（学事出版）等々がある。

遥かなる天空の村で

——ネパール歯科医療協力活動 17 年間の記録——

2006 年 5 月 15 日　初版発行

編著者　中村修一

構成者　奥野真人

装丁者　菊地信義

発行者　内川千裕

発行所　株式会社草風館 ©

東京都千代田区神田神保町 3-10

tel03-3262-1601　fax03-3262-1602

e-mail:info@sofukan.co.jp

http://www.sofukan.co.jp

印刷所　株式会社シナノ

ISBN4-88323-168-2　C1047